동작분석 입문

Motion Analysis

저 자 **정진엽, 박문석**

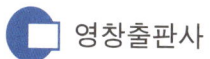 영창출판사

동작분석입문

초판 인쇄 / 2019년 6월 19일
초판 발행 / 2019년 6월 30일

저　　자 : 정 진 엽, 박 문 석
발 행 인 : 한 동 훈
발 행 처 : 영창출판사 / www.orthobook.com
　　　　　서울시 영등포구 63로 32, 1114호
　　　　　(여의도동, 라이프콤비빌딩)
　　　　　Tel. 02) 926-3223 Fax. 02) 924-3227
등　　록 : 제 2012-000028호
편　　집 : 강 영 경
I S B N : 978-89-92676-75-5 93510
정　　가 : 35,000원

저자와 합의하여 인지를 생략합니다.
낙장이나 파본된 책은 교환해 드립니다.

목차

집필진 ··· 004

머리말 ··· 005

1장. 검사의 타당도 ·· 009

2장. 동작분석이 발전해온 방향과 기술의 "내적 필연성" ······················ 021

3장. 동작분석 용어는 단어가 아니다. ··· 033

4장. 운동에 대한 해부학 용어, 공학 용어 그리고 모순 ······················ 047

5장. 골룸 모델과 인체 모델 ··· 063

6장. 동작분석을 위한 근육의 이해 ··· 075

7장. 분절, 골격의 변형 그리고 보행 병리 ······································ 087

8장. 보행 주기의 이해 ·· 099

9장. 행렬 그리고 직관으로 이해하는 주성분 분석 ···························· 113

10장. 지면 반발력, 보행분석을 위한 물리의 기초 ····························· 131

11장. 전통적 보행 지표와 안정성 ·· 145

12장. 어파인 기하, 강체 변환, 오일러 각도 ···································· 157

13장. 임상 동작분석실의 구성과 측정의 표준화 ······························· 169

14장. 동작분석과 체계적 신체 검사 ··· 181

15장. 정상성에 대한 비판과 한국인의 전형적 보행 ·························· 203

16장. 동작분석 인체 표지자 부착법 ··· 217

17장. 운동 형상학, 역 동역학 그리고 운동 역학 ······························ 231

18장. 전형적 보행과 3차원 보행분석 ··· 241

19장. 보행 병리와 뇌성마비 ·· 263

20장. 3차원 보행분석을 이용한 수술 ··· 281

21장. 법보행분석 ··· 297

색인 ··· 306

집필진

정 진 엽 분당서울대학교 정형외과 교수

이 제 희 서울대학교 컴퓨터 공학부 교수

박 문 석 분당서울대학교 정형외과 교수

이 경 민 분당서울대학교 정형외과 부교수

성 기 혁 분당서울대학교 정형외과 조교수

이 승 열 연세한강병원 원장

이 윤 상 한양대학교 컴퓨터소프트웨어학부 조교수

최   영 고신대학교 복음 병원 정형외과 조교수

윤 기 범 ㈜디딤 기술이사

유 미 선 분당서울대학교병원 동작분석실

정 명 기 서울고마운정형외과 원장

조 주 희 분당서울대학교병원 소아정형외과 선임연구원

조 경 희 분당서울대학교병원 소아정형외과 선임연구원

머리말

21세기에 필요한 교과서는 무엇일까? 우리는 이제 많은 정보를 구글, 위키, 유튜브를 통하여 손쉽게 얻을 수 있다. 20년 전에는 근육의 기시점(origin)과 부착점(insertion)을 알아보기 위하여 두꺼운 해부학 책을 뒤적거려야 했다. 그러나 이제는 그렇게 하는 사람은 없다. 20년 전에는 새로운 수술 방법을 알기 위해, 각종 서적과 문헌의 글을 읽고 상상하여 배워야 했다. 이제는 유튜브의 영상으로 쉽게 배울 수 있다. 이제는 옛날처럼 백과사전식으로 지식을 나열한 교과서 혹은 전문서는 그 가치가 떨어졌다. 이제는 그런 교과서는 시험을 위해서만 존재하는 것 같기도 하다. 시험을 보고 자격증을 취득하고 나면 서재를 장식하고 있거나, 폐기해도 아무 상관이 없이 잘 지낼 수 있다.

오늘날 하루가 다르게 새로운 검사, 수술법이 개발된다. 임상에서 이런 것을 경험하면 할수록, 배우지 않았던 것을 선택, 평가해야 하는 경우가 많다는 것을 느낀다. 이런 선택이나 평가를 할 때, 충분한 증거가 없고 본인이 이해하고 판단해야 하는 경우가 의외로 많다. 예를 들어, 어떤 수술법의 결과를 평가할 때도 서로 반대되는 주장을 하는 연구 결과가 있을 수 있다. 이럴 때 임상의로서는 어떤 일관된 선택 기준이 필요할 것이다.

이것을 우리는 '치료 철학'이라고 부른다. 자신만의 '치료 철학'을 확립할 때는 논문 등의 증거를 일부 이용할 수 있다. 그러나 논문만으로는 이야기 못 하는 의학에 대한 이해와 경험이 필요하다. 교과서는 이런 학문에 대한 통찰을 담아야 할 것이다. 글쓴이는 상술한 문제의식을 느끼고, 다음의 원칙으로 본서를 작성하였다.

첫째, 동작분석에 관심이 있거나, 동작분석을 연구 또는 임상에 이용하려는 독자를 대상으로 하였다. 글쓴이는 임상의이지만, 수년간 컴퓨터 공학과, 체육, 생체 역학 교수와 학생과 공동 연구를 수행하였다. 서로 가지고 있는 기본 지식이 조금씩 다르다. 특히 사용하는 용어와 그 의미가 달라 이에 대한 이해와 공부가 필요한 경우가 많았다. 의학도는 물리, 수학 용어가 생소할 것이고, 컴퓨터 공학도는 해부 용어가, 생체 역학도는 임상 용어가 생소할 것이다. 본서는 동작분석에 관해서 대화하기 위해 필요한 용어의 설명에 많은 지면을 할애하였다.

둘째, 본서는 동작분석에 대한 입문서이다. 본서의 목적은 백과사전식 지식의 나열이 아니다. 그래서, 영어권 동작분석 교과서에서 관습적으로 다루는 내용을 의도적으로 담지 않았다. 본서는 "왜"에 집중하였다. 원리의 설명을 주로 하였고 각론은 줄였다. 독자도 본서에서 다루는 주제들의 개념을 모두 이해하였으면 한다.

셋째, 하루하루 새로운 방법과 검사가 개발되고 있다. 이제는 이런 새로운 기술을 어떻게 받아들일지를 고민하여야 한다. 단지 새로운 기술이라고 모두 좋은 것은 아니다. 우리는 새로운 기술에 대한 안목을 길러야 하고, 선택해야 한다. 선택의 기준이 될 수 있는 통찰을 가지도록 도움을 주는 것이 본서의 목적이다.

넷째, 입문서의 효과를 보기 위해서는 일관된 서술이 필요하다. 전문서의 경우 여러 저자가 모여서 작성을 한다. 이런 경우, 전문성을 최대로 발휘할 수 있고, 많은 내용을 저서에 담을 수 있다. 그런데, 단점으로는 중복되는 내용이 많고, 내용 중에 모순이 되는 경우도 있다. 특히 용어의 통일이 이루어지지 않아 독자에게 혼란을 주는 경우도 많다. 그래서 본서는 일부 장에서 초안을 받되, 서술은 본 글쓴이가 처음부터 끝까지 일관된 용어와 문체로 기술하였고, 중복과 모순이 없도록 하였다. 10장은 이윤상 교수님, 12장은 이제희 교수님, 14장은 정명기 선생님, 16장은 유미선 선생님, 18장은 성기혁 교수님, 21장은 이승열 교수님의 초안을 바탕으로 재구성하였다.

의학 서적의 특성상 혼자서 저술하기는 힘들다. 본서의 공동 저자는 앞머리에 제시하였다. 공동 저자는 다양한 방법으로 본서에 기여하였다. 공동 저자 이외에도 조병채, 신상엽 선생님이 초기 원고 정리에 도움을 주었고, 김소라 선생님이 자료 정리를 도와주셨다. 이

자리에서 감사의 말씀을 드린다.

저자 중에서도 다음 분들은 특별히 말씀드리고 싶다. 본서의 가장 중요한 저자를 꼽으라 하면, 바로 정진엽 교수님이다. 교수님은 30년 넘게 보행분석을 경험하였고, 이 책의 '철학'에 가장 영향을 많이 끼친 분이다. 이제희 교수님과는 8년 동안 공동 연구를 하였다. 본서의 많은 내용이 이제희 교수님과의 동작분석 공동 강의에서 아이디어를 얻게 되었다. 최영 교수님은 의학 삽화의 천재이다. 보행분석에 대한 이해를 바탕으로 본서의 삽화를 모두 담당하셨다. 조경희 박사님은 동작분석 전문가로 본서에 필요한 동작분석 자료와 참고 문헌을 꼼꼼히 정리해 주었다.

글쓴이는 이전에도 뇌성마비 등 다수의 의학서적을 집필하였다. 과거의 원고를 보면, 사실 창피함을 느낀다. 본서도 나중에 보면 또다시 후회가 되는 부분이 있을 것이다. 이는 어쩔 수 없을 것이다. 다만, 현재 상황에서는 글쓴이가 독자를 위해 최선을 다했다.

2018년 9월 10일
기록적인 폭염 후에 시원한 바람을 느끼며

박 문 석

Chapter.01
검사의 타당도

Chapter 01. 검사의 타당도

1. 완벽한 검사는 없다.

많은 이들이 동작분석 혹은 보행분석에 대해서 낭만적인 생각을 하고 있다. 동작분석은 상당히 고가의 장비를 이용하고, 복잡한 수식으로 표현을 하기도 하고, 이해하는데 상당한 지식을 요구하기도 한다. 이 때문에 그 결과값에 대해서 이유 없이 맹신을 하거나 혹은 폄하를 하는 경우를 종종 본다. 동작분석은 그 타당도와 신뢰도가 검증된 평가 도구로 연구 및 임상에 많은 도움을 준다. 다만, 이를 현명하게 이용하려면 동작분석의 한계를 명확히 알아야 할 것이다. 동작분석도 하나의 검사이다. 근본적으로 키를 재는 검사나 체중을 재는 검사 등과 다르지 않다. 입력된 정보를 잘 처리하여, 결과를 내는 모든 절차를 검사(test)라고 한다. 이번 장에서는 검사의 타당도가 무엇인지 이해해 보도록 한다[1].

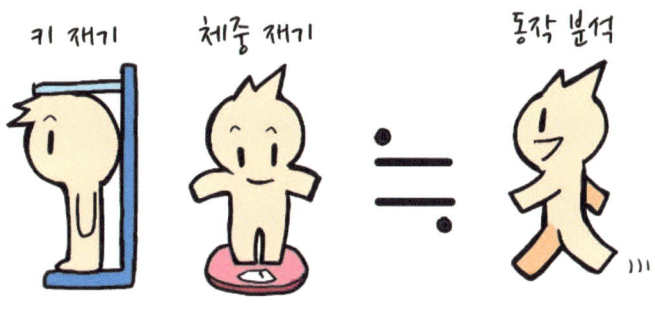

[동작 분석도 하나의 검사]

검사(test)를 얼마만큼 믿을 수 있을까? 혹은 검사가 어느 정도 정확한가? 이와 같은 질문은 결국 검사가 주는 결과가 실제 참값과 얼마나 가까운가에 대한 이야기이다. 이를 사람들은 검사의 '타당성' 혹은 '타당도'(validity)라고 한다. 흔히 타당성과 타당도를 혼용하여 쓰기도 하지만, 본서에서는 타당성을 정성적인 개념으로 쓰고, 타당도는 정량적인 척도로 쓰고자 한다. 타당도가 높은 검사는 결과로 나오는 값이 참값과 비슷할 것이고, 타당도가 낮은 검사는 결과로 나오는 값이 참값과 좀 떨어져 있을 것이다. 검사 대신 계측이라는 용어를 써서 이해해도 될 것이다[2]. 예를 들어보자. 오늘 기분이 찌뿌듯한 게 비가 내릴 것 같다. 이것도 하나의 검사이며 검사를 이용한 예측이다. 찌뿌듯한 기분이 입력된 정보이고, 예측한 결과가 '비가 내린다.'인 것이다. 비가 내릴 수도 있고, 아닐 수도 있다. 아마도, 이는 타당도가 낮은 검사일 것이다.

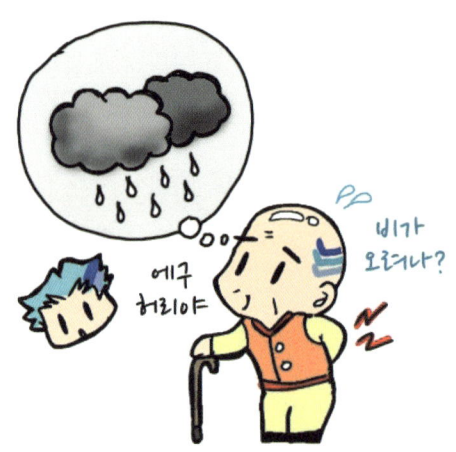

다른 예를 들어보자. 기상 빅데이터를 슈퍼컴퓨터로 분석을 하였는데, 비가 내릴 가능성이 50%다. 기상 빅데이터를 슈퍼컴퓨터로 분석을 하는 것도 하나의 검사이다. 그러나, 이 또한 결과가 맞을 수도 있고, 아닐 수도 있다. '빅데이터', '슈퍼컴퓨터'의 용어에 압도되어, 타당도가 높으리라 생각 할 수 있다. 우리가 유념해야 할 것은, 이것도 타당도를 따져 봐야 한다는 것이다.

절대적인 검사가 있을까? 당신의 키는 얼마인가? 180cm라고 답한다. 과연 정확할까? 당신이 키를 측정하였을 때, 어떠하였는가? 꼿꼿이 있었는가? 구부정하게 있었는가? 양말을 신었나? 머리카락은 어떻게 하였는가? 다리는 어느 정도 벌리고 있었는가? 아침에 일어나서 측정하였는가? 종일 일을 하고 저녁에 측정하였는가? 측정 장비 즉, 신장계는 어떠했는가? 신장계는 어느 회사 제품인가? 그 회사 제품은 무엇을 기준으로 장비를 만들었나? 정규적으로 보정(calibration)을 하는가? 장비는 온도나 습도에 따라서 변화하지는 않는가?

분명히 참값은 있을 것이다. 그러나 참값은 누구도 모른다. 우리는 참값과 비슷하다고 믿는 측정값을 아는 것뿐이다. 검사의 타당도는 그 결과를 어떻게 쓸 것인가에 따라, 필요한 정도가 다를 것이다. 당신의 키는 얼마인가? 당신은 어렸을 때 학교에서 신장계로 쟀던 것을 기억하고 "180cm"이라고 대답한다. 당신의 키는 사실 181cm일 수도 있고, 179cm일 수도 있다. 지나가는 말로 키가 얼마냐 물어봤다면, 그냥 믿을 것이다. 그러나, 이를 이용하여, 중요한 실험을 한다면 좀 더 따져봐야 할 수도 있다.

II. 타당도를 측정하는 도구

타당도란 특정 검사(test)에서 계측된 값이 참값에 얼마나 가까운가를 뜻한다. 여기서, 검사란 동작분석에 한정하지 않고, 방사선 검사, 혈액 검사, 인터뷰, 설문 등 계측을 위한 방법을 모두 포함한다. 검사가 타당한지 아닌지를 알려면 어떻게 해야 할까? 검사의 타당도를 정성적 혹은 정량적으로 측정하는 방법은 여러 가지가 있다. 안면 타당도, 내용 타당도, 구인 타당도, 수렴 타당도, 신뢰도 등 다양한 방법으로 타당도를 측정한다. 우리가 유념해야 할 것은 검사의 타당도는 한두 개의 방식으로 확정이 되는 것이 아니라는 것이다. 여러 가지 타당성의 증거가 모여서 검사의 타당도가 높아지게 된다는 것이다.

1) 안면 타당도(face validity)

안면 타당도는 검사를 액면으로 판단해서, 그럴 듯한가를 보는 것이다. 쉬운 예를 들어 보자. 국어 실력을 측정하려고 국어 시험 문제를 50개 냈다. 그런데, 문제 중 대부분이 미적분에 관한 것으로 수학에 대한 것이라면, 이 문제들은 국어 실력 측정에는 적절하지 않을 것이다. 이 시험은 안면 타당도가 없는 것이다. 다른 예로, 다음번 대선 주자 선호도에 대한 전화 설문을 위해 설문 문항을 10개를 만든다고 하자. 문항이 만들어지고, 실제로 인터뷰를 하기 전에, 각 문항이 실제로 우리가 알고 싶은 것에 대한 것인지 확인할 필요가 있다. 문항을 미묘하게 변화를 시키면, 답변이 달라질 수 있고, 이에 따라 우리가 실제 묻고자 하는 것에 대한 대답을 못 들을 수도 있다. 여기서 미리 확인하는 것도 안면 타당도인 것이다. 안면 타당도의 확인은 대부분 한두 명의 전문가가 문항을 확인하면서 판단하게 될 것이다.

일견 안면 타당도는 타당성을 보는데 너무 주관적이지 않을까 우려할 수도 있다. 그러나, 이 방식은 상당한 장점이 있다. 첫 번째 예를 다시 살펴보자. 만약 우리가 고3 수험생의 영어 시험 점수와 수학 시험 점수의 상관관계를 분석한다면 어떻게 될까? 분명히 상관관계가 있을 것이다. 공부를 잘하는 학생은 국어 성적도 높고, 수학 성적도 같이 높을 가능성이 크다. 단순히 내용없이 숫자로만 비교 한다면, 수학 성적으로 어느 정도 국어 성적을 예측할 수 있다. 우리가 숫자에 속지 않으려면, 내용을 보아야 한다. 동작분석으로 다시 생각을 해 보자. 한 인간의 동작을 숫자로 표현해 보자. 보행 주기에 따라 무릎의 각도, 고관절의 각도, 발목의 각도를 숫자로 표현하면, 서로 연관이 된다는 것을 알 수 있다. 즉 동작분석에서 쓰이는 대부분의 변수는 많은 경우 서로 높은 상관관계를 가질 수밖에 없다. 그렇지만, 각각의 관절은 실제로 다른 관절이다. 국어 성적과 수학 성적이 비슷하다는 사실에 대해서, 대상자가 국어와 수학을 모두 잘하는 것인지, 혹은 국어와 수학 시험문제가 비슷한 것인지는 사람이 판단하는 수밖에 없다.

안면 타당도의 단점도 있다. 국어 시험 문제의 예와 선호도 인터뷰의 예를 다시 생각해 보자. 국어, 수학 문제의 경우, 안면 타당도는 쉽게 판단할 수 있을 수 있다. 그러나, 많은 다른 검사들은 그 판단이 쉽지 않은 경우가 많다. 한두 명의 전문가가 확인하는 것만으로는 확실하지 않은 경우가 있다. 또한, 안면 타당도 측정에 참여하는 전문가의 편견이 들어갈 여지도 충분히 있다. 이를 보완하는 타당도 측정이 내용 타당도이다.

2) 내용 타당도(content validity) 그리고 델파이(Delphi) 연구

내용 타당도는 근본적으로 안면 타당도와 같은 맥락의 타당도 검사이다. 즉 검사의 내용이 그럴 듯한가를 보는 것이다. 그런데, 그 과정이 좀 더 객관적이다. 설문의 내용 타당도 분석을 예로 들어 보자. 몇 명의 전문가로 패널을 구성하고, 전문가 개개인이 각 문항에 대해서 타당성 여부를 점수로 매기고, 그 점수에 근거하여 설문의 타당도를 측정한다면, 안면 타당도 보다는 좀 더 공정한 결과가 나올 것이다. 예를 들어 설문의 각 문항을 아래와 같은 방법으로 평가를 한다고 하자.

가) 문항을 1점은 매우 부적합, 5점은 매우 적합으로 1-5점으로 범위에서 점수화한다.
나) 10명의 전문가가 각 문항에 대해서 매긴 점수의 평균이 4점 이상이면, 채택하고, 3-4점 이면 협의를 거쳐 수정, 3점 이하이면 채택하지 않는다.
다) 이 과정을 2번에 걸쳐서 한다.

이런 과정을 거쳐서 검사, 시험이나 설문지의 타당도를 정량화하여 평가하는 것이 내용 타당도 측정이다. 추가로 여기에 몇 가지 정형화된 규칙을 적용하면, 델파이 연구(Delphi study)가 된다. 델파이 연구는 과거 델포이의 신탁에서 유래되었다고 하지만, 델파이 연구의 방식은 흡사 민주주의의 원칙 중의 하나인 의견 수렴 과정과 다수결을 떠오르게 한다. 델파이 연구의 기본 철학은 여러 사람의 판단이 한 사람의 판단보다는 우월하다는 것에 기초한다. 그리고, 정형화된 규칙을 통하여, 그 판단을 모으고, 최종 결과 산물을 만든다[3].

내용 타당도가 동작분석과는 동떨어진 방법론으로 보일 수도 있다. 그런데, 동작분석에서 매우 필요한 방법의 하나다. 보행의 예를 생각해 보자. 한 걸음을 걸었을 때, 시간에 따라 각 관절의 각도와 주어진 힘을 모두 자료로 얻었다고 하자. 엄청난 양의 자료가 변수로 주어질 것이다. 그러면, 우리가 보행을 평가할 때, 어느 시점의 어떤 변수를 이용해야 할까? 주어진 자료만으로는 알 수가 없을 것이다. 여기서, 보행을 많이 연구한 전문가가 어떤 가설을 세워서 특정 변수의 중요성을 주장하게 될 것이다. 여기까지는 연구의 과정이다. 그런데, 만약 많은 사람이 사용할 원칙을 만든다면 어떻게 해야 할까? "보행 시 중요한 변수는 무엇이다"라고 한 명의 전문가의 가설과 주장을 쓰는 것보다는 여러 전문가의 가설과 주장을 모으는 것이 좋을 것이다. 흔히 "집단 지성"을 여기서 쓰는 것이다.

당연히 단점이 있다. 참여한 전문가들도 편향된 의견을 가질 수 있다. 그래서, 내용 타당도나 델파이 연구의 결과를 볼 때 중요한 점 중의 하나는 누가 참여했는지 확인하는 것이다.

3) 동시 타당도(concurrent validity)[4]

과학 연구에서 쓰이는 타당도 측정 방법의 하나에 동시 타당도가 있다. 이는 어떤 검사가 공인된 검사, 혹은 참값(gold standard, ground truth)에 얼마나 비슷한가를 비교하는 것이다. 즉, 새로운 검사법으로 나온 결과와 기존의 검사법으로 나온 결과를 비교한다. 만약에 영어 실력을 측정하기 위하여 새로운 시험 "TAPS"를 개발하였다고 하자. 이 시험이 영어실력을 잘 측정하는지 타당도를 확인하려면, 가장 쉬운 방법은 대상자에게 "TAPS" 시험과 기존에 공인된 TEPS 시험을 모두 치르게 하고 두 점수에 상관관계가 있다는 것을 보여주면 될 것이다. 측정을 동시에 하면 동시 타당도라 하고, 측정 사이에 시간 간격이 있으면, 예측 타당도라 한다. 비교하고자 하는 결과가 연속 변수이면, 상관 분석 등을 이용하게 되며, 범주형 자료이면 일치도 분석 등을 이용한다.

동시 타당도 분석은 매우 직관적이어서, 매력적인 방법이다. 단, 큰 단점이 하나 존재한다. 공인된 검사, 혹은 참값이 있어야 한다는 점이다. 공인된 TEPS의 예를 들어 보자. 과연 TEPS 점수가 그 사람의 영어 실력의 참값인가? 과연 TEPS 점수가 높으면 비례해서 영어를 잘하나? 우리는 선뜻 대답 할 수가 없을 것이다. 동작분석 등 과학 연구에서 동시 타당도를 사용할 수 있을 것 같지만, 동작분석의 경우도 마찬가지로 참값을 계측할 수가 없다. 좀 더 참값에 근접한다고 연구자가 믿는 검사가 있을 뿐이다.

4) 수렴(집중) 타당도(convergent validity)[5] 및 판별 타당도

세상에 과연 참값을 제시하는 공인된 검사(gold standard)가 있을까? 아마도 대부분 공인된 검사들도 참값과 정확히 일치한다고 볼 수 없을 것이다. 그래서, 용어가 조금씩 보수적으로 변화하는 듯하다. 수렴 타당도는 측정하고자 하는 대상에 대한 공인된 검사(gold standard)가 없을 때 사용하는 용어이다. 즉, 이론적으로 관계가 있다고 생각하는 검사와 어떤 상관관계를 보이는지 검증하는 것이 수렴(집중) 타당도이다. "TAPS" 시험과 TEPS의 관계를 다시 생각해 보자. 만약 TEPS가 정확히 영어 실력을 측정한다고 생각하지 않고, 영어 실력을 어느 정도 측정할 수 있다고 하자. 이럴 때는 수렴(집중) 타당도라고 명칭하는 것이 옳을 것이다. 특히 인터뷰나 설문지 등의 심리측정(psychometry)영역에서는 수렴(집중)타당도라는 용어를 더 많이 쓰게 된다. 동작분석에서도 어떤 변수의 타당도를 이야기한다면, 집중 타당도라는 용어를 쓰는 경우가 더 정확할 경우가 많을 것이다.

판별 타당도는 이론적으로 관계없는 검사와 어떤 상관관계를 보이는지 검증하는 것이다. 한 개인의 지능지수(Intelligence quotient, IQ)와 감성지수(Emotional quotient, EQ)를 측정한다고 하자. IQ가 지성을 대변하고, EQ가 감성을 대변한다고 하자. 지성과 상관없이 감성이 높은 사람도 있고 낮은 사람도 있을 것이다. IQ와 EQ를 측정하는 도구가 이론적으로 전혀 다른 영역을 검사한다고 하면, 두 도구의 결과는 서로 상관관계가 없을수록 타당할 것이다.

만약에 우리가 좋은 보행의 요소를 몇 가지로 제시한다고 하자. 예를 들어 잘 걸으려면 "근력"과 "안정성"이 있어야 한다고 주장하고자 한다. 근력의 지표를 A라고 하고 안정성의 지표를 B라고 하자. 그런데, 사실 "근력", "안정성"은 사람이 만든 개념이다. 지표 A와 B는 모두 동작분석에서 계측한 변수로 만들었다.

A와 B의 값이 만약 비슷하다면, 혹은 상관관계가 높다면 우리는 다음을 고민해 봐야 한다. 첫째, "근력", "안정성"의 개념이 정말로 다른 개념인지를 확인해 봐야 할 것이다. 처음

에 설명하였던 안면 타당도를 떠올려 보자. 둘째, 만약 "근력", "안정성"을 다른 개념으로 생각한다면, 지표 A와 B가 이용한 변수와 계산 방식을 확인해 보아야 할 것이다. 지표 A, 혹은 지표 B가 연구자가 주장하는 "근력", "안정성"을 적절히 대변하고 있는지 확인해야 할 것이다. 셋째, 만약 상관관계가 있을 수밖에 없는 구조라면, 상관관계를 없애는 방향으로 계산 방식을 변형할 수도 있을 것이다.

5) 신뢰도[6]

신뢰도는 타당도의 하위 개념이지만, 좀 다른 면을 보여준다. 신뢰도는 한 검사의 일관성 혹은 안정성을 의미한다[5-9]. 즉 검사를 반복 시행하였을 때, 비슷한 값을 보이냐는 것이다. 검사를 평가할 때, 신뢰도와 타당도를 묶어서 평가하는 경우가 많다. 신뢰도는 검사-재검사 신뢰도, 내부 일관성(internal consistency), 관찰자 내/관찰자 간 신뢰도, 일치도(agreement), 정확도(precision) 등이 있으며 쓰임새가 약간씩 다르다.

동작분석 중에 가장 많이 쓰이는 방법이 표지자(marker)를 이용하여 표지자의 위치를 추적하는 방법이다. 이 표지자는 피부에 부착한다. 당연히 해부학 지식이 없으면, 잘못 부착할 수도 있다. 그리고, 표지자를 잘못 부착하면 당연히 계측 값은 믿을 수 없게 될 것이다. 동작분석의 신뢰도를 높이는 가장 기본이 되는 것은 표지자의 부착을 표준화하는 것이다. 이는 뒷장에서 상술하도록 한다.

신뢰도도 상대적인 개념이다. 무릎 관절의 시상면과 관상면 운동을 예로 들어 본다. 무릎 관절은 보행 시 시상면에서 대략 0도에서 60도까지 움직인다. 3번의 보행분석으로 각도를 측정하였는데 오차가 1도라고 하자. 그러면 우리는 신뢰도가 높다고 생각할 것이다. 반면에 슬관절은 관상면으로 보면 보행 시 거의 움직임이 없다. 3번의 보행분석으로 각도를 측정하였는데 오차가 1도라고 하면, 비록 오차는 1도로 시상면과 같더라도 관상면 지표의 신뢰도는 높다고 볼 수는 없을 것이다. 우리는 통계 방법으로 신뢰도를 급내 상관 계수(intraclass correlation coefficient)를 사용한다. 이 통계 방법은 F 분포를 이용한 ANOVA

에서 파생된 방법으로 상술한 내용이 기본 원리가 되어 숫자로 표현을 한다.

III. 동작분석의 평가

동작분석은 좋은 도구로 연구 및 임상에 많은 도움을 준다. 동작분석을 검사로서 공정하게 평가를 하려면, 아래의 내용을 고려해야 한다.

첫째, 어떤 검사도 절대적인 검사는 없다. 단지 좀 더 믿을 만한 검사가 있고, 덜 믿을 만한 검사가 있을 뿐이다. 즉, 좀 더 타당한 검사가 있고, 덜 타당한 검사가 있을 뿐이다. 빅데이터, 딥러닝 등 다양한 방법론이 있지만, 그 방법이 타당한가는 확인을 해 봐야 알 수 있는 것이다. 실제로 대중적인 인기에 비해 타당도가 떨어지거나, 타당도를 확인하지 않은 검사도 부지기수이다. 단순히 새로운 방법론에 주눅이 들 필요도 없고, 더더욱 타당도의 고려 없이 이를 맹신해서도 안 된다.

둘째, 우리가 어떤 결과를 원하느냐에 따라, 필요한 타당도가 다르고 필요한 검사가 다를 것이다. 타당도는 상대적인 개념이다. "닭 잡는데 어찌 소 잡는 칼을 쓰겠느냐(割鷄焉用牛刀)"라는 말이 실제로 필요하다. 어려운 검사로 얻는 정보가 꼭 더 나은 정보는 아닐 수 있다. 예를 들어, 어떤 사람이 오다리인 것을 알려면, 눈으로 확인하거나 엑스레이를 찍는 것이 보행분석보다 더 좋을 방법일 것이다.

셋째, 동작분석의 계측값은 상당히 많고 각각의 계측값은 다른 타당도를 가진다. 비록 같은 방법으로 계측을 하였더라도 모델의 가정과 계측의 범위에 따라 타당도는 다를 수밖에 없다. 위의 무릎관절 시상면과 관상면의 예에서 보듯이 비슷하게 측정하여도 신뢰도는 차이가 있다. 실제로 임상의는 무릎관절의 보행분석 결과값에서 시상면은 중요하게 참고를 하지만 관상면의 정보는 크게 참조를 하지 않는다.

참고문헌

1. 박문석. *검사의 타당도*. 서울대학교 정형외과 논문작성 심포지움; 2017.

2. Bowling A. Research Methods in Health : Investigating Health and Health Services. *Milton Keynes: McGraw-Hill Education;* 2014.

3. Lee JH, Park MS, Kwon H, et al. A guideline for differential diagnosis between septic arthritis and transient synovitis in the ED: a Delphi survey. *The American journal of emergency medicine.* 2016;34(8):1631-1636.

4. Chung CY, Lee KM, Park MS, Lee SH, Choi IH, Cho TJ. Validity and reliability of measuring femoral anteversion and neck-shaft angle in patients with cerebral palsy. *The Journal of bone and joint surgery American volume.* 2010;92(5):1195-1205.

5. Lee KM, Chung CY, Park MS, Lee SH, Cho JH, Choi IH. Reliability and validity of radiographic measurements in hindfoot varus and valgus. *The Journal of bone and joint surgery American volume.* 2010;92(13):2319-2327.

6. Lee KM, Chung CY, Kwon DG, Han HS, Choi IH, Park MS. Reliability of physical examination in the measurement of hip flexion contracture and correlation with gait parameters in cerebral palsy. *The Journal of bone and joint surgery American volume.* 2011;93(2):150-158.

7. Lee KM, Chung CY, Kwon SS, et al. Transcultural adaptation and testing psychometric properties of the Korean version of the Foot and Ankle Outcome Score (FAOS). *Clinical rheumatology.* 2013;32(10):1443-1450.

8. Lee SH, Chung CY, Park MS, Choi IH, Cho TJ. Tibial torsion in cerebral palsy: validity and reliability of measurement. *Clinical orthopaedics and related research.* 2009;467(8):2098-2104.

9. Lee SY, Sung KH, Chung CY, et al. Reliability and validity of the Duncan-Ely test for assessing rectus femoris spasticity in patients with cerebral palsy. *Dev Med Child Neurol.* 2015;57(10):963-968.

Chapter.02
동작분석이 발전해온 방향과 기술의 "내적 필연성"

Chapter 02 동작분석이 발전해온 방향과 기술의 "내적 필연성"

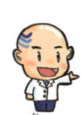

동작분석의 포괄적인 의미는 움직이는 물체의 동작을 세세히 분석하는 모든 방법을 뜻할 것이다. 일종의 검사이며 계측이다.

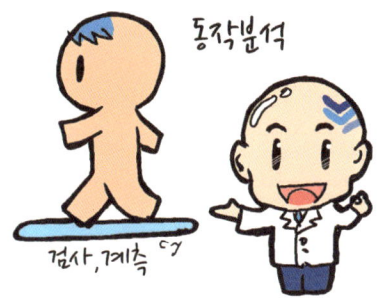

인체의 동작분석은 인체가 행하는 각종 동작에 대한 검사(계측)이고, 보행분석은 그 중에 보행에 대한 검사(계측)이다. 인체의 동작이 보행만 있는 것은 당연히 아니다. 점프할 수도 있고, 뛰기도 한다. 스케이트, 스키, 자전거를 타는 각종 동작이 있다. 상반신으로 넘어가면 던지기, 밥 먹기, 빗질하기 등 더 많은 수의 동작이 더해진다. 그뿐인가? 전신으로 생각하면, 구르기, 윗몸 일으키기 등 인체가 행할 수 있는 동작은 매우 많다는 것을 알 수 있다.

동작분석은 사진술이 발전함으로써 같이 발전을 하게 되었다. 동작은 자세의 연속이다. 동작은 순간적으로 지나가기 때문에 인간의 눈과 기억으로는 정보를 정확히 기록하는 것이 쉽지 않다. 그래서, 사진을 연속으로 찍을 수 있게 됨으로써, 순간순간의 동작을 분석할 수 있게 되었고, 이에 따라 동작분석이 발전을 하게 되었다.

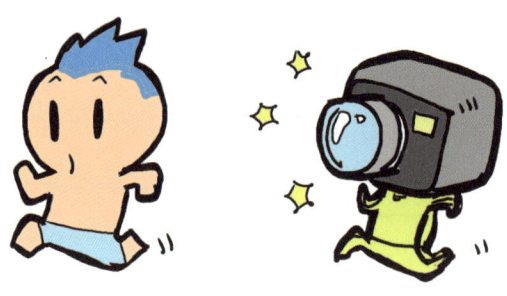

동작분석과 사진술의 팀워크

　동작분석이 발전한 방향을 보면 동작 중에 보행분석이 많은 부분을 차지하는 것을 볼 수 있다. 동작분석의 발전이 보행분석의 발전이라고 보아도 과언이 아닐 정도로 보행분석이 동작분석의 많은 부분을 차지하고 있다.

　보행은 동작 중 한 가지 예일뿐인데, 왜 보행분석에 대한 연구 및 활용이 많았을까? 현재의 기술을 보면 보행분석에 적합하게 발전을 해왔고, 보행에 대한 지식이 가장 많이 축적되었다. 왜 그럴까? 선도하는 연구자들이 보행 이외에 다른 동작에 관심이 많았다면 다른 방향으로 발전을 했을까? 가령, 초기의 연구자가 공 던지기에 관심이 많았다면, 공 던지기로 발전을 하였을까?

1) 기술의 발전 방향과 시몽동의 견해[1]

지금은 파킨슨 질환을 가지고 있는 마이클 제이 폭스가 과거에 주연을 한 "백 투 더 퓨처"라는 영화가 있다. 1985년 영화로 글쓴이가 10대에 재미있게 보았던 기억이 있다.

　최근에 다시 영화를 보니, 여러 가지 재미있는 점이 눈에 띄었다. 영화는 1985년 "현재"와 20년 후인 2005년 "미래"를 왕복하면서 이야기를 풀어나간다 .

　본서를 집필한 해는 2018년이다. 벌써 영화에서 말하는 "미래"보다 10년 이상 지났다. 1985년 당시에 상상한 20년 후의 "미래"는 자동차, 기차가 하늘을 날아다닌다. 아이들은 공중부양 스케이트보드를 타고, 자동차의 연료로 바나나 껍질과 같은 쓰레기를 이용한다.

종종 우리는 미래의 사회를 예상하고, 기술이 그 예상에 맞게 발전할 것으로 기대한다. 자유롭게 하늘을 날고, 우주로 나아가고, 순간이동을 하고, 질병에서 자유로워지는 등, 인간의 필요에 따라 기술이 발전할 것을 기대한다. 그러나, 현재의 모습은 과거에 상상했던 그런 모습이 아니다. 물론 많은 것이 발달하였다. 무선 통신이 자유로워지고, 인터넷이 생기고, 스마트폰, 소셜네트워크 등 과거에는 상상하지 못했던 것이 가능해졌다. 여기서 눈여겨보아야 할 것은 "기술"이 인간의 필요에 따라 발전, 진화하지 않았다는 것이다.

철학은 세상이 돌아가는 이치를 설명하는 학문이다. 여러 가지 이유로 쓸데없이 어려운 언어로 기술하여서 사람들에게 위화감을 주는 경우가 많다. 그러나, 철학은 우리가 늘 보는 현상의 인문학적 설명이고, 이를 통하여 우리가 일상생활에서 혹은 정치적인 선택을 할 때 도움을 주려는 것이다. 20세기 중반의 철학자인 시몽동은 기술에 대해서 낭만적인 생각을 가졌던 것 같다. 이 시기는 인본주의가 주를 이루었다고 한다. 즉 인간이 중심이고, 기술은 인간의 필요에 따라 만들어지는 도구로 평가가 되었다. 시몽동은 이에 반하여 다르게 기술을 바라보았다. 쉽게 이야기하면 기술을 인간과 비슷한 개념의 "개체"로 설명하려고 하였다. 기술과 인간의 발전을 서로 영향을 주며 진화하는 "공진화"로 설명하고, 기술이 인간의 지배를 받는 것이 아니라고 설명하려고 했다. 요즘 딥러닝 등 인공지능과 인간과의 관계 정립을 위하여 많은 사람들이 차용을 하고 있지만, 세상을 보는 한 가지 방식 중의 하나일 뿐이다.

시몽동이 설명한 개념 중 기술의 "내적 필연성"이라는 용어가 있다. 기술이 발전 혹은 진화하는 방향이 기술 내에 결정이 되어 있다는 것이다. 인간은 기술을 처음 개발할 때의 실마리를 제공하고, 기술 발전에 어느 정도 영향을 줄 수 있지만, 기술의 진화는 정해진 방향에 따라 이루어지는 것이다. 기술이 인간이 원하는 방향으로 발전하지 않는 것을 보면, 시몽동의 통찰이 현실과 맞는 점이 많다는 것을 느낀다.

미래에 대한 예측은 대부분 증거가 있는 것이 아니고, 일종의 통찰이다. 과학자, 의학자, 혹은 과학 정책을 입안하는 사람들은 나름의 통찰을 가지고 있어야 한다. 기술의 "내적 필연성"을 숙고해 봐야 할 것이다. 인터넷, 스마트폰 기술이 발전하는 것은 발전할 수 있기 때문이다. 배아 복제, 핵미사일 등 인간이 원하지 않는 방향이지만, 그 기술은 발전할 수 있기 때문에 진화하고 있다. 인간이 원하는 암 정복, 우주여행의 보편화 등은 이루어지지 않을 수도 있다. 또한 딥러닝과 인공지능은 발전하겠지만, 우리가 원하는 혹은 상상하는 방식으로 발전하지는 않을 것이다.

2) 보행분석의 발전 이유

기술의 발전 방향에 대한 시몽동의 견해는 상당히 설득력이 있다. 왜 동작분석 중에 보행분석이 주로 발전을 하였을까? 거꾸로 본다면 보행에는 다른 동작과는 다른 특성이 있고, "공진화"의 맥락에서 본다면 이 특성이 보행분석을 쉽게 만들고 이에 맞물려 기술이 발전하게 되었다고 생각할 수 있다.

첫째, 보행은 일정한 주기를 따라 반복하는 동작이다. 보행은 순환 혹은 "사이클" 동작 (cyclic motion)이다. 그리고, 한 사이클의 동작이 거의 비슷하게 반복을 한다. 이는 몇 사이

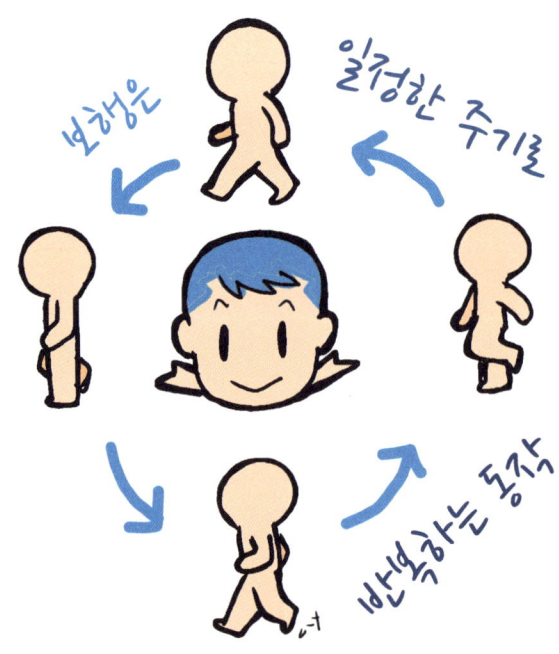

클만 제대로 측정을 한다면, 전체 보행을 어느 정도 예측할 수 있다는 의미가 된다. 사이클 동작이 아닌 경우는 동작에 대해 표준화 정보를 얻는 것이 현실적으로 쉽지 않을 것이다. 표준 정보를 얻으려면, 동작에 대한 표준 절차가 합의가 돼야 된다. 가령 농구 동작에 대한 연구를 한다고 하자. 특정 동작에 대해 정의를 내려야 하고 표준 절차를 만들어야 한다. 그런데, 그 정의가 연구실마다 다를 가능성이 매우 높으며, 합의를 해서 표준화하기 힘들 것이다. 또한 현실적으로 농구의 동작 정보를 취득하는 시간은 오래 걸리고, 분석하는 시간도 오래 걸린다. 보행분석도 표준 절차가 필요하지만, 순환 동작이기에 다른 동작에 비해서는 현실적으로 절차가 수월하고, 정보 취득 시간, 분석 시간이 적절하다.

둘째, 보행은 어느 정도 정형화(패턴)가 되어 있어서, 특별하게 의도하지 않아도 동작을 할 수 있다. 우리가 걸을 때, 어떤 관절을 어떻게 움직여야 할까를 고민하지 않는다. 이는 우리 몸을 통해 직관적으로도 알 수 있지만, 실제로 인구학 조사를 해 보면, 전형적인 보행 패턴이 있다는 것을 알 수 있다. 대부분의 다른 동작들은 의도가 들어가고, 의도에 따라 동작이 상당히 달라진다.

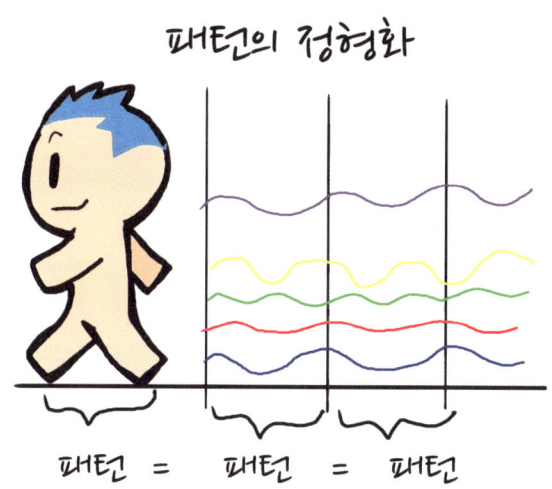

셋째, 보행은 일상생활에서 많이 사용하는 동작이다. 왜 보행분석은 많이 사용하고, 주행 분석은 없을까? 우리는 평상시에 생각보다 뛰지 않는다. 우리가 하루에 하는 동작을 생각해 보면 아마도 눕기, 앉기, 서기, 보행이 가장 많을 것이다.

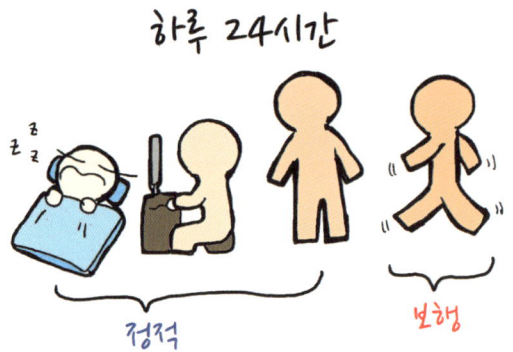

넷째, 보행은 적당한 속도를 가지고 있다. 보행분석을 하려면 몇 미터의 거리를 보행하면 되지만, 만약 주행 분석을 하려면 운동장이 필요할 것이다.

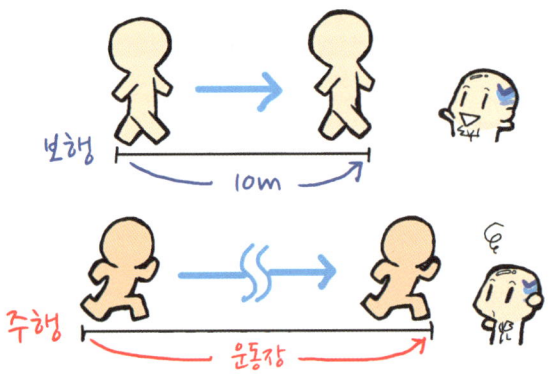

다섯째, 보행은 적당한 관절의 가동 범위를 가진다. 이는 검사(계측)의 타당성 혹은 신뢰성과 많은 관련이 있다. 관절의 가동 범위가 너무 좁은 동작의 경우, '동작'의 의미도 없을뿐더러, 동작분석에서 생길 수 있는 현실적인 오류를 고려하면 정보가 쓸모가 없어질 가능성이 높다. 만약 앉기에 대해 연구를 한다고 생각해 보자. 앉은 자세에서는 오래 앉아 있으면 더 구부정해진다는 가설을 세웠다고 하자. 예상하는 관절의 가동 범위가 매우 적어서, 설령 어떤 차이가 발견된다고 하더라도, 오차를 넘기기가 쉽지 않을 것이다.

3) 뇌성마비에서의 보행분석의 이용

보행분석의 임상 이용에 대해서 뇌성마비를 이야기하지 않을 수가 없다. 보행분석을 임상에

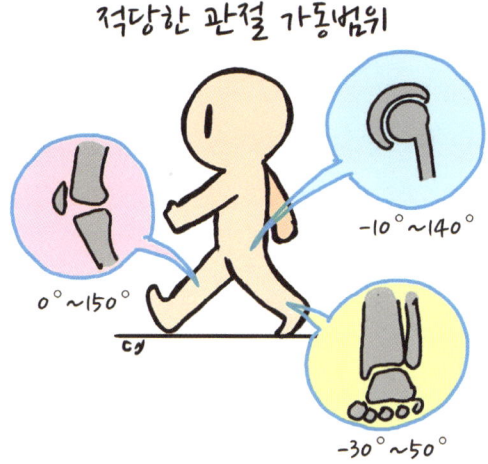

서 여러 가지로 이용하려는 다양한 시도가 있고, 실제로 여러 분야에서 쓰이고 있다[2-6]. 그런데, 왜 뇌성마비에 가장 먼저 그리고, 가장 의미 있게 보행분석이 쓰이게 되었을까? 뇌성마비의 특징을 생각해 보면, 보행분석이 발달한 이유와 거의 흡사한 것을 알 수 있다.

첫째, 뇌성마비의 증상이 보행에서 가장 도드라져 보인다. 우리가 가장 많이 하는 동작 중에 눕기, 앉기, 서기에는 특별한 차이를 보이지 않지만, 보행은 관절 가동 범위가 넓기 때문에 차이가 잘 눈에 뜨인다. 이는 질환에 대한 사회적 영향 때문이기도 하다. 다른 전형적인 보행과 다르게 잘 눈에 뜨이기 때문에 분석하려고 했다.

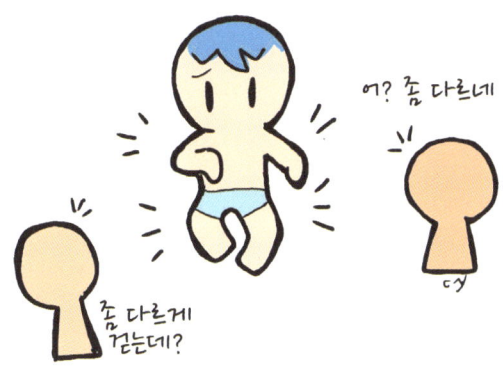

둘째, 만약 관절 하나의 문제이고 눈으로 보아서 무엇이 원인인지 알기 쉽다면 굳이 보행분석을 이용하지 않을 것이다. 다리에 골절이 생겨도, 보행에 이상이 생긴다. 그러나 보행분석을 하지는 않는다. 뇌성마비는 전신 관절에 영향을 준다. 보행에 미친 영향을 쉽게 파악할 수 없기 때문에 좀 더 객관적인 검사(계측)을 이용하게 된다.

셋째, 그러면, 왜 보행에 영향을 미치는 다른 전신 질환에는 쓰이지 않았을까? 파킨슨 등 다양한 질환이 보행에 영향을 미친다. 이는 뇌성마비의 보행 이상은 각 관절 및 말단에서 치료가 가능한 경우가 많기 때문이다. 가령 파킨슨 환자의 보행 이상은 파킨슨의 약물치료로 조절을 하게 될 것이다. 약물치료의 효과로 보행분석을 이용할 수는 있을 것이다. 그러나 뇌성마비의 보행분석은 임상의에게 각 관절, 근육, 골의 문제를 파악하게 하여[7,8], 각각에 대한 수술적 치료의 방법을 결정하게 한다. 즉, 치료법의 성질과 보행분석 정보의 상보적인 역할 때문에 보행분석이 뇌성마비에 많이 이용되고, 발전하게 된 것이다.

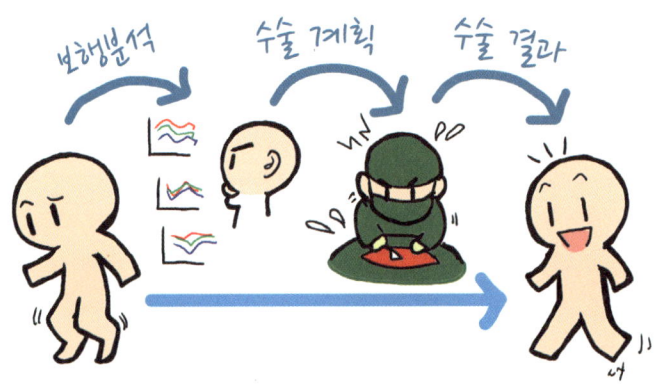

4) 동작분석의 미래

동작분석이 어떤 식으로 발전할 것이라는 예측을 하더라도, 이에 대한 확증은 어디에도 없을 것이다. 그렇지만, 의학자, 공학자 등 동작분석을 실제로 이용하고 연구를 하는 사람의 입장에서는 미래에 어떤 식으로 발전을 할 것이라는 통찰이 있어야 할 것이다. 우리가 연구를 시작하기 전에 성공 여부를 알 수 없지만, 어느 정도 예상이 가능한 경우가 많다.

"미션 임파서블"이나 "어벤져스" 등에 나오는 낭만적인 영화적 상상은 동작분석의 미래는 아닐 수 있을 것이다. 동작분석이 발전해온 길을 곰곰이 생각해 본다면, 향후 어떤 방향으로 기술이 나아갈지, 그리고 어떻게 연구를 계획해야 할지 단서를 얻을 수 있을 것이다.

참고문헌

1. 김재희. 시몽동의 기술철학-포스트휴먼 사회를 위한 청사진. 아카넷; 2017.

2. Choi SJ, Chung CY, Lee KM, Kwon DG, Lee SH, Park MS. Validity of gait parameters for hip flexor contracture in patients with cerebral palsy. *J Neuroeng Rehabil.* 2011;8:4.

3. Lee KM, Chung CY, Kwon DG, Han HS, Choi IH, Park MS. Reliability of physical examination in the measurement of hip flexion contracture and correlation with gait parameters in cerebral palsy. *The Journal of bone and joint surgery American volume.* 2011;93(2):150-158.

4. Lee SY, Kwon SS, Chung CY, et al. Rectus femoris transfer in cerebral palsy patients with stiff knee gait. *Gait Posture.* 2014;40(1):76-81.

5. Lee SY, Kwon SS, Chung CY, et al. Influence of surgery involving tendons around the knee joint on ankle motion during gait in patients with cerebral palsy. *BMC musculoskeletal disorders.* 2018;19(1):82.

6. Shin HI, Sung KH, Chung CY, et al. Relationships between Isometric Muscle Strength, Gait Parameters, and Gross Motor Function Measure in Patients with Cerebral Palsy. *Yonsei medical journal.* 2016;57(1):217-224.

7. Õunpuu, Sylvia, DeLuca P, Bell K, Davis R. The evaluation of the rectus femoris, vastus medialis and vastus lateralis activity in the swing phase of gait in persons with cerebral palsy. *Gait & Posture.* 1994;2(1):51.

8. Domagalska M, Szopa A, Syczewska M, Pietraszek S, Kidoń Z, Onik G. The relationship between clinical measurements and gait analysis data in children with cerebral palsy. *Gait & Posture.* 2013;38(4):1038-1043.

Chapter.03
동작분석 용어는 단어가 아니다.

Chapter 03 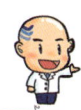 동작분석 용어는 단어가 아니다.

1. 서론

서양에는 포도주를 마시는 문화가 발달되어 있는 것 같다. 포도주의 맛을 설명할 때 다양한 용어로 묘사를 한다. 그런데, 글쓴이가 마시면 전혀 맛을 구별할 수가 없다.

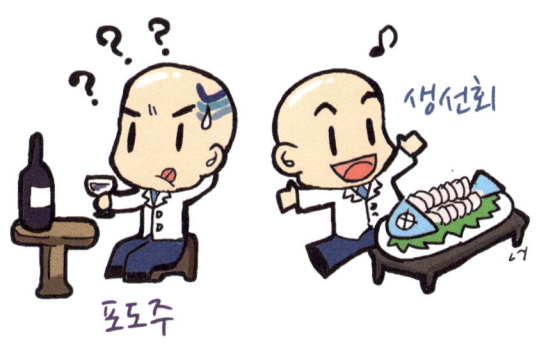

기껏해야 맛이 상해서 신맛을 느끼면 기분이 안 좋을 뿐이다. 그런데 맛을 표현하는 용어를 배우고, 맛을 익히면 조금씩 구별할 수 있게 된다. 글쓴이는 생선회를 좋아한다. 특히 우럭을 좋아한다. 회 모양을 보고 "우럭"인지 알고, 먹으면서 회의 '쫄깃함'이 맛있다고 생각을 한다. 그리고 남는 부위로 만든 우럭 매운탕을 기대한다. 생선회의 종류와 맛에 대해서 회를 안 먹어본 외국인에게 영어로 설명을 하려면 당장 어휘의 빈곤함을 느끼고 그 경험을 전달하기는 힘들 것이다.

어떤 개념(경험)을 지칭하기 위해서 용어가 만들어졌다고 생각하는 것이 일반적인 생각(명칭목록적 언어관이라고 한다)이라면, 용어가 만들어지고 그것이 개념(경험)을 규정한다는 생각을 "구조주의"라고 한다.

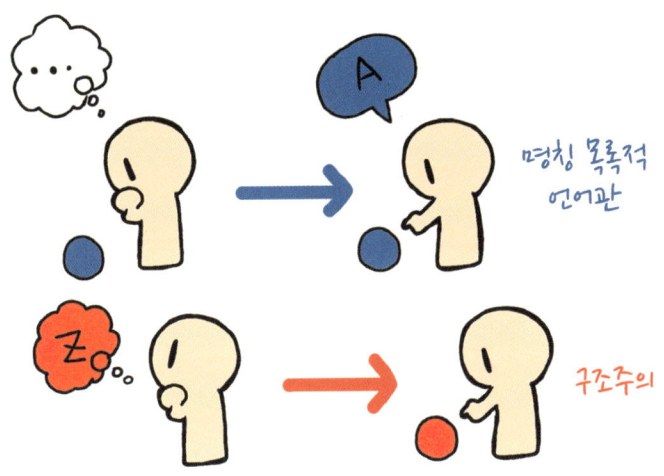

　19세기 후반의 언어학자 "소쉬르"가 이 "구조주의"로 언어를 설명하려고 하였다[1]. 이후에 언어학에서 써본 "구조주의"의 방법론을 다른 여러 학자들이 인류학, 정신 분석 등에 적용하면서 더 널리 알려졌다. 이는 요즘의 연구 방식과 비슷하다. "딥러닝"이라는 방법론이 나와서, '바둑'에 쓰였고 어느 정도 잘 적용됐다. 이후에, 경제학, 정치학, 공학, 의학 등 다양한 영역에서 써보려고 하는 것과 마찬가지이다.

　당연히 구조주의적인 해석이 모든 것을 설명할 수 있는 것은 아닐 것이다. 아마도, 언어는 명칭목록적인 특성도 있고 구조주의적인 특성도 있을 것이다. 그러나, 구조주의로 판단을 한다면, 학문을 공부할 때 정확한 "용어"가 매우 중요하다는 것을 알 수 있다. 예를 들어 포도주의 "silky" 하다는 표현을 먼저 익히고, 그에 해당하는 맛을 아는 것이, 아무 용어 없이 맛을 구별하는 것보다 훨씬 쉽다. "언어가 경험을 규정한다"는 것을 느낄 수 있을 것이다.

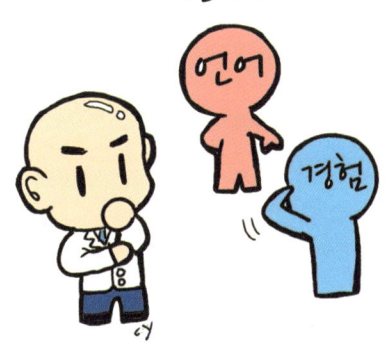

　다른 예를 보면, 단순히 용어가 같다고 해서 같은 경험을 의미하는 것도 아니라는 것을 알 수 있다. 'Joint space'라는 용어가 있다. 의학자는 자연스럽게 관절 모양과 관절 사이의 공간에 관절액이 차 있는 것이 떠오를 것이다. 그런데, 공학자는 자연스럽게 관절의 위치와 그것이 이루는 벡터 부분 공간(subspace)이 떠오를 것이다.

동작분석의 용어를 배우는 것은 영어 용어를 한글 용어로 바꾸어 외우는 것이 아니다. 동작분석의 용어를 익힘으로써 현재까지 쌓아온 동작분석의 경험을 습득하는 것이다.

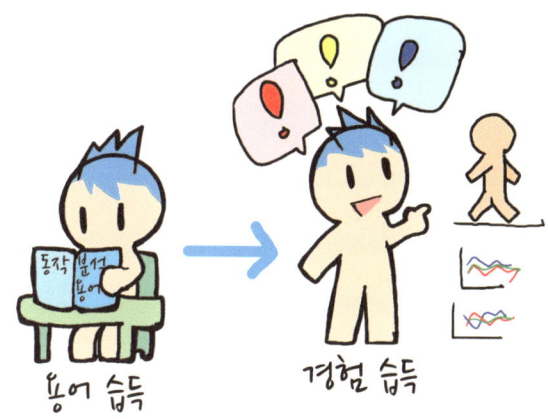

동작분석이라는 새로운 언어를 익히면서 전문가가 되어 가는 것이다. 이런 생각으로 용어를 익힌다면 좀 더 재미있게 익힐 수 있을 것이다.

1) 동작분석(motion analysis)

동작분석의 포괄적인 의미는 동작을 분석하는 것이다. 당연히 동작에는 다양한 동작이 있고, 분석에는 다양한 방법이 있을 것이다. 동작분석은 사람이 처음 눈으로 확인하여 기술하는 것으로 시작하였다. 사실 이때는 동작분석이라고 지칭하지 않았을 것이다. 이후에 연속 사진이나 비디오로 찍어서 동작을 관찰하게 되었고, 이후에 모션 캡처를 이용해서 표지자를 추적하여 분석하는 방식을 사용하게 되었다[2]. 이런 발달 과정을 거쳤기 때문에, 상기 방법들을 모두 동작분석이라고 부른다. 여러 가지 다른 방법도 동작분석에 쓰일 수 있을 것이다. 압력계와 가속도계[3]를 이용하고 GPS[4]를 이용하여 동작의 일부 성질을 계측할 수 있을 것이다. 이 모든 것을 동작분석이라고 부를 수 있다.

여러 방법이 있으므로, 동작분석이라고 이야기할 때는 수식어를 붙이는 것이 옳을 것이다. 육안 동작분석, 비디오 동작분석, 3차원 동작분석, 가속도계 동작분석 등등 표현을 할 수 있다. 이렇게 수식어를 붙여서 동작분석을 표현하는 것은 타당성이 확립되지 않은 검사들도 동작분석이라고 포장이 될 수 있기 때문이다. 즉, 동작분석이라는 용어에는 누가, 어떤 방법으로, 어떻게 한다는 내용이 들어가 있지 않다.

만약 줄여서 '동작분석'이라고 하면 표지자(marker)와 모션 캡처를 이용한 3차원 동작분석을 지칭한다. 이는 표지자 동작분석이 그전의 방법에 비해서 다른 의미를 가지고, 한 단계 더 높은 발전을 이루었다고 생각하기 때문이다. 사실 표지자 동작분석 이전에는 동작분석이라는 용어가 보급되지 않았다. 육안, 사진, 비디오를 이용할 경우 동작을 2차원에서 관찰한다는 한계가 있다. 그런데, 우리는 3차원 좌표에서 움직인다. 표지자를 이용하면 3차원 좌표로 동작을 정량화할 수 있어, 더 현실과 근접한 분석을 할 수 있다. 그래서, 표지자 동작분석을 3차원 동작분석(3D motion analysis)이라고 쓰기도 한다.

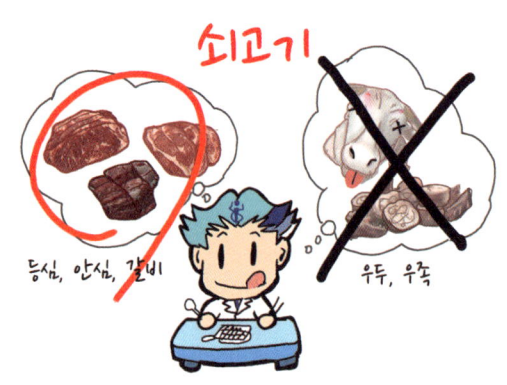

우리가 '소고기'를 구워 먹는다고 하면, 흔히 '안심', '등심' 등을 연상할 것이다. 소고기의 범위에 속하지만 '우족'이나 '소머리고기'를 상상하지는 않을 것이다.

마찬가지로, 동작분석을 수식어 없이 지칭하면 3차원 동작분석을 뜻한다.

2) 보행분석(gait analysis)

보행분석은 포괄적인 의미로 보행을 분석하는 것이다. 동작 중에 사람의 보행만을 한정하고 이것에 대한 분석이다. 동작분석과 마찬가지로, 육안, 비디오, 표지자의 모션 캡처로 분석을 할 수 있고, 압력계, 가속도계, GPS 등을 이용하여 일부 도움을 받을 수 있다. 보행분석을 수식어 없이 사용하면, 표지자와 모션 캡처를 이용한 보행분석 혹은 3차원 보행분석(3D gait analysis)을 뜻한다.

보행분석이라는 용어는 널리 사용되고 있지만, 주행 분석, 점프 분석, 투구 분석 등의 용

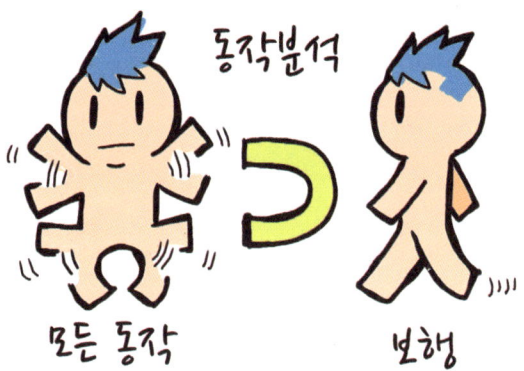

어는 만들 수는 있겠지만 사용하고 있지 않다. 이는 동작분석이 보행분석을 통하여 발전을 이루어 왔다는 것을 간접적으로 알려 준다. 동작분석에 쓰이는 많은 용어 중에 보행분석에 필요한 용어들이 상당수를 차지한다. 이는 포도주(wine)의 발전에 따라 포도주 맛을 표현하는 용어가 발전하는 것과 마찬가지 이유로 생각할 수 있다.

3) 임상 보행분석(clinical gait analysis)

병원에서 임상에 이용하기 위한 목적으로 시행하는 보행분석을 임상 보행분석이라고 한다.

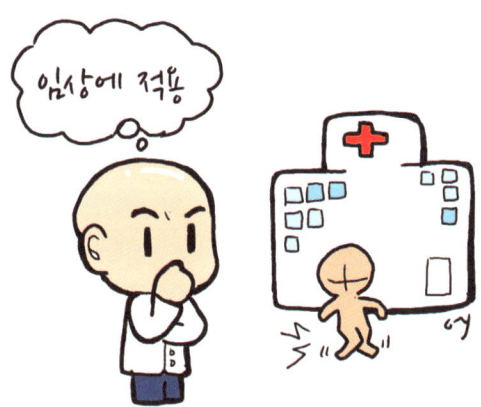

병원에서는 '보행분석'이라고 하면 임상 보행분석을 지칭하는 것이다. 임상 보행분석은 최소한 비디오 보행분석과 표지자와 모션 캡처를 이용한 보행분석을 해야 한다. 추가로 근전도, 압력계, 가속도계 등을 이용하여 정보를 얻을 수 있다. 임상 보행분석을 가장 많이 이용하는 질환은 뇌성마비이고[5,6], 임상 보행분석과 뇌성마비의 치료는 같이 발전하였다.

4) 동작분석실(motion lab)과 보행분석실(gait lab)

동작분석을 위한 기본적인 장비를 갖추고 있는 공간이다.

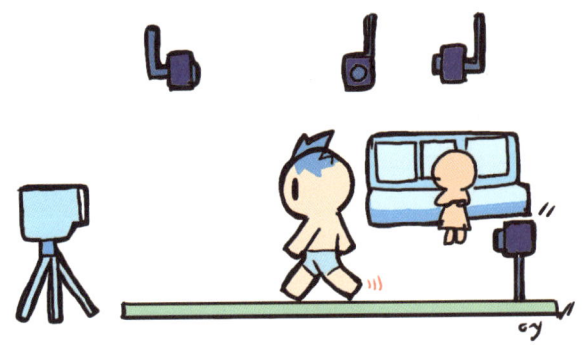

동작분석실과 보행분석실은 같은 의미이다. 이는 분석실을 구성하는 요소가 같기 때문이다. 즉, 보행분석실의 장비로도 다른 동작의 분석이 가능하다.

5) 육안 보행분석

육안 보행분석이라는 말이 많이 쓰이지는 않는다. 이는 말 그대로 눈으로 보고 판단을 하는 것이다.

1장에서 서술했듯이 이것도 검사(계측)의 일종이 될 수 있다. 대개 의학적 진료의 연장선상에서 이루어지면, 의사가 대상자의 보행을 보고 의학 용어로 기술을 한다.

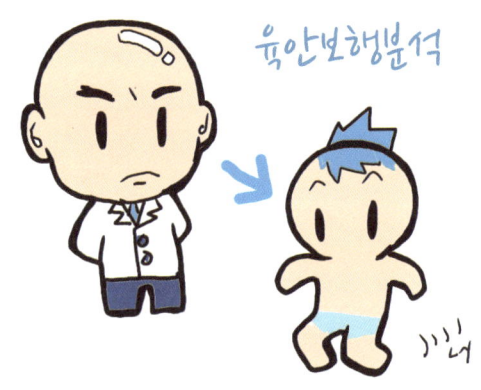

간단하게 외래 및 병실에서 시행할 수 있고, 장비가 필요 없고, 비용이 거의 들지 않는다는 장점이 있다. 그러나, 보행이나 동작은 단시간에 발생하기 때문에 눈으로 보아서는 분석이 어려운 경우가 많다. 특히 검사자의 경험이 매우 중요하다. 3차원 보행분석을 오래 경험한 전문가의 경우는 어느 정도 정보를 얻을 수도 있지만, 많은 경우는 의미 있는 정보를 얻을 수 없다. 당연히 검사는 주관적이며, 객관적으로 자료화하기가 어렵기 때문에, 신뢰성이 낮다. 대상이 어리거나, 협조가 어려운 경우 관찰이 매우 힘들다. 또한 육안으로는 여러 개의 관절을 동시에 관찰할 수 없으므로, 관찰이 대부분 잘 보이는 발목관절과 슬관절(무릎)에 국한되는 경우가 많고, 고관절과 골반의 움직임은 간과하기 쉽다. 육안 보행분석은 비디오 보행분석이나 3차원 보행분석을 위해 대상자를 선별하기 위한 검사의 의미를 가지고 있다.

6) 비디오 보행분석(video gait analysis)

비디오로 촬영을 하여 보행을 분석하는 방법이다. 분석실 환경에서는 시상면, 관상면을 동시에 분석할 수 있도록, 직각 방향으로 카메라를 두어 촬영을 한다.

반복 재생, 느린 동작 등을 통하여 여러 관절을 파악할 수 있다. 자료의 보관이 가능하며, 자료를 공유하여 자문할 수 있다. 특히 수술 등 처치의 전후 비교가 가능하다. 자료로 보관할 수 있기에 교육용으로도 적합하다. 3차원 보행분석을 오래 경험한 전문가의 경우 일부 정보의 경우, 3차원 보행분석에 근접하는 타당도, 신뢰도를 가질 수도 있다.

3차원 운동으로 나눈다면, 횡단면의 분석에 제한이 있다. 횡단면은 머리 위에서 촬영해야 하는데 현실적으로 카메라 설치도 힘들고, 몸통에 가려서 하지의 운동이 잘 보이지 않는다. 육안 분석과 마찬가지로 발목 관절과 슬관절 움직임의 기록에 국한된 경우가 많다. 검사자의 경험이 중요하며, 검사자가 3차원 보행분석의 경험이 없으면, 검사 결과의 타당성이 떨어진다.

최근 CCTV나 다른 동영상을 이용하여 시행하는 법보행분석도 비디오 분석의 일종이다. 또한 비디오와 딥러닝을 접목한 다양한 방법론이 발달하면서, 비디오 분석은 의미가 커지기 시작했다.

7) 모션 캡처(motion capture)

'동작 촬영'이라는 용어보다는 '모션 캡처'라는 용어가 보편화되었다. '사실 확인' 보다 '팩트 체크'가 보편화된 것과 비슷하다. 모션 캡처는 광학 표지자(마커)를 적외선 카메라로 촬영하는 방식이 가장 많이 쓰이고 있다. 영화, 애니메이션의 작업에서 많이 사용하고, 컴퓨터 그래픽스 영역에서 동작 정보를 얻기 위한 주요 방법론 중의 하나이다. 모션 캡처의 방법 중 깊이 카메라(depth camera) 등 다른 방법도 물론 있다.

8) 3차원 보행분석(3D gait analysis)

본서의 대부분은 3차원 보행분석의 내용이 될 것이다. 상술했듯이 보행분석이라 줄여서 표현한다.

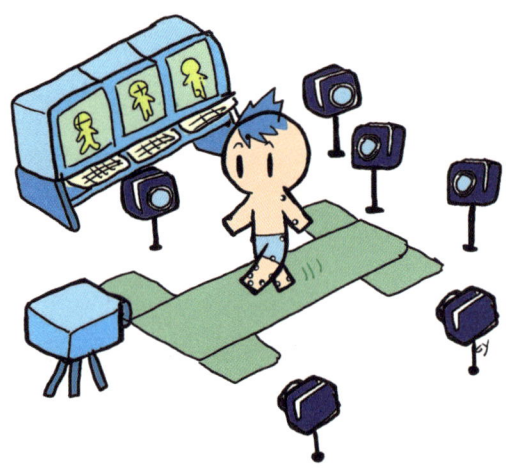

광학 표지자(마커)를 적외선 카메라로 촬영하여 추적하는 방식으로 모션 캡처를 한다. 표지자의 궤적(trajectory)을 인체 모델(model)에 적용하여 보행 지표, 운동 형상학(kinematics), 운동 역학(kinetics) 등의 정보를 제공한다. 3차원 보행분석이 EMG 정보까지 포함하기도 한다. 표지자의 부착 위치가 상당히 중요하며, 비교적 표준화가 되어 있다.

3차원 공간의 좌표로 정보를 제공하기 때문에, 동작을 3차원으로 이해할 수 있다. 즉, 횡단면처럼 가려서 보기 힘든 관절의 운동도 평가가 가능해졌다. 동작을 연속 변수(continuous variable)로 표현을 할 수 있다. 힘판(force plate)과 역 동역학(inverse dynamics)을 이용하여 운동 역학(kinetics)의 정보도 줄 수 있다. 보행 주기에 따라 좀 더 세밀한 분석이 가능해졌다. 동작에 대한 연구와 교육 목적에는 가장 강력한 도구이다.

반면에, 상당한 비용과 공간이 필요하고, 분석에는 전문적인 지식이 필요하다. 표지자(마커)가 피부에 부착하는 표재 마커(surface marker)이기 때문에 한계가 존재한다.

9) 휴대용 기기(wearable device)를 이용한 보행분석

가속도계를 이용하여 보행 속도, 분속수 등 일부 보행 지표를 얻을 수 있다. 또한 가속도계를 여러 관절 부위에 부착하여서 3차원 보행분석에 가까운 정보를 얻으려는 연구가 있는 상황이다[7].

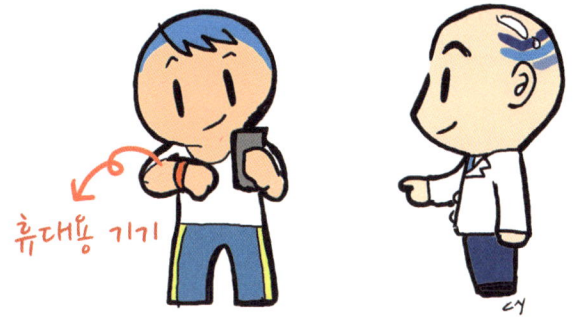

검사의 타당도는 미지수이다. 가장 큰 문제점은 가속도계 부착 위치와 부착 방법, 인체 모델에 대한 합의가 없는 상태이다.

인체 모델에 따라 가속도계의 수가 결정이 될 것이다. 즉, 얻고자 하는 관절의 수에 따라 가속도계의 수가 늘어날 것이다. 너무 적은 가속도계를 쓴다고 하면, 안면 타당도에 문제가 생긴다. 가령 신발에만 압력 센서와 가속도계를 설치한다고 하면, 알 수 있는 정보는 보행 지표와 발과 발목 정도에 한정이 될 것이다. 만약 이를 이용하여 무릎이나 골반의 정보를 얻는다면, 이는 계측(measurement)이 아니라 통계적 추정(statistical estimation)이 될 것이다.

스마트폰이나 GPS를 이용하여 일부 보행 지표를 계측할 수 있다. 한정된 지표이지만 오랫동안 계측할 수 있다는 장점이 있다. 우리가 오랫동안 계측한 결과를 분석을 하려면, 가장 큰 문제가 현실적으로 그 계측 시간에 비례하여 분석 시간이 늘어난다는 것이다. 딥러닝도 여러 가지 방법론으로 분석을 자동화하려고 하지만 그다지 성공을 거둔 경우는 없다. 일단 정보가 위치 정보 정도로 한정이 되어 있다. 착용한 사람의 이동 속도 정도의 제한된 정보로는 임상적으로 얻을 수 있는 것이 적을 수밖에 없다. 또한 입력된 정보의 기계적 계측 오류 즉, 노이즈(noise)가 많다는 것도 하나의 제한점이 될 수 있다. 연구로는 가능할지 모르지만, 실제 임상 적용은 요원하다[8].

요즘 '웨어러블 디바이스' '딥러닝' '빅데이터' '인공 지능' 등 컨설팅 회사의 프로파간다에 의한 연구 정책이 연구자에게 영향을 미치고 있다. 분명히 휴대용 기기의 장점도 있다. 우리는 그 장점을 이용하되 헛되게 자원을 낭비해서는 안 될 것이다. 기술을 어떤 식으로 현실화할 것인가는 연구자의 통찰이 필요하다.

10) 법보행분석(forensic gait analysis)

근래에 CCTV, 블랙박스 등의 동영상 감시 기기가 발전되고 널리 보급되었다.

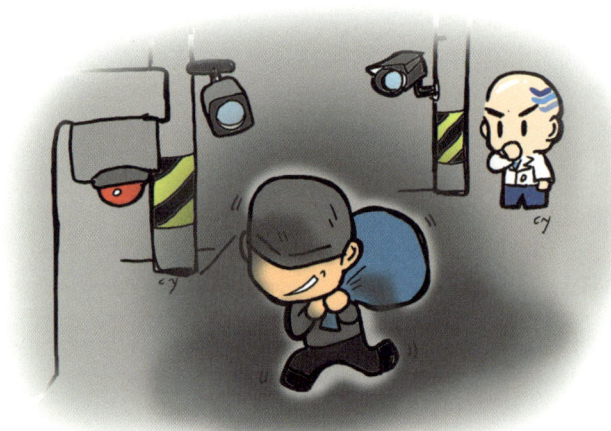

이를 이용하여 안면 인식, 신체 계측 등의 방법으로 범죄자를 식별하려는 노력이 있어왔다. 법보행분석은 보행 패턴으로 범죄자를 식별하는 분석 방법으로 비디오 분석의 일종이다.[9] 다만 CCTV의 위치가 전후방, 측방이 아니라 비스듬하게 있는 경우가 많으므로 분석에 주의를 요한다.

II. 결론

동작분석을 공부하는 과정은 결국 동작분석 용어를 익히고, 그 경험을 넓혀 나가는 과정일 것이다. 어떻게 보면 본서 전체가 용어에 대한 정의가 될 것이다.

동작분석이 영어권에서 시작하여서, 어쩔 수 없는 용어의 한계가 있을 것이다. 아무래도 영어를 사용하는 사람이 동작분석을 배우는 것이 더 쉬울 수 있다. 그렇지만, 우리도 동작분석을 연구한 지는 상당한 시간이 지났고, 많은 연구가 이루어져 왔다. 아직 한글 용어에 대한 합의가 안 이루어진 개념이 있어 아쉽기는 하다. 본서에서는 가능한 많은 사람이 쓰는 한글 용어를 제시하기로 한다. 앞으로 우리나라에서 동작분석에 대한 연구와 활용이 더욱 활성화되면 자연스럽게 용어가 정립될 것이다. 물론 '구조주의'로 생각을 한다면 본서의 용어를 통해 동작분석의 개념이 정립되게 될 것이다.

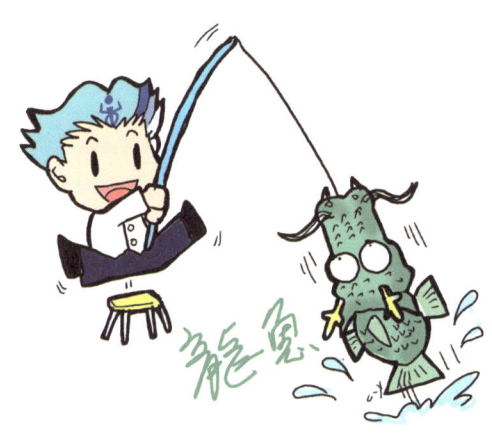

참고문헌

1. 우치다 다쓰루. 푸코, 바르트, 레비스트로스, 라캉 쉽게 읽기 (교양인을 위한 구조주의 강의). 갈라파고스; 2010.

2. Armand S, Sangeux M, Baker R. Optimal markers' placement on the thorax for clinical gait analysis. *Gait & Posture*. 2014;39(1):147–153.

3. Domagalska M, Szopa A, Syczewska M, Pietraszek S, Kidoń Z, Onik G. The relationship between clinical measurements and gait analysis data in children with cerebral palsy. *Gait & Posture*. 2013;38(4):1038–1043.

4. Terrier P, Turner V, Schutz Y. GPS analysis of human locomotion: Further evidence for long-range correlations in stride-to-stride fluctuations of gait parameters. *Human Movement Science*. 2005;24(1):97–115.

5. Sung KH, Kwon SS, Chung CY, Lee KM, Cho GH, Park MS. Long-term outcomes over 10 years after femoral derotation osteotomy in ambulatory children with cerebral palsy. *Gait & Posture*. 2018;64:119–125.

6. Lee SY, Kwon SS, Chung CY, et al. Influence of surgery involving tendons around the knee joint on ankle motion during gait in patients with cerebral palsy. *BMC musculoskeletal disorders*. 2018;19(1):82.

7. Saether R, Helbostad JL, Adde L, Brændvik S, Lydersen S, Vik T. Gait characteristics in children and adolescents with cerebral palsy assessed with a trunk-worn accelerometer. *Research in Developmental Disabilities*. 2014;35(7):1773–1781.

8. Rueterbories J, Spaich EG, Larsen B, Andersen OK. Methods for gait event detection and analysis in ambulatory systems. *Med Eng Phys*. 2010;32(6):545–552.

9. Nirenberg M, Vernon W, Birch I. A review of the historical use and criticisms of gait analysis evidence. *Science & Justice*. 2018;58(4):292–298.

Chapter.04
운동에 대한 해부학 용어, 공학 용어 그리고 모순

Chapter 04. 운동에 대한 해부학 용어, 공학 용어 그리고 모순

Ⅰ. 서론

동작분석이 새, 강아지, 벌레, 문어를 대상으로 할 수도 있지만, 아무래도 사람들은 인체의 동작분석에 관심을 집중해 왔다. 그렇기 때문에 동작분석을 공부하려면, 인체의 자세와 운동을 묘사하는 해부학 용어를 알 필요가 있다.

아래의 문장을 읽어 보자.

대상자는 전 경골근(tibialis anterior)의 부분 마비가 있어 족근 관절(ankle joint)의 족배 굴곡력(dorsiflexion power)이 약하다. 이에 따라 보행 시 족근 관절 시상면을 보면, 입각기(stance phase)에 첫 번째 락커(first rocker)의 소실을 보이며, 유각기(swing phase)에는 지속적인 족저 굴곡(plantar flexion)을 보인다.

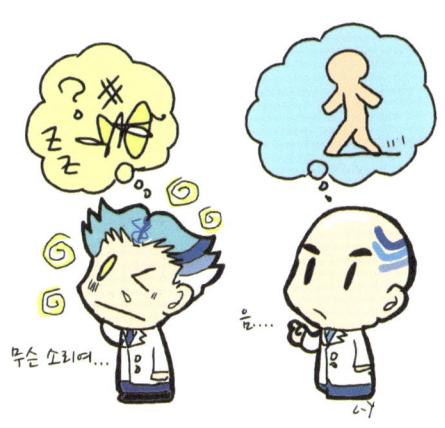

짧은 문장이지만, 한글로 쓰여 있을 뿐 해부학과 동작분석 용어를 모르는 사람으로서는 외계어와 다를 바가 없다. 해부학과 동작분석의 언어를 익히면서, 자연스럽게 위의 문장으로 대상자가 걷는 모습이 그려지게 될 것이다.

동작분석을 위해, 해부학의 모든 내용을 알 필요는 없다. 또한 해부학이 의학의 요구에 따라 발달하였기 때문에, 동작분석을 위한 해부학이 꼭 의학의 해부학 내용 중에 모두 있는 것도 아니다. 동작분석이 발전하면, 이를 위해 필요한 해부학 지식도 발전한다.

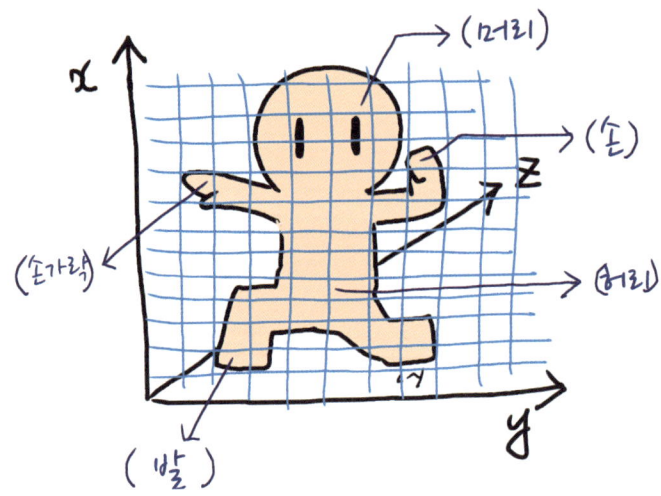

1) 해부학 자세와 시상면, 관상면, 횡단면

인체의 특정 부위의 위치를 좌표로 표현을 해보자. 예를 들어, 엄지발가락의 위치는 어디에 있는가? 앞에 있나? 위에 있나? 옆에 있나? 기준을 잡아야 위치를 표현할 수 있다는 것을 알 수 있다.

해부학에서는 대상자의 입장에서 기준을 정하였다. 일단 기준이 되는 대상자의 자세를 정의하였고, 이를 해부학 자세(anatomical position)라고 한다. 해부학 자세는 어렵지 않다. 서 있는 자세에서 손바닥이 정면을 향하게 하면 된다(그림 1).

여기서 각 관절의 기준의 자세를 곰곰이 생각해 보자.

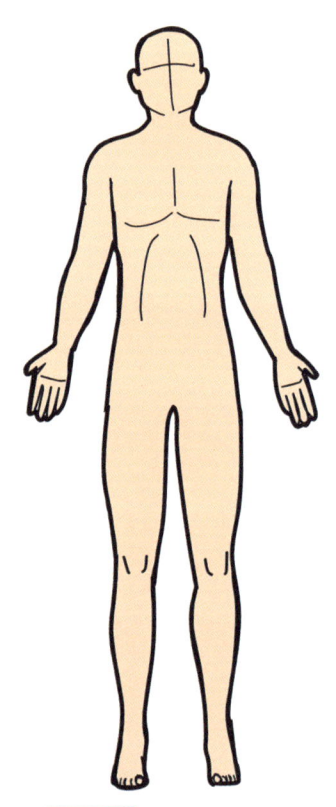

그림 1 해부학적 자세

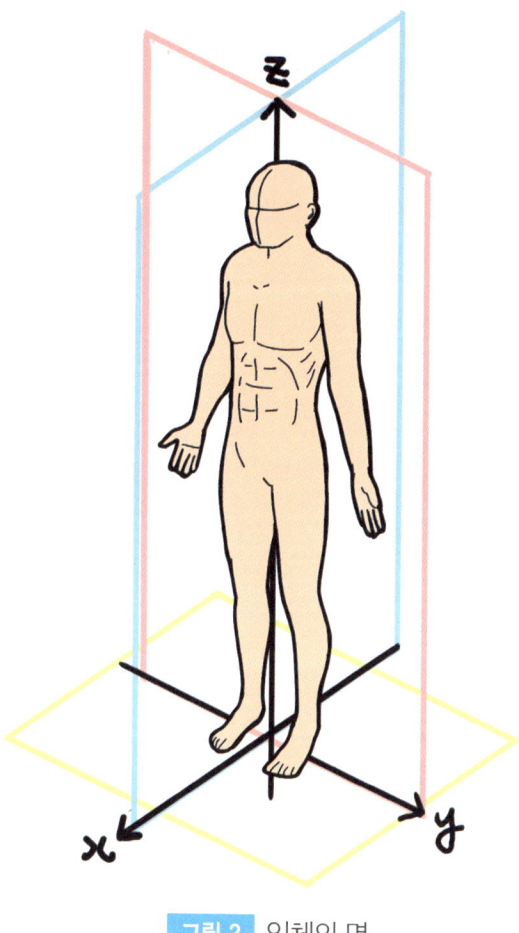

그림 2 인체의 면

그러면, 기준은 정해졌고, 엄지발가락의 위치를 다시 표현을 해 보자. 위치를 표시하려면 공간이 3차원으로 되어 있고, 3방향의 기준이 필요하다는 것을 깨닫게 된다. 즉, x y z 축이 있으면 좋을 것이다. 그런데, 인체의 동작을 묘사해보면, 특정 부위의 위치보다는 관절의 움직임으로 표현을 하는 것이 더 정보를 적게 사용한다는 것을 알 수 있다. 이는 인체의 동작이 관절에서 이루어지고, 나머지 부분은 수동적으로 따라가기 때문이다.

엄지발가락의 위치는 점(particle)으로 표현을 하기에 기준이 되는 축(axis)이 필요하다. 관절의 움직임은 각도로 표시할 수 있고, 각도는 두 선이 있어야 한다. 두 선은 면(plane)을 이룬다. 즉, 관절의 움직임은 면(plane)에서 이루어지고, 이를 표현하려면 기준이 되는 면(plane)이 있어야 한다. 해부학에서는 xz면을 시상면, yz면을 관상면, xy면을 횡단면으로 정의를 하였다(그림 2).

시상면(sagittal plane)에서의 동작을 살펴보자(그림 3). 어원은 활을 쏘는 자세에서 왔고, 활과 활시위가 이루는 면이다. 해부학 자세에서 시상면은 인체가 진행하는 면이다. 인체의 보행을 정확히 90도 측면에서 관찰하면 시상면의 동작을 볼 수 있다.

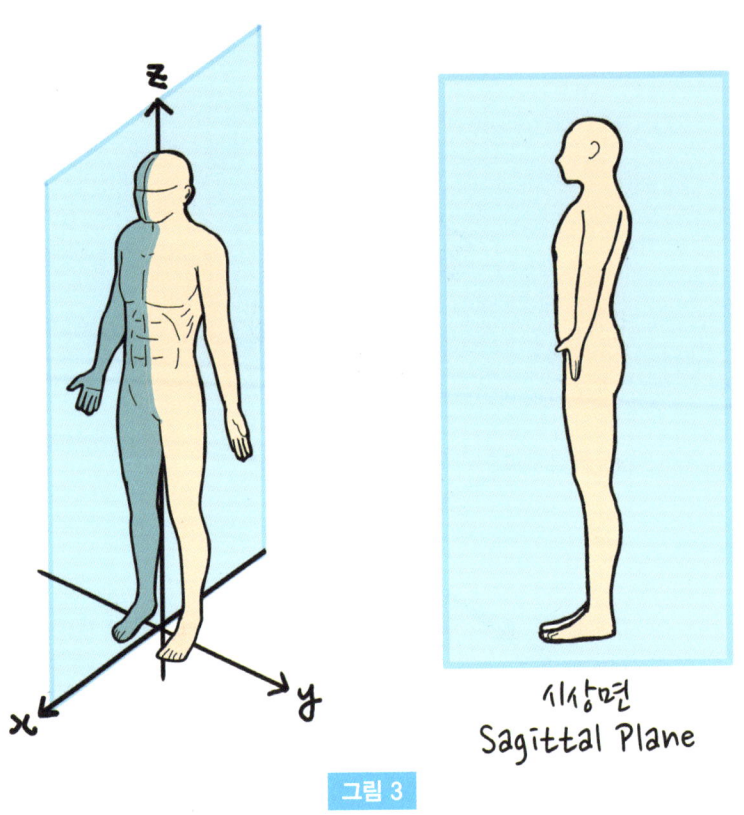

그림 3

여기서, 한 가지 의문이 생길 것이다. 사람이 꼭 똑바로 보행할까? 좀 비스듬히 걸으면 기준이 어떻게 되는가? 당연히 기준이 흐트러질 것이고, 제대로 된 정보를 얻을 수 없을 것이다. 그래서, 보행분석을 할 때는 보행로가 설치되어 있고, 기준선을 제시한다. 대상자는 기준선을 따라서 걸어야 하며, 우리가 다른 사람이 측정한 자료를 볼 때도 이 기준이 잘 지켜졌다는 가정하에 판단을 하게 된다.

시상면은 진행 방향이므로, 관절 운동이 가장 많을 것이다[1,2]. 주요 동작에 대한 이해는 시상면에서 시작을 한다. 시상면의 기준선을 x 축으로 생각하면 편하기는 하다. 그런데 동작분석에서의 시상면은 그 기준이 관절에 따라 다르기 때문에 꼭 이 기준이 모든 것을 설명하는 것은 아니다.

관상면(coronal plane)에서의 자세나 동작은 인체를 전방이나 후방에서 바라보았을 경우가 된다[3]. 해부학에서는 인체의 진행 방향에 따라 수동적으로 결정이 된다(그림 4). 동작분석에서는 시상면과 같이 관절에 따라 정의가 다를 수 있다.

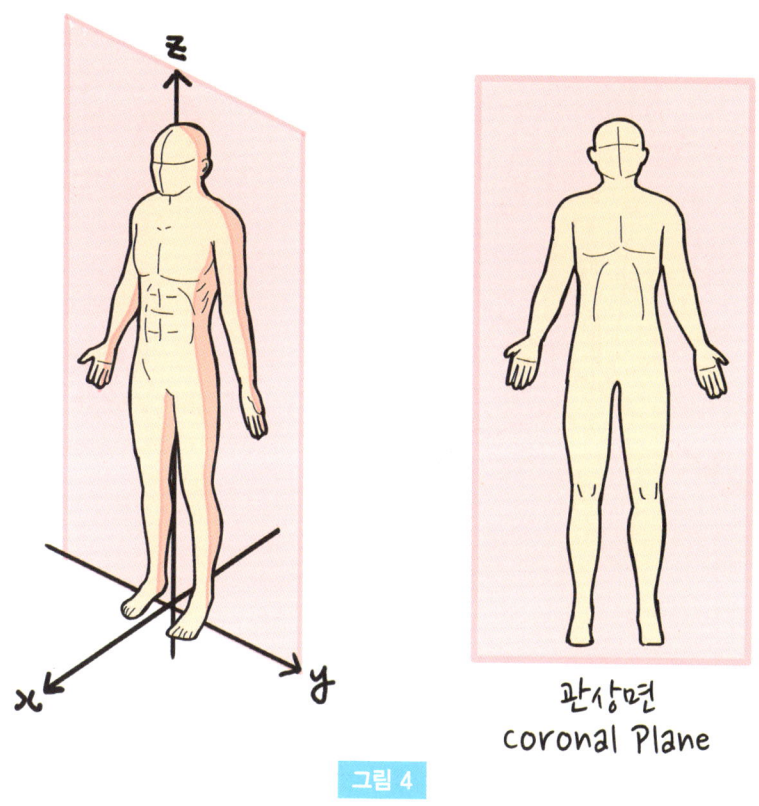

그림 4

횡단면(transverse plane, axial plane)의 자세와 동작은 인체를 위에서 바라 보았을 경우를 의미한다(그림 5). 횡단면은 오히려 이해하기 쉽다. 지면에 평행한 면으로 생각하면 된다.

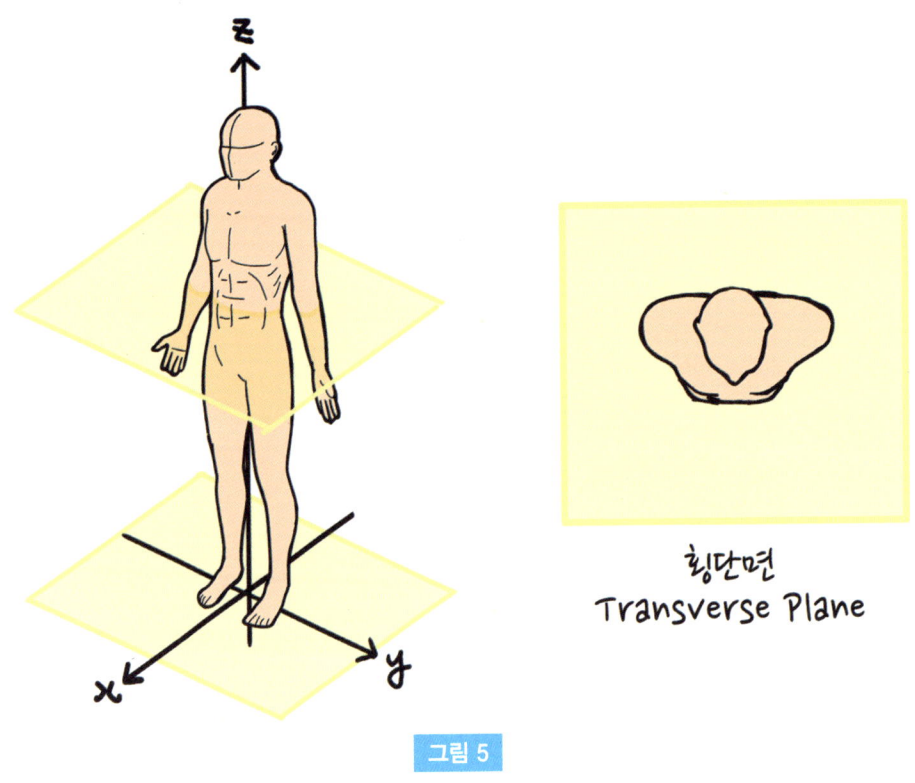

그림 5

이제 슬관절(무릎)의 예를 들어 보자. 모두 일어서서 한번 걸어보자. 걸으면서 시상면(sagittal plane)에서는 슬관절이 0도에서 70도 정도의 범위에서 굴곡과 신전(구부렸다/폈다)을 반복하고, 관상면(coronal plane)과 횡단면(transverse plane)에서는 거의 움직임이 없는 것을 확인하자.

2) 관절(joint)

근골격 관련 의학자는 관절이라는 용어를 들으면 다양한 인체의 관절 모양이 떠오를 것이다. 공학자는 자연스럽게 이상적인 관절(ideal joint)에 대해 생각을 할 것이다. 경첩 관절(hinge joint), 구상 관절(ball and socket joint)로 관절을 많이 표현하지만 인체의 관절은 모양이 딱 들어 맞지는 않는다.

많은 인체 모델에서 이상적인 관절을 가정하고 있다는 것을 이해하고 그 한계를 알고 있는 것이 중요하다. 이상적인 경첩 관절은 한 면에서만 움직일 것이다. 만약 슬관절이 이상적인 경첩 관절이라고 가정하자. 슬관절의 진행 방향이 시상면을 따라간다면, 시상면에서는 운동이 있고, 관상면에서는 움직임이 없을 것이다. 기준이 좀 달라지면 어떻게 될까? 진행 방향이 조금 비스듬하다고 하자. 관상면에서도 움직임이 나타날 것이다.

3) 회전(rotation)

의학자와 공학자의 언어 차이를 확실히 느낄 수 있는 것이 '회전'이라는 용어이다. 공학이나 물리에서 회전의 의미는 각 운동(angular movement)이다. 모든 방향의 각 운동이 회전이다. 해부학에서는 회전을 횡단면(transverse plane)에서의 각 운동에 국한하고 있다. 해부학에서 규정하는 신전/굴곡, 외전/내전, 외회전/내회전의 용어는 공학에서는 모두 '회전'이다.

각 용어에는 장단점이 있다. 공학 용어는 원리를 보편적으로 설명하기 편하다. 해부학 용어는 인체의 실제 관절과 그 한계를 내포하고 있다. 공학 용어로 '회전'이라고 하면 인체가 어떻게 움직이는지 떠오르지 않을 것이다. 이는 기준이 들어가 있지 않기 때문이다. 반면에, 신전/굴곡 등의 용어는 기준을 포함한 용어이다.

일단 공학에서 쓰이는 위치(position), 방향(orientation), 회전(rotation)의 용어를 확실히 하자. 위치(position)은 3차원 공간 중에 점으로 표시할 수 있고 3개의 성분을 가지는 벡터로 표현할 수 있다. 방향은 그 점이 바라보는 쪽으로 또한 3개의 성분을 가지는 벡터로 표현할 수 있다. 어떤 물체의 위치와 방향을 표현하려면 6개의 성분을 가지는 벡터가 필요한 것을 알 수 있다. 여기서 회전은 각 운동 즉 움직임을 의미한다는 것을 이해하자. 오해를 없애기 위해 본서에서는 공학이나 물리에서 쓰이는 '회전'이라는 용어를 '회전 운동'으로 이후에 표현하겠다.

4) 해부학 운동 용어

해부학 운동 용어는 해부학 자세와 해부학 면에 의하여 정의되어 있다. 기본적으로 아래와 같이 정의를 하지만 관절의 모양이 일률적이지 않기 때문에 약간씩 차이가 난다.

시상면에서 해부학 자세에 가까워지는 회전 운동을 신전(extension)이라고 정의한다. 반면에 멀어지는 회전 운동을 굴곡(flexion)이라고 정의한다(그림 6).

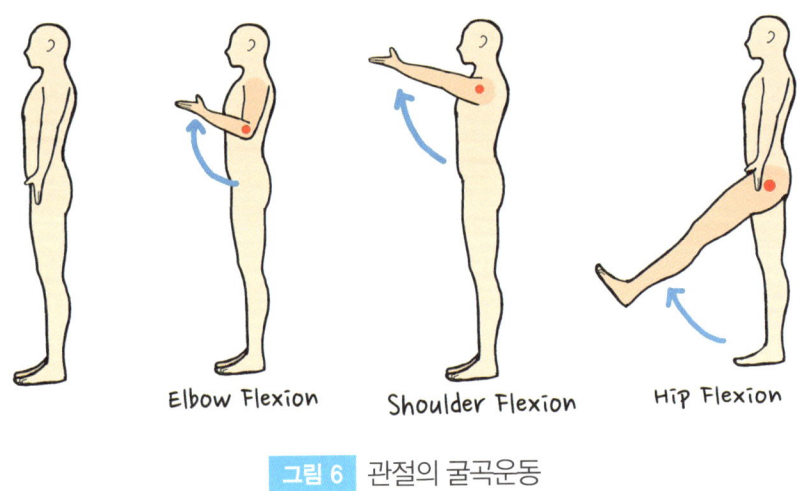

그림 6 관절의 굴곡운동

관상면에서 인체의 중심선(y축)에 가까워지는 회전 운동을 내전(adduction)이라고 정의한다. 반면에 멀어지는 회전 운동을 외전(abduction)이라고 정의한다(그림 7).

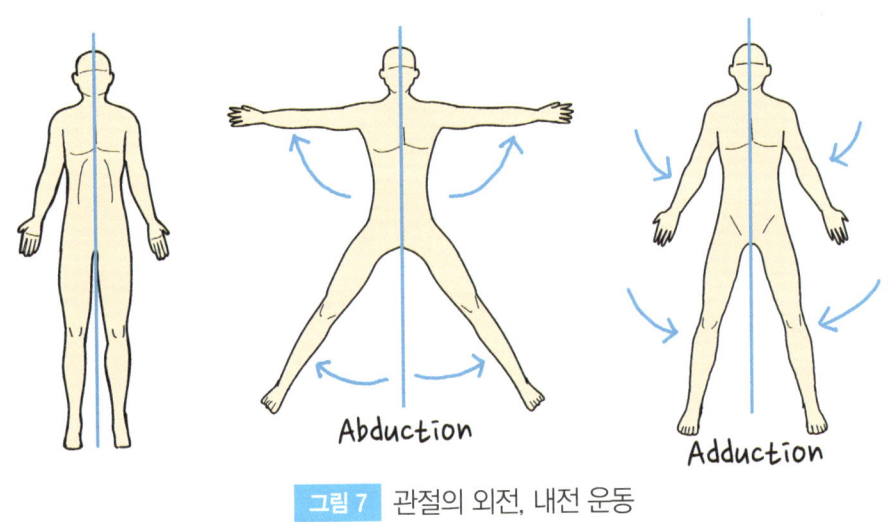

그림 7 관절의 외전, 내전 운동

원위 분절이 근위 분절의 장축을 기준으로 내측으로 회전 운동하는 것을 내회전(internal rotation)이라고 정의한다. 반면에 외측으로 회전 운동하는 것을 외회전(external rotation)이라고 정의한다.

또한 종종 운동 범위(range of motion)라는 용어를 사용하는데, 이 용어는 회전 운동의 최대값과 최소값을 의미한다.

실제로 재미있는 것은 이 원칙이 모든 관절에 동일하게 적용되지는 않는다는 것이다. 운동은 관절마다 조금씩 다르게 정의한다. 보행 및 동작분석에서 흔히 쓰이고 중요한 관절 몇 가지를 알아보자.

고관절은 골반과 대퇴부(허벅지)를 잇는 관절이다(그림 8). 고관절은 구상 관절(ball and socket joint)에 가까우며 신전/굴곡, 외전/내전, 외회전/내회전이 모두 가능하다[4].

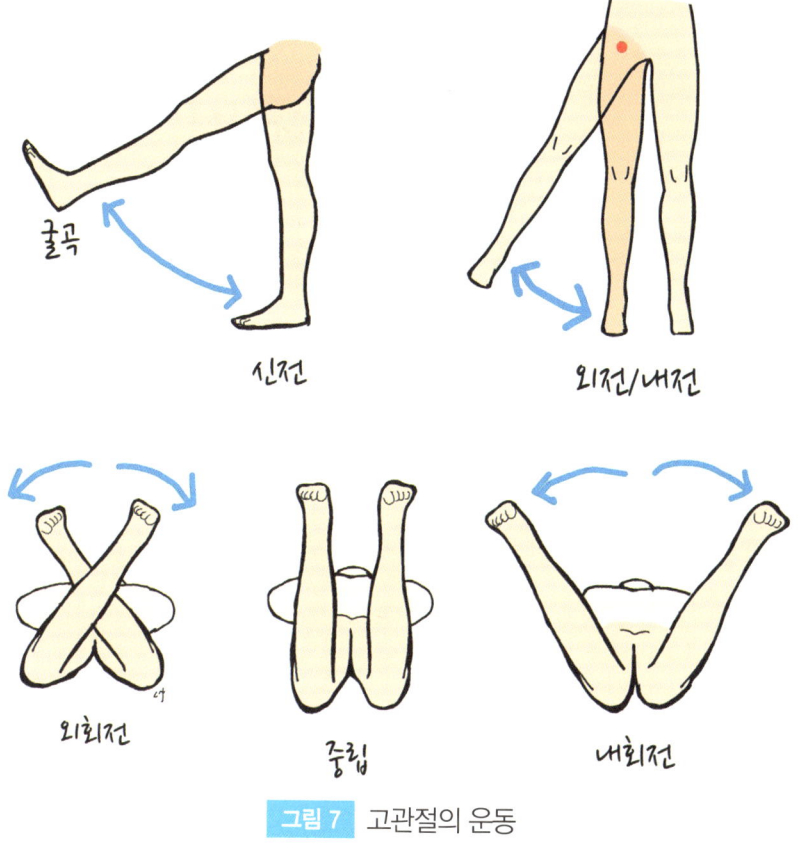

그림 7 고관절의 운동

추가로 신전 운동에서 해부학 자세를 지나쳐 좀 더 회전하는 과신전(hyperextension)이 가능하다. 사실 과신전도 신전과 같은 회전 운동이지만 단지 용어가 다르다는 이유로 다른 느낌을 받는다. 특히 의학자들은 실제 관절운동의 범위에 과신전 부분을 포함하지 않으려는 경향이 있다. 즉, 시상면의 관절운동 범위를 0도에서 140도 정도로 생각하는 경향이 있다. 그러나 사실 고관절의 운동 범위는 과신전이 10도 이상 가능하다. 이는 언어가 실제 경험을 왜곡할 수 있다는 것을 보여 준다(그림 9).

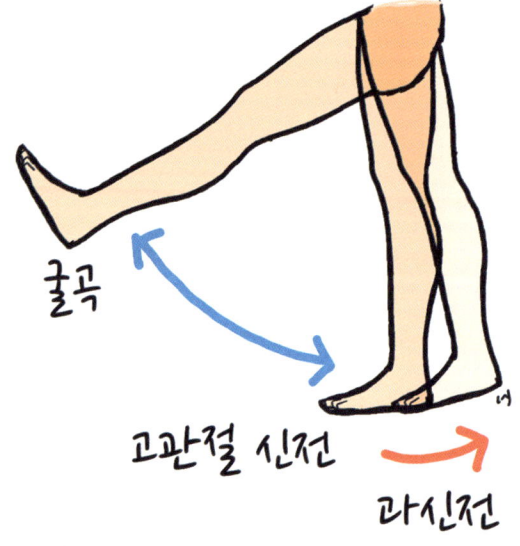

그림 9 고관절의 과신전 운동

슬관절(무릎)은 대퇴부와 하퇴부(종아리)를 잇는 관절이다. 슬관절은 경첩 관절에 가까우며 신전/굴곡과 약간의 외회전/내회전이 가능하다[5].

또한 약간의 과신전이 가능한 사람들이 있다. 특히 관절이 유연한 어린이의 경우 과신전이 가능하다(그림 10).

족근관절(발목)은 하퇴부와 족부를 잇는 관절이다. 경첩 관절에 가깝다. 다만 해부학 자세가 하퇴부와 족부가 90도인 상태이며, 발등 쪽으로 굴곡을 하는 것을 족배 굴곡(dorsiflexion), 발바닥 쪽으로 굴곡하는 것을 족저 굴곡(plantar flexion)이라고 한다[6-8](그림 11).

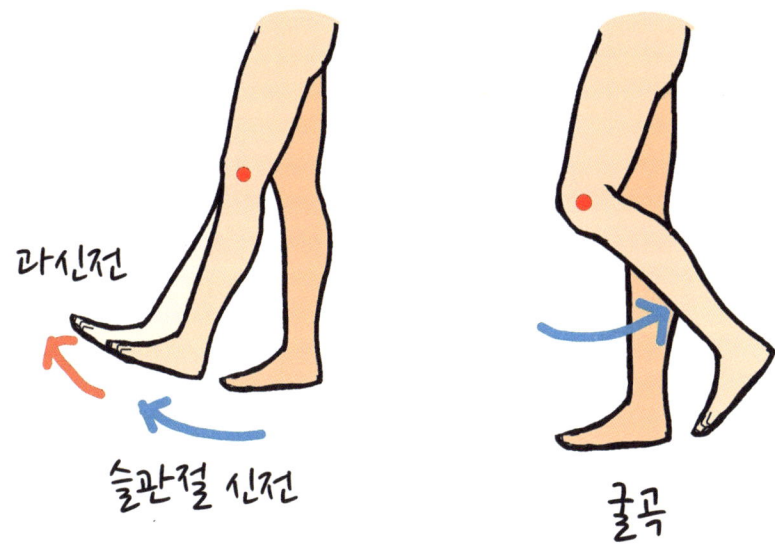

그림 10 슬관절의 운동

견관절(어깨)은 견갑부와 상완을 연결하는 관절이다. 상당히 운동 범위가 넓다. 용어가 조금 달라서, 전방 거상/신전, 외전/내전, 외회전/내회전의 용어를 쓴다. 전방 거상은 시상면에서 굴곡을 의미한다.

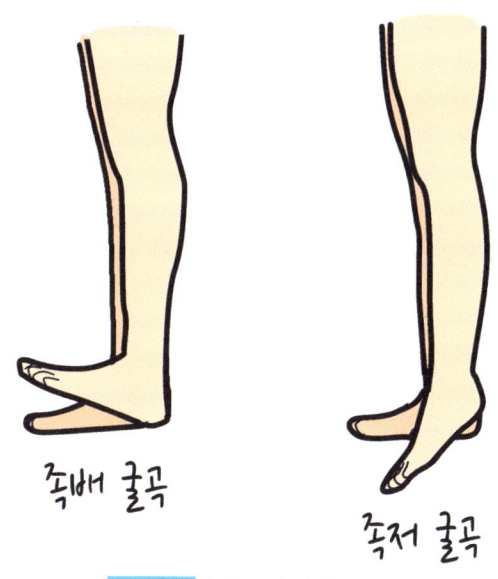

그림 11 족근 관절의 운동

5) 용어에 의한 모순

해부학 운동 용어는 용어에서 직관적으로 운동 방향과 운동 형상을 유추하기는 좋다. 또한 적은 운동 범위에서는 큰 오차 없이 사용할 수 있다. 그런데, 운동 범위가 커지면 어쩔 수 없는 오차가 발생을 한다. 이는 해부학 운동 용어의 정의에 한계가 있기 때문이다.

해부학 운동 용어는 모두 해부학 자세를 가정하여 한 축의 회전 운동으로만 정의가 되어 있다. 예를 들어, 관상면의 외전/내전은 시상면과 횡단면은 해부학 자세라는 숨겨진 가정이 있다. 신전 0도 상태에서 90도 외전하는 것과 신전 90도 상태에서 90도 외전하는 것은 '외전'이라는 용어는 같지만, 사실은 다른 축의 회전 운동이다.

한 가지 유명한 착각으로, '코드만의 파라독스'라는 용어가 있다. 견관절을 먼저 90도 전방거상(forward elevation)하고, 90도 외전(abduction)한 후에, 다시 90도 내전(adduction)을 해보자. 손바닥은 측방을 향하고 90도 외회전(external rotation) 되었을 것이다(그림 12). 시상면과 관상면에서만 회전 운동을 했는데, 횡단면의 회전 운동이 추가로 일어났다[9]. 코드만을 비롯한 많은 의학자가 이것을 이해를 못 해서 '파라독스'라고 명명하였다. 조금만 생각해 보면, 이때 외전과 내전의 회전축이 다르다는 것을 알 수 있다. 서로 반대 방향이 아니다.

용어의 한계를 어느 순간부터 생각하지 않고, 운동을 이해했기에 이런 착각을 하게 되고, 이 착각은 아직도 의학자들에게 혼란을 주는 경우가 많다. 언어가 잘못된 경험을 규정하는 하나의 좋은 예가 될 것이다.

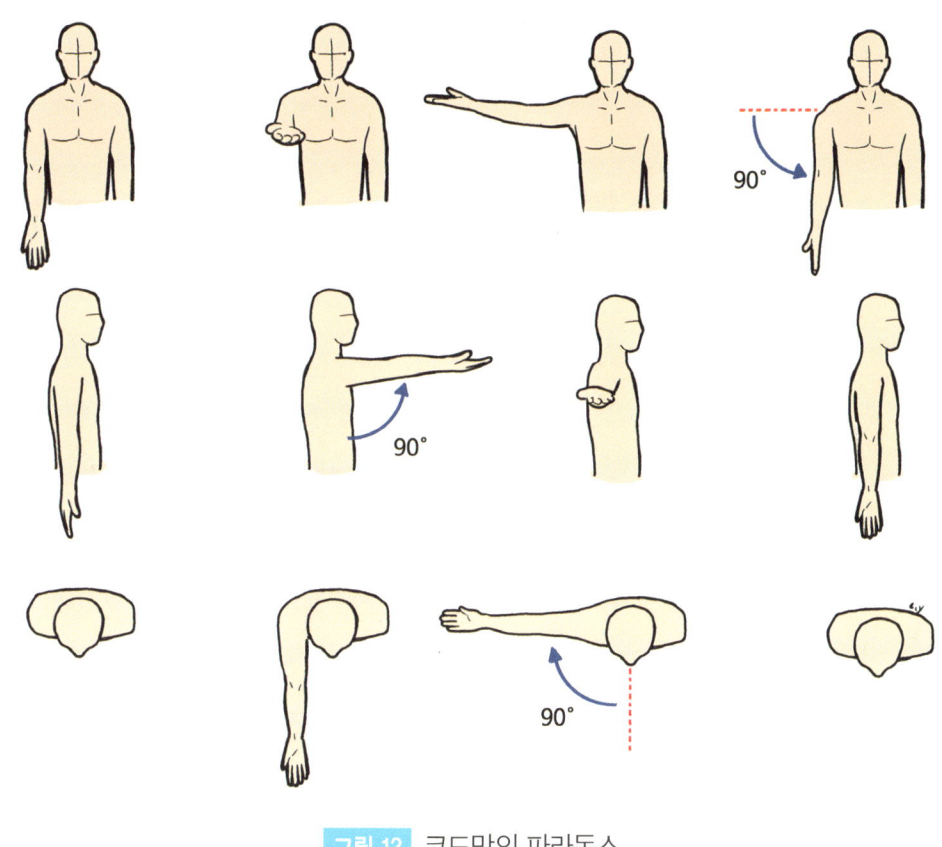

그림 12 코드만의 파라독스

II. 결론

다시 처음의 제시문을 읽어 보자.

대상자는 전 경골근(tibialis anterior)의 부분 마비가 있어 족근 관절(ankle joint)의 족배 굴곡력(dorsiflexion power)이 약하다. 이에 따라 보행 시 족근 관절 시상면을 보면, 입각기(stance phase)에 첫 번째 락커(first rocker)의 소실을 보이며, 유각기(swing phase)에는 지속적인 족저 굴곡(plantar flexion)을 보인다.

군데군데 아는 용어가 있지만, 아직도 생소하고 전체를 이해하지는 못할 것이다. 특정 근육에 대한 이해가 있어야 할 것이고, 근육이 관절에 미치는 힘의 방향을 알아야 할 것이다. 또한 보행을 시기별로 구별하고, 그 용어를 알아야 전체 문장을 이해할 수 있을 것이다. 어떤 개념을 순차적으로 하나씩 이해해 나갈 수 있다면 공부하기 편할 것이다. 그런데, 어떤 개념은 전체 내용을 알고 나서야 이해를 할 수 있다. 아직 이 문장을 이해하려면, 좀 더 지식이 필요할 것이다.

참고문헌

1. Park MS, Chung CY, Lee SH, et al. Effects of distal hamstring lengthening on sagittal motion in patients with diplegia: hamstring length and its clinical use. *Gait Posture.* 2009;30(4):487-491.

2. Sangeux M, Rodda J, Graham HK. Sagittal gait patterns in cerebral palsy: The plantarflexor-knee extension couple index. *Gait & Posture.* 2015;41(2):586-591.

3. Sung KH, Chung CY, Lee KM, et al. Determining the best treatment for coronal angular deformity of the knee joint in growing children: a decision analysis. *BioMed research international.* 2014;2014:603432.

4. Moon SY, Kwon SS, Cho BC, et al. Osteopenic features of the hip joint in patients with cerebral palsy: a hospital-based study. *Dev Med Child Neurol.* 2016;58(11):1153-1158.

5. Lee SY, Kwon SS, Chung CY, et al. Influence of surgery involving tendons around the knee joint on ankle motion during gait in patients with cerebral palsy. *BMC musculoskeletal disorders.* 2018;19(1):82.

6. Sung KH, Choi Y, Cho GH, Chung CY, Park MS, Lee KM. Peripheral DXA measurement around ankle joint to diagnose osteoporosis as assessed by central DXA measurement. *Skeletal radiology.* 2018;47(8):1111-1117.

7. Lee KM, Chung CY, Sung KH, et al. Anatomical predisposition of the ankle joint for lateral sprain or lateral malleolar fracture evaluated by radiographic measurements. *Foot & ankle international.* 2015;36(1):64-69.

8. Lee KM, Chang CB, Park MS, Kang SB, Kim TK, Chung CY. Changes of knee joint and ankle joint orientations after high tibial osteotomy. *Osteoarthritis and cartilage.* 2015;23(2):232-238.

9. Lee SY, Jeong J, Lee K, et al. Unexpected angular or rotational deformity after corrective osteotomy. *BMC musculoskeletal disorders.* 2014;15:175.

Chapter.05
골룸 모델과 인체 모델

Chapter 05. 골룸 모델과 인체 모델

I. 골룸 모델의 타당성[1]

인체 표지자(마커)를 이용한 모션 캡쳐는 영화나 애니메이션에서 다양하게 이용된다. 반지의 제왕에 나온 '골룸'은 앤디 서키스라는 배우의 모션 캡쳐를 이용하여 골룸 모델에 씌운 것이다. 얼굴 및 몸에 부착한 각각의 마커가 골룸의 모델의 일부분에 대응한다. 배우가 지은 표정이나 동작에 따라 마커의 위치 정보가 변하고, 그 정보를 이용하여 대응하는 골룸 모델이 표정을 짓거나 동작을 하게 된다. 모션 캡쳐와 각종 모델을 이용하여, 골룸, 아바타, 헐크, 아이언맨이 만들어진다. 우리는 좋은 영화를 만난다.

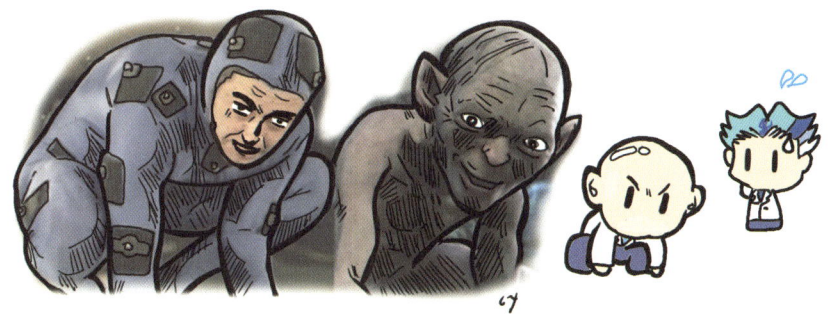

다른 방식으로 생각해 보자. 골룸, 아바타, 헐크, 아이언맨이 성공적으로 만들어졌다는 것을 어떻게 판단할까? 다시 말해, 골룸, 아바타, 헐크, 아이언맨 모델의 타당성은 무엇으로 판단할까?

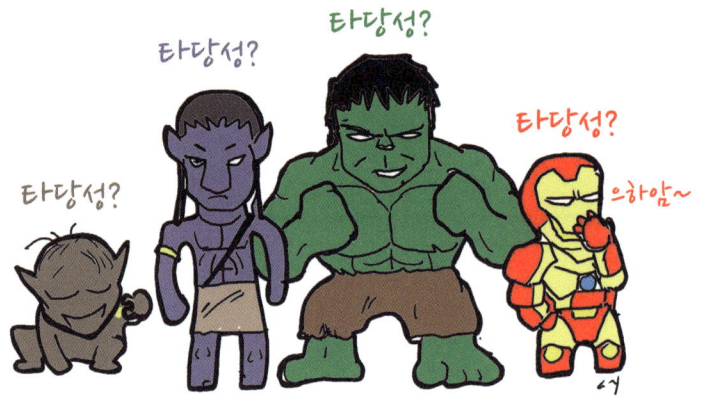

　아마도 관객이 보아 그럴듯하면 될 것이다. 실제로는 골룸, 아바타, 헐크, 아이언맨은 이 세상에 없는 상상력의 산물이다. 즉, 비교할 대상이 없는 것이다. 관객이 상상하는 모습에 크게 어긋나지 않는다면 타당한 것이다. 굳이 타당성을 분류한다면 안면 타당성(face validity)만 있으면 영화에 사용할 수 있다. 게임은 어떠한가? 많은 캐릭터 모델이 게임에 쓰이고 있다. 캐릭터 모델은 물리 법칙이나 실제 인체 동작과 좀 다르더라도 어느 정도 비슷하면 용인이 된다. 또 너무 인체와 비슷할 필요도 없다. 재미가 중요하다.

1) 인체 모델의 타당성

만약 모션 캡쳐를 이용하여 인체 모델에 적용하고, 이를 이용하여 환자의 질환을 진단하거나, 수술 치료를 결정하고자 한다면 어떨까? 골룸 모델의 타당성 정도로 우리가 임상에 이용할 수 있을까? 우리는 직관적으로 이는 불가하다고 생각할 것이다. 실제 환자의 동작과 어느 정도 일치를 하는가? 다른 병원에서 검사하면 똑같은 결과가 나오는가? 환자의 동작이 질환과 관련이 있는가? 치료를 선택하는 기준이 될 수 있는가? 동작분석의 정보를 통해 수술하면 결과가 좋은가? 등 엄밀하게 타당성을 따질 것이다.

　조금 생각해 보면, 타당성을 확립하는 과정은 처음 모델을 만드는 과정보다 훨씬 오래 걸린다는 것을 알 수 있다. 약의 예로 설명을 해보자. 우리가 실험실에서 어떤 질환의 치료약을 만들었다. 치료약 개발에 성공하였다는 뉴스는 매우 흔하다. 이런 뉴스만 모으면 벌써 암은 정복되고도 남아야 한다. 그런데 암의 정복은 요원하다. 실험실의 치료약은 동물 실험을 거쳐서, 인체에 안전한지 효과가 있는지 검증을 하게 될 것이다. 그리고 이 검증 기간은 길게는 10년이 걸리기도 한다. 상식적으로 생각해 보라. 한사람에게 약을 투여하고 얼마나 걸려야 약의 효과를 알겠는가? 질병에 따라 다르겠지만 수 년은 확인해 봐야하지 않겠는가? 처음부터 모든 환자에게 적용하겠는가? 먼저 일부에 적용하고 부작용이 없다는 것을 확인하고, 수를 늘려서 검증해야 하지 않겠는가?

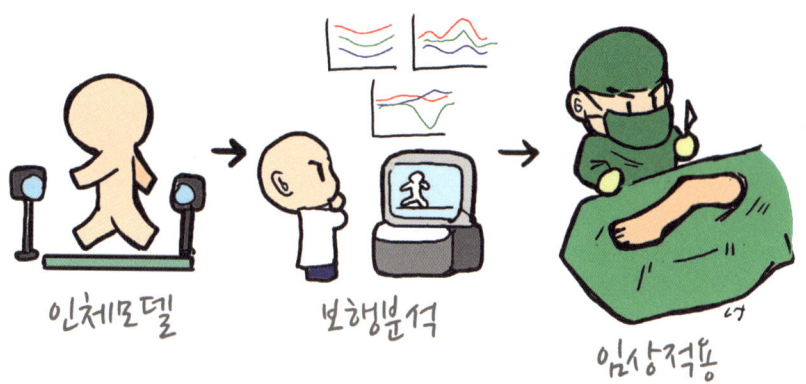

동작분석의 타당성 확립 과정도 이와 비슷한 역사를 가질 수밖에 없다. 그래서, 현재까지 많은 사람이 타당성을 검증해 온 방법에 대해 알 필요가 있는 것이다. 흔히 의학에서 어떤 검사나 치료법의 흥망을 이야기할 때, 역사 혹은 시간의 시련을 견디었다고 표현한다. 의사들이 사용해 보고 필요가 없거나 다르다고 생각하는 검사나 치료법은 아무리 현란(fancy)해 보이더라도 자연스럽게 도태된다. 그래서, 비록 기술이 빠르게 개발된다고 하더라도, 오래전에 확립되었지만 타당성이 입증된 방법이 큰 문제가 없다면 계속 임상에서는 사용이 되는 것이다.

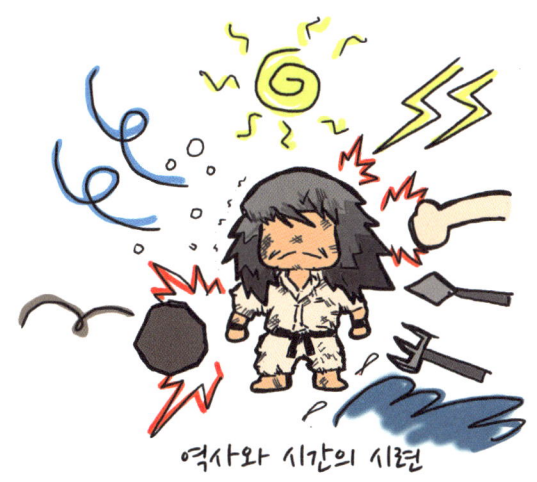

이번 장에서는 임상에서 흔히 사용되는 마커와 모션캡쳐를 이용한 인체 모델에 관해서 설명을 하고자 한다. 이 방법은 소위 역사 혹은 시간의 시련을 견디었고, 많은 연구를 통해 현재도 타당성이 더욱 견고해 지고 있다.

2) 인체 모델의 원리

왜 인체 모델의 원리를 알아야 할까? 영화감독은 골룸 모델이 어떻게 만들어졌는지 몰라도 된다. 알면 좋겠지만, 최종 결과물이 그럴듯하고 영화에 적합하다면 그냥 쓸 수 있다. 그런데, 동작분석을 임상에 이용하려는 의사나 학자가 인체 모델의 원리와 한계를 모르고 사용해도 될까?

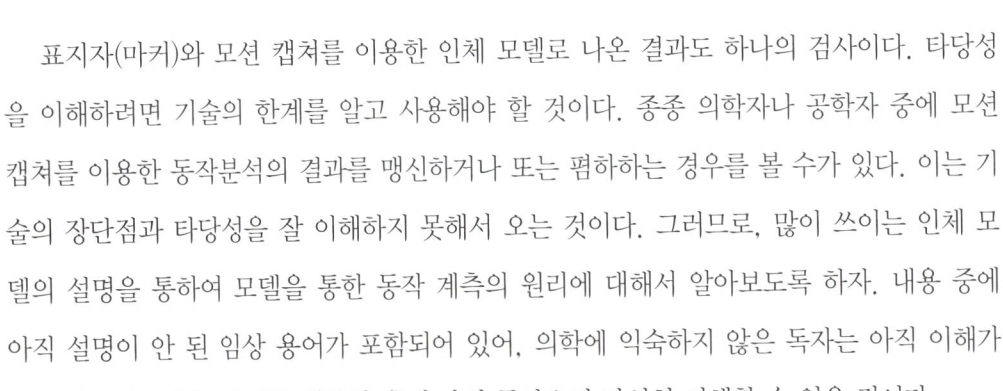

표지자(마커)와 모션 캡쳐를 이용한 인체 모델로 나온 결과도 하나의 검사이다. 타당성을 이해하려면 기술의 한계를 알고 사용해야 할 것이다. 종종 의학자나 공학자 중에 모션캡쳐를 이용한 동작분석의 결과를 맹신하거나 또는 폄하하는 경우를 볼 수가 있다. 이는 기술의 장단점과 타당성을 잘 이해하지 못해서 오는 것이다. 그러므로, 많이 쓰이는 인체 모델의 설명을 통하여 모델을 통한 동작 계측의 원리에 대해서 알아보도록 하자. 내용 중에 아직 설명이 안 된 임상 용어가 포함되어 있어, 의학에 익숙하지 않은 독자는 아직 이해가 쉽지 않을 수 있다. 본서를 일독한 후에 다시 돌아오면 자연히 이해할 수 있을 것이다.

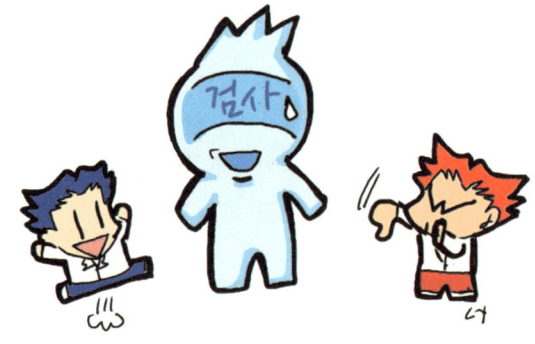

3) 분절(segment)

많이 쓰이는 헬렌 헤이즈 마커셋[2]을 이용한 인체 모델(이하 인체 모델)에서 하지는 7개의 분절로 이루어져 있다. 하나의 분절(segment)은 하나의 강체(rigid body)로 분절 내에서는 동작이 이루어지지 않는다. 하지 분절은 1개의 골반(pelvic segment), 2개의 대퇴부(thigh segment), 2개의 하퇴부(lower leg segment), 그리고 2개의 족부(foot segment)로 이루어져 있다(그림 1). 점이 두 개가 모이면 선이 되고, 점이 세 개가 모이면 면이 된다. 골반, 대퇴부, 하퇴부 분절은 점 세 개로 이루어진 면으로 정의한다. 족부 분절은 점 두 개로 이루어진 선으로 정의한다. 점은 실재 마커(real marker)의 위치로 정의될 수도 있고, 실재 마커를 통하여 계산한 가상 마커(virtual marker)의 위치로 정의될 수도 있다.

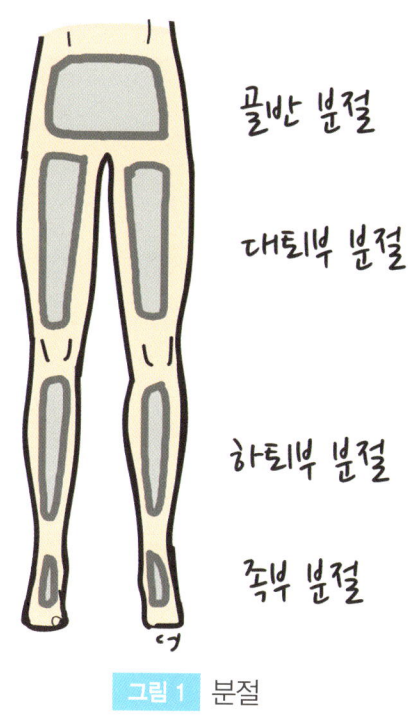

그림 1 분절

예를 들어, 골반 분절은 3개의 실재 마커로 이루어진 3개의 점이 이루는 면으로 정의된다. 3개의 마커는 골반의 양측 전상장골극(anterior superior iliac spine) 두 곳, 후상장골극(posterior superior iliac spine)의 중앙 한 곳으로 이루어져 있다(그림 2). 우리가 골반의 모양을 보면, 골반 안에 비구(acetabulum)가 있고 비구가 대퇴골과 관절을 이루고 있음을 알 수 있다.

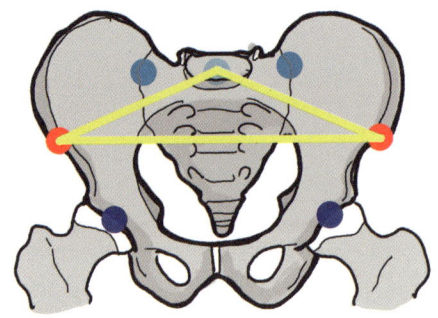

● 전상장골극 anterior superior iliac spine

● 후상장골극 posterior superior iliac spine

● 후상장골극 간 중심

그림 2 골반 분절

우리는 해부학 지식을 통해 대퇴 골두(femoral head)의 중심이 비구 중심과 일치한다는 것을 안다. 또한 3개의 마커 위치와 비구 중심의 상대적인 위치를 다른 사람의 골 연구를 통하여 알 수 있다. 즉, 우리는 골반에 있는 3개의 가상 마커를 통하여 대퇴골두 중심이라는 가상 마커의 위치를 유추해 낼 수 있다.

가상 마커를 이용하면, 우리가 설치해야 하는 실재 마커의 수를 줄일 수 있을 것이다. 골반 분절의 실재 마커를 통해 대퇴골의 가상 마커를 하나 얻었으므로, 이제 필요한 실재 마커는 2(3-1)개가 될 것이다.

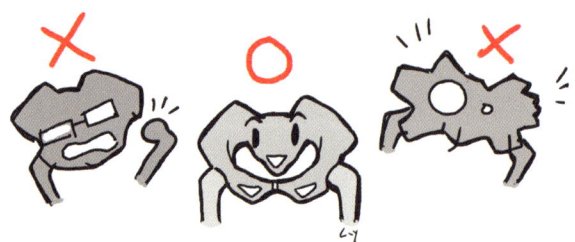

이처럼 인체 모델에는 많은 가정이 들어가고, 각 가정은 계측에 영향을 줄 수 있다. 만약에 어떤 사람의 비구(acetabulum) 위치가 다른 사람들의 평균과 상당히 다르다면 어떨까? 또는 대퇴골두가 탈구(dislocation)되어 있는 환자는 어떨까? 골반 분절의 마커를 통해 얻은 대퇴골두 중심의 위치는 이 경우에 적용이 되지 않을 것이다. 이 경우 인체 모델을 통해서 나온 계측값은 당연히 타당성이 떨어질 것이다. 즉, 인체 모델은 평균 골격을 가지고 있다는 가정하에 그 의미를 가지는 것이다. 의사나 연구자는 이런 가정을 숙지하여야, 고관절 탈구나 골반의 모양에 영향을 주는 질환에 이런 인체 모델에 맹목적으로 적용하는 일이 없을 것이다.

4) 관절과 자유도(degree of freedom)

하지 모델은 6개의 관절로 이루어져 있다. 고관절(hip joint) 2개, 슬관절(무릎, knee joint) 2개, 그리고 발목관절(ankle joint) 2개로 이루어진다. 자유도는 해당 관절에서 가능한 회전 운동의 축의 수를 뜻한다. 하지 모델에서 고관절은 면(골반 분절)과 면(대퇴 분절)을 연결하는 관절이다. 시상면, 관상면, 횡단면에서 각각 회전 운동을 관찰할 수 있다. 즉, 3의 운동 자유도를 가진다.

슬관절도 면(대퇴 분절)과 면(하퇴 분절)을 연결하는 관절이면 3의 운동 자유도를 가진다. 3의 운동 자유도는 구상관절로 흔히 이야기한다. 슬관절은 약간의 횡단면 회전이 가능한 경첩관절에 가깝지만, 인체 모델에서는 자유도 3으로 표현을 한다. 그래서, 슬관절 운동의 운동 형상이 3차원으로 표시가 되기는 하지만, 실제로 임상에서는 시상면과 횡단면을 주로 사용한다. 관상면은 신뢰성을 보기 위한 지표로 이용한다. 슬관절에서는 관상면 운동이 거의 계측이 안 되야 정상일 것이다. 만약 관상면 운동이 있다면, 두 가지를 생각할 수 있을 것이다. 첫째, 슬관절에 이상이 없다면, 대퇴부 혹은 하퇴부를 이루는 마커가 잘못 부착이 되어 있을 가능성을 생각해야 할 것이다. 둘째, 여러 가지 질환 때문에 슬관절의 모양이 변했을 수 있을 것이다.

발목관절은 면(하퇴 분절)과 선(족부)을 연결하는 관절이므로 2의 운동 자유도를 가진다. 시상면과 횡단면 운동으로 표현을 한다. 족부를 선으로 표현한다는 것에 유의하자. 족부내의 거골하 관절의 운동 등 다양한 동작은 모두 발목관절의 시상면, 횡단면 운동에 포함되어 표현된다. 즉, 발의 변형이 있으면 해석에 유의하여야 한다.

5) 글로벌 좌표계(global coordinate)와 로컬 좌표계(local coordinate)

글로벌 좌표계는 검사환경에 대한 상대적인 좌표이다. 쉽게 생각해서 지면에 대해 상대적인 좌표라고 생각하면 된다. 분절의 위치를 표시할 때 사용한다. 일반적으로 골반 분절의 운동과 족부 진행각(foot progression angle)에 대해 사용한다.

반면에 로컬 좌표계는 관절 운동을 표현할 때 사용한다. 분절과 분절의 상대적인 좌표이다. 고관절의 경우, 골반 분절이 기준이 되고 상대적인 대퇴 분절의 자유도 3의 회전 운동이 관절 각으로 표시가 된다. 슬관절의 경우, 대퇴 분절이 기준이 되고 상대적인 하퇴 분절의 자유도 3의 회전 운동이 관절 각으로 표시된다. 발목관절의 경우, 하퇴 분절이 기준이고 족부의 자유도 2의 회전 운동이 관절 각으로 표시된다.

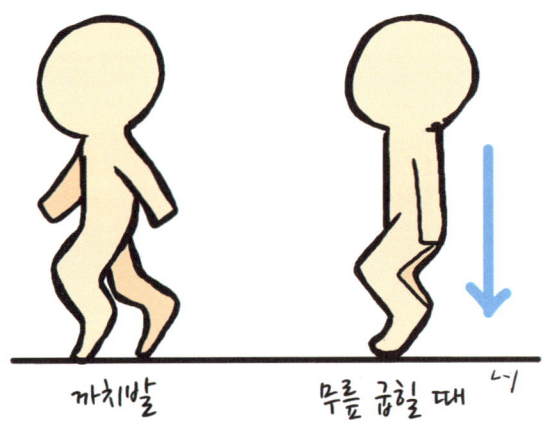

그림 3 발목에 문제가 없더라도, 무릎을 굽히면 자연스럽게 까치발을 하게 된다.

까치발 즉, 첨족 보행(tip toeing)의 예를 들어 보자. 발뒤꿈치를 떼고 발끝으로 걷는다면 발목관절이 족저굴곡이 되어 있는 것인가? 그럴 수도 있고 아닐 수도 있을 것이다(그림 3). 발목관절의 운동은 엄밀히 말해 하퇴 분절과 족부의 상대적인 운동이다. 우리는 눈에 속기가 쉽다. 까치발을 하면 발이나 발목에 문제가 있다고 생각하기가 쉽다. 우리 모두 일어나서 해부학 자세를 취해 보자. 그리고 무릎을 구부려 보자. 발뒤꿈치가 땅에서 떨어지는 것을 알 수 있다. 슬관절의 신전이 잘 안 돼도, 까치발을 할 수 있는 것이다. 동작분석이 대상의 동작을 실수없이 객관적으로 분석할 수 있도록 도움을 주는 하나의 예이다.

6) 인체 모델의 발전

다양한 인체 모델이 개발되고 있고, 또한 없어지고 있다. 우리가 모든 모델을 알 필요는 없을 것이다. 상지 모델, 족부 모델 등 다양한 모델들도 마커의 갯수, 이에 따른 분절과 관절의 갯수에 차이가 있을뿐 근본적으로 원리는 같다. 다시 강조하지만, 새로운 모델을 만들거나 사용할 때는 언제나 타당성을 고려해야 할 것이다.

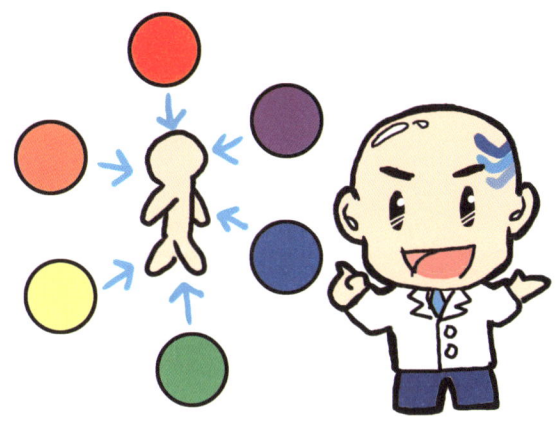

새로운 모델 --> 타당성을 고려

참고문헌

1. 박문석. 검사의 타당도. *서울대학교 정형외과 논문작성. 심포지움*; 2017.

2. Kadaba MP, Ramakrishnan HK, Wootten ME. Measurement of lower extremity kinematics during level walking. *Journal of orthopaedic research : official publication of the Orthopaedic Research Society*. 1990;8(3):383–392.

Chapter.06
동작분석을 위한 근육의 이해

동작분석을 위한 근육의 이해

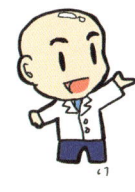

1. 근육(muscle)의 특징

근육이 시작하는 뼈의 부위를 기시부(origin)라 하고, 근육이 끝나는 뼈의 부위를 부착부(insertion)라 한다. 흔히 근육이라고 칭하면, 수축하는 근섬유 부분(muscle belly)과 질긴 힘줄(tendon) 부분을 포함하여 이야기한다. 일반적으로 뼈와 뼈 사이에는 관절이 있으며, 근육의 수축(contraction)과 이완(relaxation)을 통하여 관절이 움직인다.

근육의 길이는 어떻게 표현해야 할까? 근육의 길이는 일정하지 않을 것이다. 최대한 수축하였을 때와 최대한 이완하였을 경우의 길이 즉, 최소값과 최대값을 측정할 수 있을 것이다. 인체의 자세에 의하여, 근육의 길이가 결정된다. 우리는 흔히 여러 질환에서 근육이 짧다고 이야기한다. 또는 근육이 늘어났다고 이야기한다. 근육이 짧다는 것은 근육 길이의 최대값과 최소값이 줄었다는 의미가 될 것이고, 근육이 길다는 것은 근육 길이의 최대값과 최소값이 늘었다는 의미일 것이다. 이후의 근 길이에 대한 언급은 이를 고려해서 이해해 주기를 바란다.

근육의 특징을 이해하려면, 구조를 알 필요가 있다. 근육의 세포를 근섬유(muscle fiber)라고 하며 세포 내에 근섬유분절(sarcomere)을 가지고 있다. 근섬유분절이 수축하는 힘을 발휘하게 된다. 근섬유분절은 액틴과 미오신이라는 분자로 이루어져 있다. 액틴과 미오신을 서로 겹쳐서 있으며, 액틴과 미오신이 서로 끌어 당기면서 근섬유분절이 수축하게 된다(그림 1).

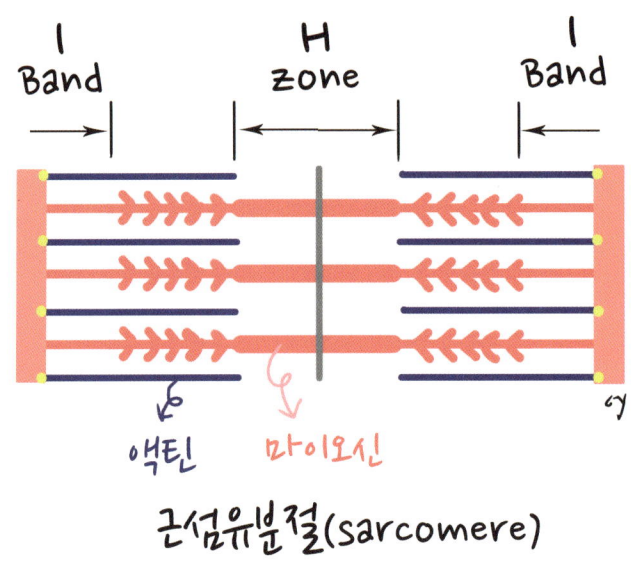

그림 1 근섬유분절의 구조

이는 현실적으로 액틴과 미오신이 어느 정도 겹쳐있어야 힘을 낼 수 있다는 이야기이다. 주관절(elbow joint)의 예를 들어 보자. 우리가 주관절을 0도 상태에서 근육에 힘을 줄 때보다, 주관절이 90도인 상태에서 힘을 줄 때 상완이두근의 단면이 더 늘어나고, 힘이 더 잘 들어가는 것을 느낄 수 있을 것이다.

근섬유는 세포이지만 상당히 길다. 결국 힘줄 부분을 제외한 근육의 길이이다. 근섬유의 길이는 세포 내의 단단(end to end)으로 연결된 근섬유분절이 많아질수록 길어진다. 그러면 우리가 근육이 짧아지고, 길어졌다고 표현할 때는 근섬유분절이 줄어들고, 많아졌다는 것을 의미할까? 꼭 그렇지는 않을 것이다. 힘줄 부분에서 짧아지고 늘어나서 길이에 영향을 미치는 경우가 더 흔할 것이다. 수술로 시행되는 연장술이나 단축술은 힘줄 즉, 건(tendon) 부분에서 시행하게 된다.

근섬유내 근섬유분절에 따라 근섬유의 길이가 결정되고, 근육의 길이가 결정된다. 그러면, 근육의 힘은 어떻게 결정이 될까? 근섬유의 숫자가 증가하는 수밖에 없을 것이다. 실제로 근섬유의 수가 많아지면 근력이 향상하는 것으로 알려져 있다. 근섬유의 증가는 근 단면의 증가를 의미한다. 근력은 근육의 횡단면에 비례하는 것으로 알려져 있다.

이런 근육의 특징 때문에 많은 가설이 세워질 수 있다. 왜 뇌성마비 환자는 성장기가 지나면서 보행 능력이 떨어질까? 근력은 분명히 증가하는데 보행 능력은 왜 떨어지는가? 근력뿐만 아니라 다른 문제도 있을 수 있지만, 근력에 관한 흥미로운 가설을 하나 소개한다. 체중은 부피에 비례한다. 키의 세제곱으로 성장한다. 반면, 근력은 단면에 비례한다. 즉, 키의 제곱으로 성장한다. 이런 성장의 차이에 따라 체중에 대해 근력이 상대적으로 약해져서 뇌성마비 환자가 사춘기(growth spurt)를 지나면서 보행 능력이 떨어진다는 주장이 있다. 이는 증명하기가 쉽지는 않은 가설이지만 흥미롭다.

II. 단관절 근육(mono-articular muscle)과 이관절 근육(bi-articular muscle)

단관절 근육(mono-articular muscle)은 기시부와 부착부 사이에 한 개의 관절만 있는 경우이다. 한 관절의 운동에만 영향을 미칠 것이다. 이관절 근육(biarticular muscle)은 분절 사이에 두 개의 관절이 있는 경우다. 대퇴직근(rectus femoris), 슬곡근(hamstring), 비복근(gatrocnemius) 등이 이관절 근육의 예이다. 척추 근처의 세 개 이상의 관절을 지나는 근육을 다관절 근육(multi-articular muscle)이라고 할 수도 있다. 요근(psoas)이 하나의 예이다. 이관절, 다관절 근육의 경우, 아무래도 단관절 근육보다 보행 등의 동작에서 정교한 제어가 필요할 것이다. 근육의 적절한 제어가 힘든 뇌성마비에서는 이런 이관절, 다관절 근육이 보행을 방해한다고 보고 있으며, 치료도 주로 이관절, 다관절 근육에 시도가 된다.

III. 대퇴직근(rectus femorirs)과 광근(vasti)

대퇴직근은 흥미로운 근육이다. 대퇴직근은 골반에서 기시하여 경골에 부착한다. 골반 분절과 하퇴 분절 사이에는 고관절과 슬관절이 있다. 즉, 두 개의 관절을 넘어가는 이관절 근육이다. 이 근육은 이론상 고관절의 굴곡, 슬관절의 신전 운동이 가능하다. 뇌성마비의 보행에서는 자주 언급이 되고 치료의 대상이 된다[1].

기시부(origin)에 대해서 좀 더 자세히 알아보자. 대퇴직근은 전하장골극(anterior inferior iliac spine, AIIS)과 고관절 관절낭(hip joint capsule)에서 기시한다. 기시부의 반이 고관절낭에서 시작하고, 나머지 기시부인 전하 장골극도 상당히 고관절과 가깝다. 고관절을 굴곡시키기에는 상당히 비효율적인 근육이다(그림 2).

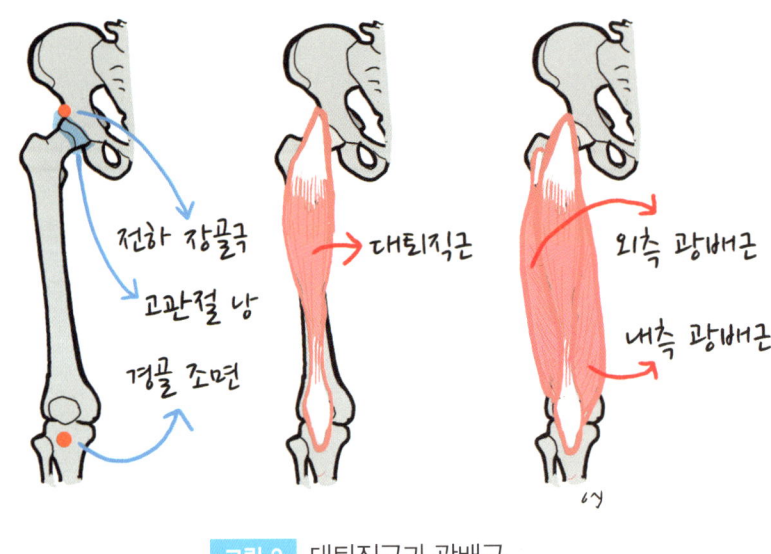

그림 2 대퇴직근과 광배근

실제로 고관절 굴곡을 주로 담당하는 근육은 요근(psoas)과 장근(iliacus)이다. 요근과 장근은 근육의 단면적도 더 넓을 뿐만 아니라 기시부와 부착부가 고관절에서 좀 더 떨어져 있다(그림 4). 실제로 대퇴직근이 약화되었다고 해도, 고관절 굴곡력에는 큰 영향이 없을 것이다.

그러면, 대퇴직근은 고관절에는 영향을 미치지 않을 것인가? 고관절의 굴곡력에는 도움을 주지 못하더라도, 만약 근육의 길이가 짧다면 신전을 방해할 수 있을 것이다. 또는 경직성(spasticity) 등으로 인하여 근육의 제어에 이상이 있다면 또한 신전을 방해할 수도 있을 것이다. 물론 신전을 방해하는 근육도 요근(psoas)일 가능성이 더 높고, 대퇴직근은 요근에 비해서는 고관절에 대한 영향은 적다.

대퇴직근은 내측, 중간, 외측 광근(vasti)과 같이 대퇴사두근(quadriceps femoris)을 이룬 후, 슬개골, 슬개건을 통하여 경골 조면에 부착(insertion)한다. 슬개골, 슬개건, 대퇴과(femoral condyle)의 모양이 슬관절 신전 운동에 효율적이다. 그래서, 이 복합체를 슬관절 신전 메커니즘(knee extension mechanism)이라고도 부른다. 즉, 대퇴직근은 대퇴사두근의 한 부분으로 효율적인 슬관절 신전근(knee extensor)이다.

정리하면, 대퇴직근은 효율적인 슬관절 신전근(knee extensor)이지만 거의 쓸모없는 고관절 굴곡근(hip flexor)이다. 주요 역할도 슬관절 신전이다. 그러면 왜 뇌성마비에서 보행에 어떤 영향을 미칠까? 슬관절 운동에 영향을 더 미칠 것으로 생각할 수 있을 것이고, 실제로 유각기의 슬관절 굴곡을 방해하여 슬관절 강직 보행(stiff knee gait)을 유발한다.

이관절 근육인 대퇴직근을 잘 이해하면, 하퇴 삼두근, 장요근 등 다른 근육에 응용할 수 있다. 물론 완전히 같지는 않지만, 생리와 병리가 비슷한 면이 있다.

IV. 비복근(gastrocnemius)과 가자미근(soleus)

비복근은 대퇴분절에서 기시하여 족부에 부착하는 이관절 근육이다. 이에 반해 가자미근은 하퇴분절에서 기시하고 족부에 부착하는 단관절 근육이다. 대퇴사두근과 흡사하게 비복근과 가자미근은 합쳐져서 아킬레스 힘줄을 이루고 종골에 부착한다(그림 3). 비복근의 기시부는 대퇴직근의 기시부의 예와 비슷하게 슬관절에 매우 가까워서 슬관절 굴곡에는 큰 영향을 주지 못한다. 즉, 비복근은 효율적인 족저굴곡근(plantar flexor)이지만 슬관절 굴곡근(knee flexor)의 역할은 매우 적다. 뇌성마비에서 주로 비복근이 보행에 영향을 주는 경우가 많다[2,3].

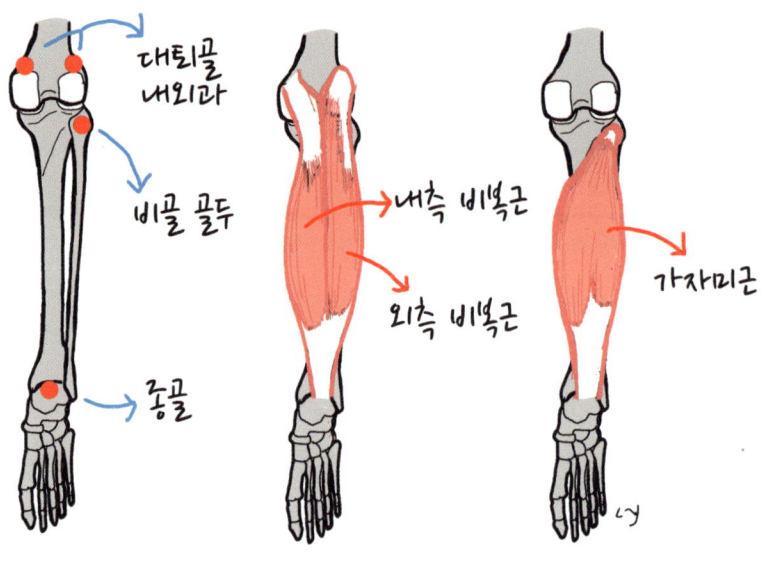

그림 3 비복근과 가자미근

V. 요근(psoas)와 장근(iliacus)

요근은 척추분절에서 기시하여 대퇴분절에 부착하는 다관절 근육이다. 이에 반해 장근은 골반분절에서 기시하여 대퇴분절에 부착하는 단관절 근육이다. 대퇴분절 부착부에서는 요근과 장근의 힘줄이 합쳐진다(그림 4). 요근은 강력한 고관절 굴곡근인 동시에 척추에서 전만(lordosis)을 일으킨다. 이에 반해 장근은 고관절 굴곡의 역할만 한다. 뇌성마비에서도 고관절 신전을 방해하는 근육은 주로 요근이다[4,5].

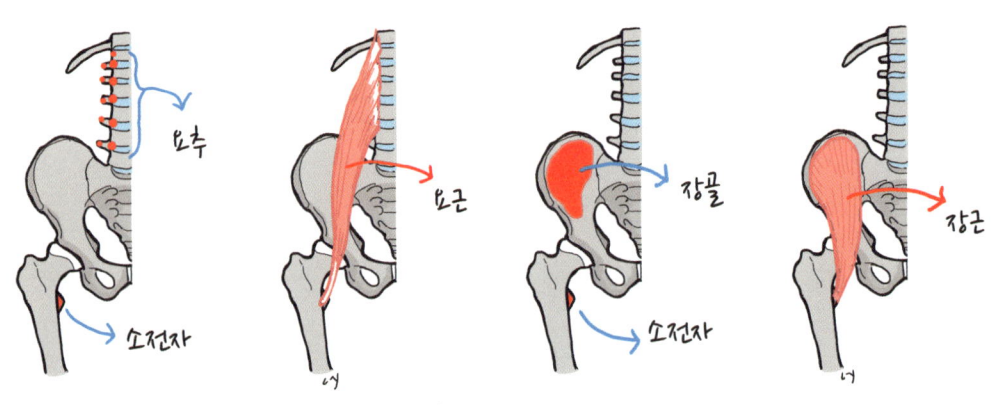

그림 4 요근과 장근

VI. 슬괵근(hamstring)

슬괵근은 반건양근(semitendinosus), 반막양근(semimembranosus), 봉공근(sartorius), 대퇴이두근(biceps femoris)을 지칭한다. 이 중 반건양근, 반막양근, 봉공근은 내측 슬골반 분절 즉, 좌골 조면(ischial tuberosity)에서 기시하여 하퇴분절에 부착한다(그림 5). 대퇴이두근은 골반분절과 대퇴분절에 기시하여 하퇴분절에 부착하는 이관절인 동시에 단관절 근육이다. 슬괵근은 슬관절 굴곡과 고관절 신전의 운동이 가능하다(그림 5). 슬괵근은 주요 슬관절 굴곡근(knee flexor)이다. 가장 강력한 고관절 신전근은 둔근(gluteus)이며, 슬괵근도 이보다는 적지만 고관절 신전에 관여한다[4].

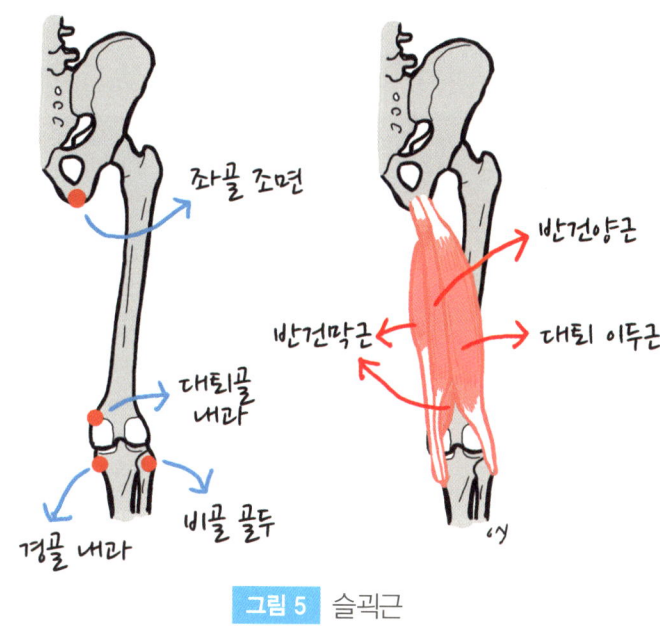

그림 5 슬괵근

VII. 전경골근(tibialis anterior)와 후경골근(tibialis posterior)

전경골근은 하퇴분절에서 기시하여 족부에 부착하는 단관절 근육이다. 발목관절의 족배굴곡을 담당하며, 유각기에 족부 클리어런스(foot clearance)를 도와 보행 시 발끌림을 방지해 준다. 족부의 내측에 부착하기에 족배굴곡과 더불어 족부 내번(inversion)을 일으킨다. 반면에 후경골근은 족저굴곡과 족부 내번의 역할을 하는 근육이다. 단축 시에 야기할 수 있는 변형인 첨내반족(equinovarus)이 편마비에 흔하다[6].

VIII. 근육의 형태, 생리, 병리, 그리고 수술 치료

해부 용어를 의미 없이 암기하려고 하면, 익히기도 힘들뿐더러, 동작을 이해하는데 도움이 되지도 않을 것이다. 특히 수많은 근육을 카탈로그식으로 익히는 것은 지양해야 한다. 근육의 형태, 생리, 병리는 모두 연관이 되어 있고, 이를 통해 우리는 치료 방법의 합리(rationale)를 도출해 왔다는 것을 이해하자.

우리 몸은 많은 근육으로 이루어져 있다. 필요에 의해 어떤 근육은 진화하였고, 어떤 근육은 도태되고 있다. 왜 우리 몸에는 여러 가지 병리를 일으킬 수 있는 이관절 근육이 있을까? 단관절 근육만 있는 것에 비해 이관절 근육이 같이 있는 것이 동작 제어에 유리할까? 근육에 대해서 우리가 알고 싶은 것은 아직 많다.

참고문헌

1. Lee SY, Kwon SS, Chung CY, Lee KM, Choi Y, Kim TG, Shin WC, Choi IH, Cho TJ, Yoo WJ, Park MS. Rectus femoris transfer in cerebral palsy patients with stiff knee gait. *Gait Posture*. 2014;40(1):76-81.

2. Sangeux M, Rodda J, Graham HK. Sagittal gait patterns in cerebral palsy: The plantarflexor-knee extension couple index. *Gait & Posture*. 2015;41(2):586-591.

3. van der Krogt MM, Doorenbosch CAM, Becher JG, Harlaar J. Walking speed modifies spasticity effects in gastrocnemius and soleus in cerebral palsy gait. *Clinical Biomechanics*. 2009;24(5):422-428.

4. Rhie TY, Sung KH, Park MS, Lee KM, Chung CY. Hamstring and psoas length of crouch gait in cerebral palsy: a comparison with induced crouch gait in age- and sex-matched controls. *J Neuroeng Rehabil*. 2013;10:10.

5. Choi SJ, Chung CY, Lee KM, Kwon DG, Lee SH, Park MS. Validity of gait parameters for hip flexor contracture in patients with cerebral palsy. *J Neuroeng Rehabil*. 2011;8:4.

6. Won SH, Kwon SS, Chung CY, Lee KM, Lee IH, Jung KJ, Moon SJ, Chung MK, Park MS. Stepwise surgical approach to equinocavovarus in patients with cerebral palsy. *Journal of pediatric orthopedics Part B*. 2016;25(2):112-118.

Chapter.07
분절, 골격의 변형 그리고 보행 병리

Chapter 07. 분절, 골격의 변형 그리고 보행 병리

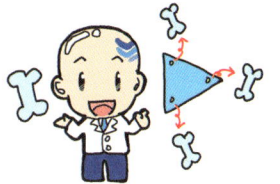

I. 뼈와 분절(segment)

동작분석 모델에서는 분절(segment)과 관절의 정의가 필요하다. 우리가 널리 이용하는 하지 모델의 경우, 골반, 대퇴, 하퇴, 족부 등의 분절이 정의되어 있다. 분절은 3점을 이용한 면(plane)으로 정의를 하지만, 각각의 분절은 실제 뼈와 대응되어야 한다. 가령 골반 분절의 경우 골반 골(pelvic bone)과 대응을 하고 골반 골의 특징이 골반 분절의 특징에 반영되어야 할 것이다. 우리는 인체의 주요한 뼈의 특징을 알고, 분절의 한계를 알아야 동작분석의 결과를 올바르게 이용할 수 있을 것이다. 이번 장에서는 하지 모델 분절에 이용되는 뼈에 대해서 알아보기로 한다.

II. 골반 골(pelvic bone)

골반 골은 장골(iliac bone), 치골(pubic bone), 좌골(ischial bone)로 구성이 되어 있다(그림 1).

이전에 이야기하였듯이 골반 분절의 기준이 되는 마커는 양쪽 전상장골극(anterior superior iliac spine, ASIS) 두 곳과 양쪽 후상장골극(posterior superior iliac spine, PSIS)의 중간의 한 곳으로 총 세 곳에 설치하게 된다. 골반 분절의 면은 해부학 자세에서, 시상면에서 앞으로 10도 정도 기울어져 있다. 이것을 우리는 전방 경사(anterior pelvic tilt)가 10도 있다고 표현한다. 골반 분절의 시상면에서의 운동은 전방 경사와 후방 경사라

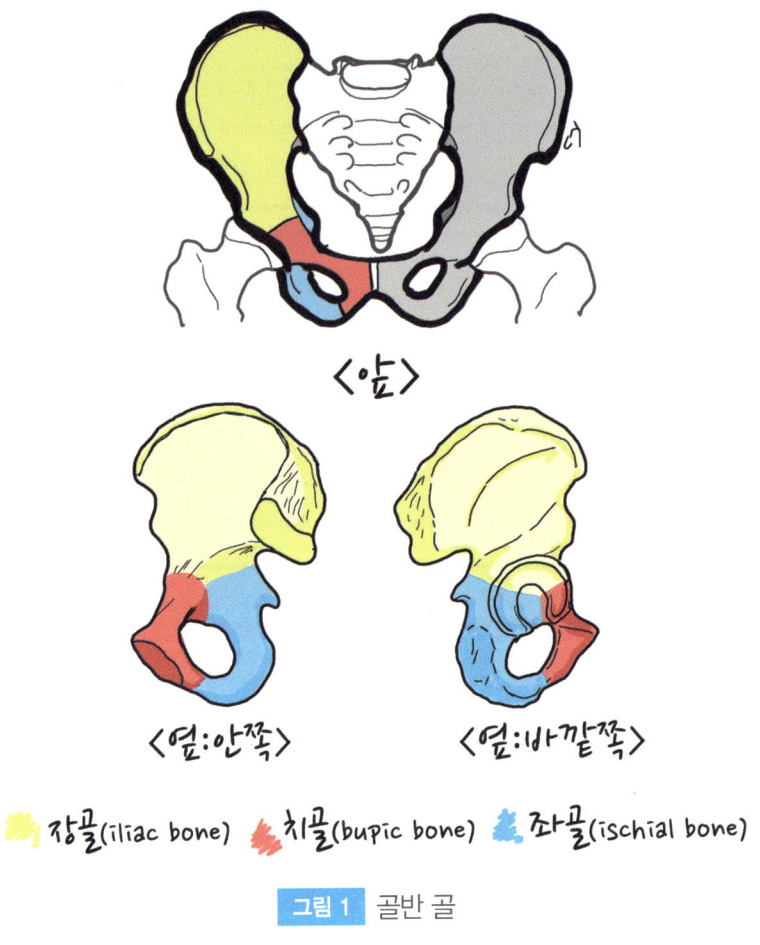

■ 장골(iliac bone) ■ 치골(bupic bone) ■ 좌골(ischial bone)

그림 1 골반 골

는 용어를 쓴다. 관상면에서의 골반 운동은 골반 측경사(pelvic obliquity)라는 표현을 쓰고, 횡단면에서의 골반 운동은 골반 회전(pelvic rotation)이라고 표현을 한다. 이렇게 3차원의 운동을 세 축으로 나누어 묘사 한다. 그러나, 사실 생각해 보면 보행 시 골반의 움직임은 회전축이 연속으로 변하는 한 가지의 회전 운동뿐이다. 이에 따라 골반이 향하는 방향(orientation)이 연속으로 변할 뿐이다. 골반의 움직임을 세 축으로 나누어 표현하는 것은 그 나름의 장점이 있다. 가장 큰 장점은 우리가 보행의 생리 및 병리를 쉽게 설명하고 이해할 수 있게 한다는 것이다. 예를 들어 골반의 전방 경사가 증가하면 우리는 슬곡근의 약화(weakness)나 요근의 구축(contracture)을 의심할 수 있다.

골반 골에서 장골의 외측에서는 둔근(gluteus)이 기시하고, 내측에는 장근(iliacus)이 기시한다. 좌골 조면(ischial tuberosity)에서는 슬곡근이 기시하고, 치골에서는 내전근이 기시한다. 전상장골극에는 봉공근(sartorius), 전하장골극에는 대퇴직근(rectus femoris)이 기시한다. 이렇듯 골반 골은 대퇴 분절의 운동 시 필요한 대부분 근육이 기시한다. 또한 비구(acetabulum)가 있어 대퇴골두와 구상관절(ball and socket joint)의 고관절을 이루게 한다(그림 2).

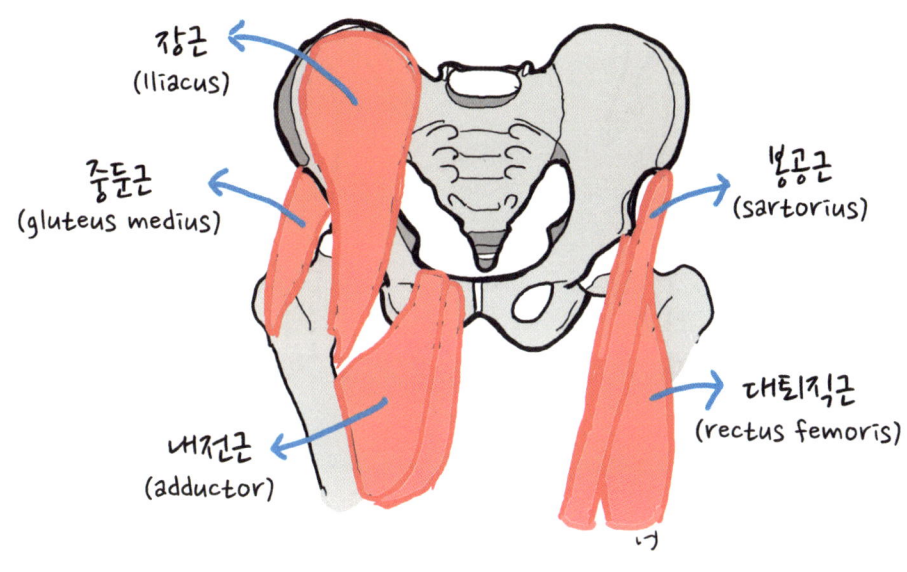

그림 2 골반 골과 근육의 기시부

III. 대퇴 골(femur)

대퇴 골은 대퇴 분절을 이루고 있다. 대퇴 골두(femoral head)는 비구와 함께 고관절을 이루며, 대퇴과(femoral condyle)는 경골과와 함께 슬관절을 이룬다. 대전자(greater trochanter)에는 중둔근이 부착하여, 입각기에 고관절의 급격한 내전을 방지한다. 중둔근의 마비나 약화(weakness)가 있으면 입각기에 고관절 내전을 막기 위해 상체 무게 중심을 환측으로 이동시키는 트렌델렌버그 보행을 하게 된다(그림 3). 소전자(lesser trochanter)에는 고관절 굴곡근인 장요근(iliopsoas)이 부착된다. 이외에 고관절 운동을 위한 대둔근, 내전근이 부착을 하고, 슬관절 신전근인 광근(vastus), 슬관절 굴곡근인 대퇴이두근의 단두(short head)가 기시한다. 대표적인 족저 굴곡근인 비복근도 대퇴 원위부에서 기시한다.

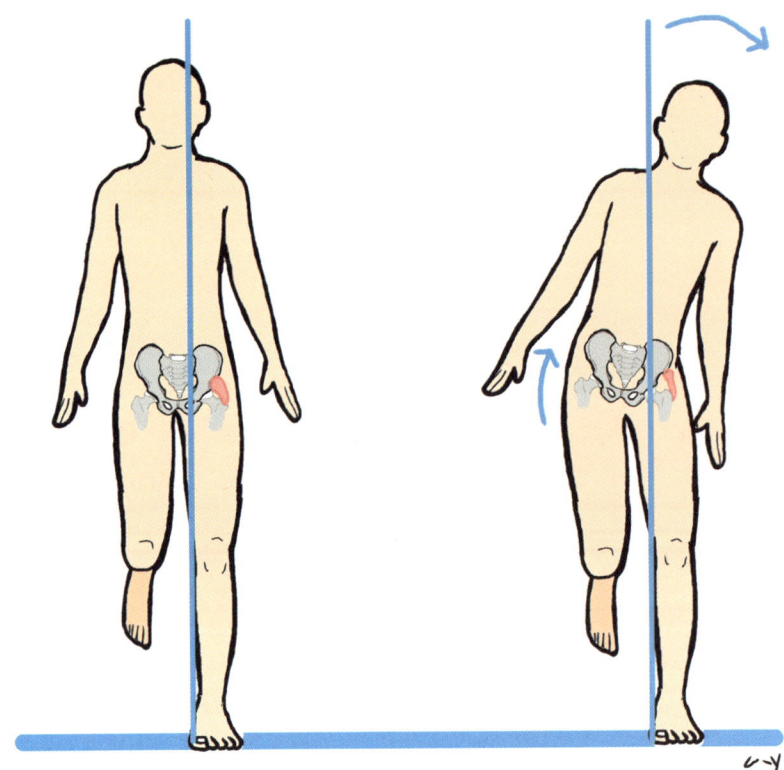

그림 3 입각기에 무게 중심은 고관절 중심의 내측에 위치한다. 고관절 외부 내전 모멘트를 중둔근의 수축으로 상쇄해서 고관절의 내전을 막아 준다. 중둔근이 제 기능을 못하면, 몸통을 기울여 무게 중심을 외측으로 이동시킴으로써 관상면의 균형을 유지하는 전략을 몸이 취한다. 이를 트렐델렌버그 보행이라고 한다.

IV. 대퇴 전염(femoral anteversion)과 내족지 보행(in-toeing gait)

대퇴골도 사람마다 다를 것이다. 실제로 개체 간에 가장 많은 변이(variance)는 모양이 틀어진 정도 즉, 염전(torsion)이다[1]. 보행의 횡단면 병리 중 가장 흔한 것이 내족지 보행이다. 내족지 보행은 족부 진행각이 내측을 향하는 보행이다. 흔히 안짱걸음이라고 한다(그림 4).

우리는 이 원인을 찾기 위해 회전 개요(rotational profile)라는 개념을 가지고 접근한다[2]. 회전 개요는 대퇴골의 회전 정도, 경골의 회전 정도, 발의 변형을 각각 측정하여, 내족지 혹은 외족지 보행의 원인이 되는 위치를 찾으려는 것이다. 그런데, 실제로 가장 많은 변형은 대퇴골에 있기 때문에, 임상에서는 대퇴 전염의 개념과 측정이 중요하다.

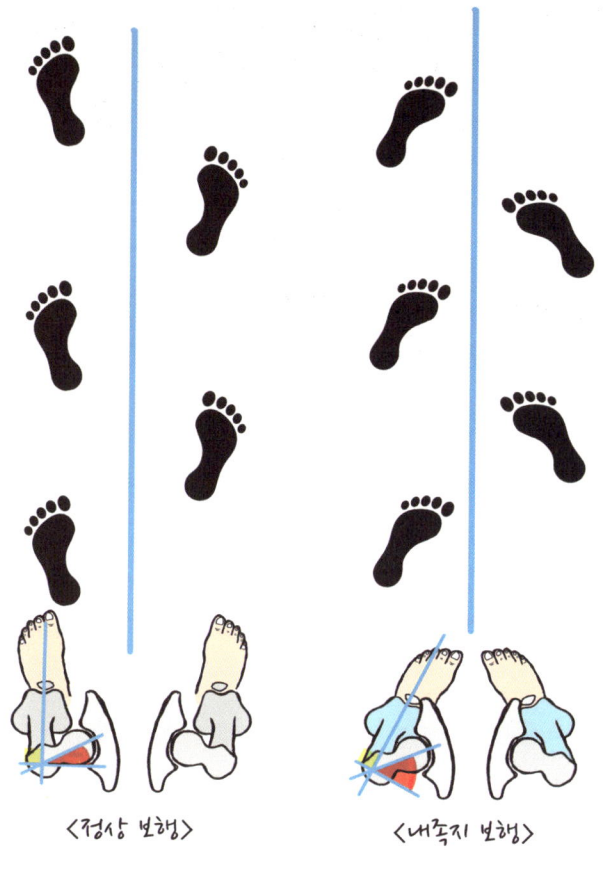

그림 4 내족지 보행

　대퇴 전염(femoral anteversion)은 원위 대퇴골이 근위 대퇴골에 비하여 얼마나 내측으로 틀어져 있냐는 지표이다. 별로 어렵지 않은 내용이나, 용어가 어려워서 처음 접하는 독자는 잘못 이해하기 쉽다. 해부학적으로 기준은 근위 대퇴골의 경우, 대퇴 골두의 중심과 대퇴 경부의 중심을 지나는 선이다. 원위 대퇴골의 기준은 원위 대퇴과(condyle)의 후방을 잇는 선이다. 두 선의 각도가 해부학적인 대퇴 전염(femoral anteversion)이다. 컴퓨터 단층촬영(computed tomography, CT)를 통하여 대퇴 전염도는 비교적 정확하게 측정할 수 있다(그림 5).

　대퇴 전염은 특별히 병리가 없는 경우 15~20도 정도이다. 대퇴 전염은 생후에 증가하였다가, 성장하면서 점차 감소하며 어른이 되면 15~20도 정도를 유지하게 된다.

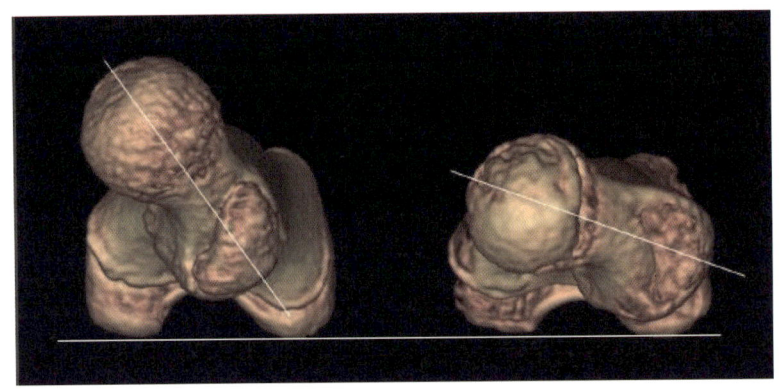

그림 5 대퇴골을 머리쪽에서 본 삼차원 영상이다. 왼쪽 대퇴골은 전염도가 증가되어 있고, 오른쪽 대퇴골은 전염도에 문제가 없다.

대퇴 전염이 증가한다는 것은 원위 대퇴골이 근위 대퇴골에 비해 내측으로 더 회전되어 있다는 것이다. 이는 두 가지 관점에서 생각해 볼 수 있다. 근위 대퇴골이 골반에 안정적으로 있다면, 보행 시 안짱걸음 즉, 내족지 보행을 한다. 즉, 고관절이 안정적인 경우는 내족지 보행으로 나타나게 된다(그림 6). 만약 고관절이 불안정하다면, 근위 대퇴골 즉 대퇴골두가 비구의 앞으로 아탈구되려는 경향으로 나타날 수 있다. 특히 뇌성마비 환자에서 증가하여 있고[3], GMFCS 단계가 높을수록 증가하는 경향을 보인다.

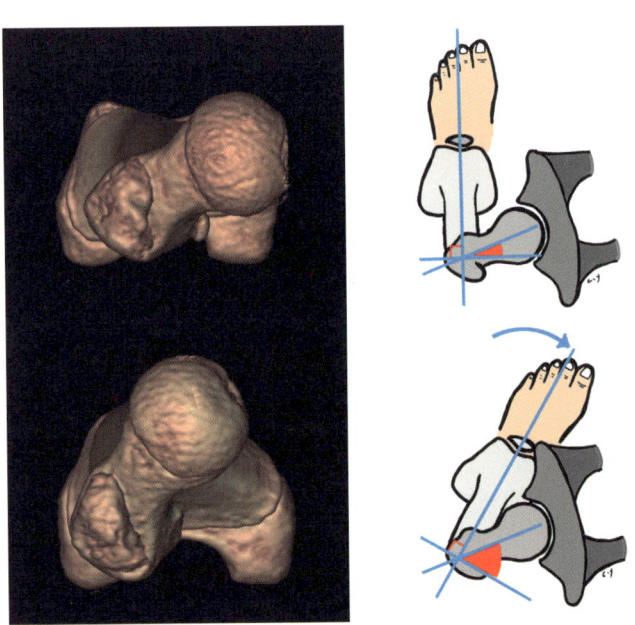

그림 6 전염이 증가하면 내족지 보행을 할 수 있다.

V. 대퇴 전염(femoral anteversion)과 고관절 내회전(hip internal rotation) 과의 관계

대퇴 분절의 변형은 동작분석의 측정에서 횡단면의 고관절 내회전에 반영이 되어 나타나게 된다. 그러면, 대퇴 전염이 20도 증가하면 보행 시 고관절 내회전이 20도 증가할까? 많은 연구에서 그렇지 않다는 것이 증명되어 있다[4,5]. 고관절은 전형적으로 횡단면 회전 운동이 가능한 관절이다. 즉, 고관절은 횡단면에서 내회전, 외회전이 가능하다. 지금 일어나서, 고관절을 내회전, 외회전하여 보자. 상당한 정도로 회전이 되는 것을 알 수 있다. 회전이 가능하기 때문에, 비록 대퇴 염전이 어느 정도 있더라도 고관절 외회전을 통해 내족지가 일어나는 정도를 줄이게 된다. 이를 흔히 보상(compensation)이라는 용어를 쓴다. 물론 사람에 따라 보상의 정도가 다르겠지만 대퇴 염전이 증가한 정도의 반 정도만 고관절 내회전에 반영이 된다고 생각하면 큰 무리가 없다.

VI. 경골(tibia)과 비골(fibula)

하퇴 분절은 경골과 비골로 이루어져 있다. 근위에서 경골과(tibial condyle)는 대퇴과와 슬관절을 이룬다. 원위에서는 경골과 비골이 각각 내과(medial malleolus)와 외과(lateral malleolus)를 이루고, 거골(talus)과 발목 관절로 연결이 된다. 비골 후방에서 가자미근이 기시를 하고, 경골과 기시한 비복근과 아킬레스건으로 합쳐지고 후방 표재 구획을 이룬다. 경골과 비골의 후방에는 후경골근, 장족지굴곡근(flexor digitorum longus), 장무지굴곡근(flexor hallucis longus)이 심부 구획을 이룬다. 하퇴의 전방 구획은 전경골근 등 족근관절 및 족부의 신전근으로 이루어져 있으며, 외측 구획은 장, 단비골근(peronei)과 같은 외번근(evertor)으로 이루어져 있다.

경골과 비골은 골간막으로 단단히 이어져 있어서, 실제 동작은 거의 없다. 경골 염전은 경골과 비골로 이루어진 하퇴의 원위부가 경골로 이루어진 하퇴의 근위부에 비하여 얼마나 외측으로 틀어져 있냐는 지표이다. 그래서, 경골 외염전(external tibial torsion)이라는 용어를 쓰기도 한다. 대퇴 전염과 마찬가지로 CT로 측정할 수 있으나 그 타당도는 대퇴전염의 CT보다는 떨어진다. 이는 근위부의 모양이 타원형이어서, 측정을 위한 랜드마크(landmark)의 신뢰도가 떨어지기 때문으로 보인다. 경골 외염전은 특별한 병리가 없는 경우 20도 정도이다.

동작분석의 측정에서는 횡단면의 슬관절 회전과 족부 회전에 양쪽으로 나누어 반영되어 나타나기 때문에, 이쪽 지표의 타당성도 떨어진다. 또, 슬관절과 족관절은 거의 회전 운동을 하지 않기 때문에 보상(compensation)은 거의 일어나지 않는다.

다만, 경골의 외염전, 혹은 내염전은 대퇴 내염전보다는 드물게 나타난다. 경골의 염전을 판단하고 수술 계획을 세울 때는 신체검사, 보행분석, 영상검사의 방법을 모두 동원하여 주의 깊게 판단하여야 할 것이다.

Ⅶ. 족부

족부 분절은 지면에 평행한 두 번째 중족골두와 발뒤꿈치(heel)를 연결하는 선으로 이루어져 있다. 그렇지만, 족부는 많은 뼈와 관절로 복잡하게 이루어져 있다. 너무 단순화한 족부 분절로 인하여, 보행분석을 해석할 때 주의를 필요로 한다.

족부는 후족부, 중족부, 전족부로 나눌 수 있다. 후족부는 거골(talus)과 종골(calcaneus)로 이루어 있고, 중족부는 주상골(navicular bone), 입방골(cuboid), 3개의 쐐기골(cuneiforms)로 이루어져 있다. 전족부는 많은 중족골과 족지골로 이루어져 있다. 거골은 하퇴부와 발목관절로 연결되어 있다. 중족부와 후족부를 이루는 주요 관절은 거주상 관절(talonavicular joint), 거골하 관절(subtalar joint), 종입방 관절(calcaneo-cuboid joint)이며 이 3개의 관절의 움직임은 서로 연결이 되어 있다. 거주상 관절의 관절 범위 즉, 움직임이 가장 크고 이에 따라 거골하, 종입방 관절이 수동적으로 움직인다고 생각하면 된다. 만약 거주상 관절을 유합(fusion)한다고 하면 중족부와 후족부의 움직임은 거의 없어진다. 족부 변형을 극도로 단순화한다면 다음과 같이 생각할 수 있다. 거주상 관절이 내번(inversion)하면 첨내반족 변형이 되고, 외번(eversion)하면 편평 외반족 즉, 평발이 된다[6].

족부 분절이 선으로 표현되기 때문에, 첨내반족이나 편평 외반족 등의 족부 변형은 발목 관절의 시상면, 횡단면에 반영이 된다. 즉, 족부 변형이 있는 경우, 발목 관절의 시상면, 횡단면 운동형상(kinematics)과 운동역학(kinetics)을 해석할 때는 이를 고려해야 한다. 예를 들어 편평 외반족(평발)이 있는 경우, 발목 관절의 실제 족배 굴곡(dorsiflexion)보다 보행분석에서 족배 굴곡이 더 크게 나타날 것이다.

참고문헌

1. Park N, Lee J, Sung KH, Park MS, Koo S. Design and validation of automated femoral bone morphology measurements in cerebral palsy. *J Digit Imaging.* 2014;27(2):262-269.

2. Staheli LT, Corbett M, Wyss C, King H. Lower-extremity rotational problems in children. Normal values to guide management. *The Journal of bone and joint surgery American volume.* 1985;67(1):39-47.

3. Rethlefsen SA, Healy BS, Wren TA, Skaggs DL, Kay RM. Causes of intoeing gait in children with cerebral palsy. *The Journal of bone and joint surgery American volume.* 2006;88(10):2175-2180.

4. Chung CY, Lee KM, Park MS, Lee SH, Choi IH, Cho TJ. Validity and reliability of measuring femoral anteversion and neck-shaft angle in patients with cerebral palsy. *The Journal of bone and joint surgery American volume.* 2010;92(5):1195-1205.

5. Lee KM, Chung CY, Sung KH, Kim TW, Lee SY, Park MS. Femoral anteversion and tibial torsion only explain 25% of variance in regression analysis of foot progression angle in children with diplegic cerebral palsy. *J Neuroeng Rehabil.* 2013;10:56.

6. Lee KM, Chung CY, Park MS, Lee SH, Cho JH, Choi IH. Reliability and validity of radiographic measurements in hindfoot varus and valgus. *The Journal of bone and joint surgery American volume.* 2010;92(13):2319-2327.

Chapter.08
보행주기의 이해

Chapter 08 보행주기의 이해

대상자는 첫 번째 라커(1st rocker)의 소실과 두 번째 라커(2nd rocker)의 쌍봉 패턴(double bump pattern)을 보인다.

위의 제시문을 읽어 보자. 이 정도의 문장으로도, 동작분석 전문가는 이것이 발목 관절의 시상면 운동을 묘사하는 것이라는 것을 알고 보행 양상을 형상화할 수 있다. 묘사한 보행과 비슷하게 걸어 볼 수 있다. 또한 대상자의 아킬레스 건 단축이 있는지, 혹은 하퇴 삼두근의 경직성이 있는지 확인해 봐야 한다는 생각을 할 것이다. 동작분석에서 보행에 대하여 묘사하는 다양한 용어를 보면 동작분석이 보행 위주로 발전을 해왔다는 것을 간접적으로 알 수 있다. 또한 많은 용어가 족부 묘사에 집중해 있다는 것을 알 수 있다.

본 장에서는 보행 주기와 지표에 관한 용어를 알아보기로 한다.

Ⅰ. 보행 주기(gait cycle)

보행은 비슷한 동작이 반복하는 주기(cycle) 운동이다. 한 발이 지면에 접촉할 때부터 다시 접촉 할 때까지를 보행 주기라 부르고 기본 단위로 삼는다. 지면에 접촉하는 것을 접지(ground contact)라는 용어를 쓰므로, 한 발의 접지부터 그 발의 다음 접지까지가 보행 주기이다. 접지는 닿은 발의 부분과는 상관이 없다. 닿으면 접지이다(그림 1). 우리는 다리가 두 개이다. 그렇기 때문에 보행 주기는 오른쪽, 왼쪽이 있다. 보행 주기는 보행자의 의도와 보행 속도 등의 상황에 따라 변화할 수밖에 없다. 그러나, 주기 동작(cyclic motion)이기에 많은 주기를 모아 평균 등 대표 값을 제시하기가 수월하다. 또한 보행 주기는 100으로 나누어

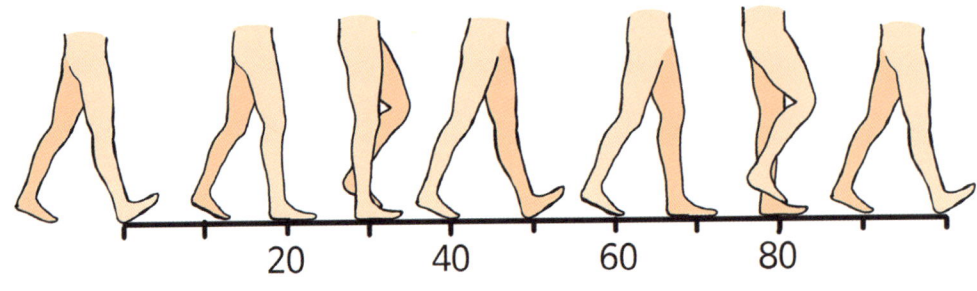

그림 1 오른발의 보행 주기를 표현하고 있다.

%로 표시를 한다.

보행 주기는 먼저 두 가지 시기(phase)로 나눈다. 이를 입각기(stance phase)와 유각기(swing phase)라고 한다(그림 1). 입각기는 발이 접지해 있는 시기를 말한다면, 유각기는 발이 접지해 있지 않은 시기를 말한다. 다리가 두 개가 있기 때문에 보행 시 한쪽 다리의 유각기는 반대쪽 다리의 입각기이다. 입각기가 유각기에 비해 좀 더 길어 6:4 정도로 이해하면 된다. 보행 속도에 따라 이 비율이 변할 수 있다(그림 2).

보행 시 왼쪽과 오른쪽 다리가 모두 입각기인 시기가 있다. 이 시기를 양하지 지지기(double limb support)라고 한다. 양하지 지지기는 한 주기에 2번 있으며, 각각 보행 주기의 1/10 정도이다. 보행 속도가 증가하면 줄어든다.

달리기 즉, 주행(running) 중에는 양하지 지지기가 없어진다. 보행과 주행의 차이를 양하지 지지기의 유무로 구별하기도 한다. 사실 달리기를 하면 양하지 지지기가 없어지는 것뿐만 아니라 양쪽 다리가 모두 접지하지 않는 양하지 유각기(double limb swing)가 생긴다.

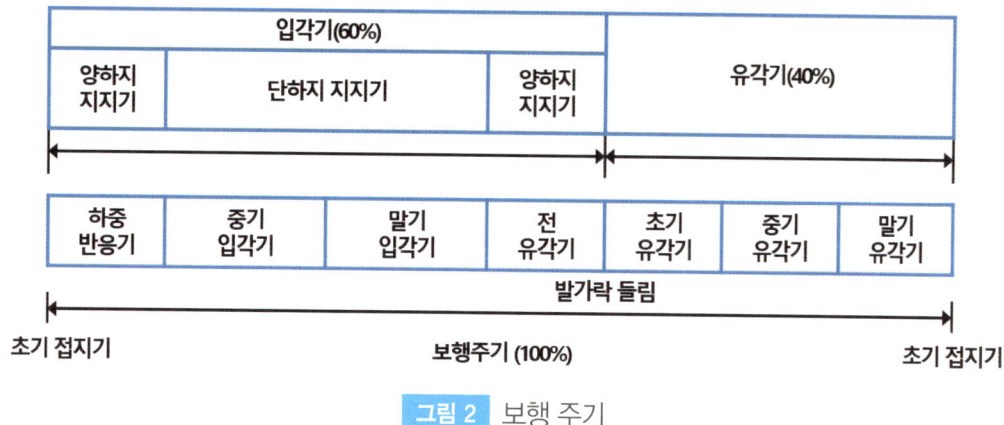

그림 2 보행 주기

입각기는 보행 주기 중 접지부터 발들림(push off)까지의 기간이다. 입각기를 초기 접지(initial contact), 하중 반응기(loading response), 중기 입각기(mid stance), 말기 입각기(terminal stance), 그리고 전 유각기(pre-swing)로 세분한다.

II. 지면 반발력(ground reaction force, GRF)

지면 반발력은 보행 주기를 이해하는 데 필요한 개념이다(그림 3). 지면 반발력은 발이 접지점에서 무게 중심(COM, center of mass)으로 향하고 접지점에 가해지는 힘을 크기로 가지는 벡터이다. 사실은 몸이 지면에 가하는 힘이지만, 지면이 몸에 반발한다는 것으로 이해하면 관절의 모멘트를 설명하기가 쉽기 때문에 쓰이고 있다. 당연히 발이 접지해 있을 때만 지면 반발력이 발생한다[1].

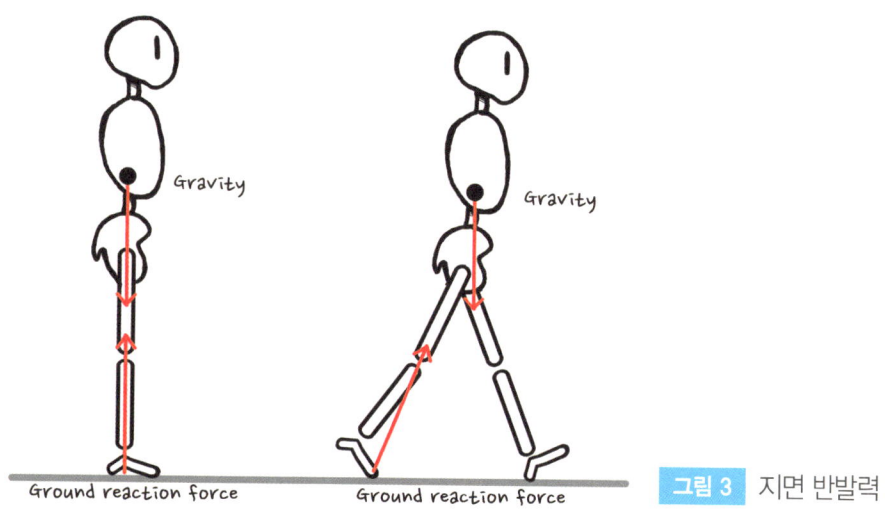

그림 3 지면 반발력

지면 반발력이 관절 회전축의 전방에 위치하면 관절이 신전하는 방향의 모멘트가 생길 것이고, 회전축의 후방에 위치하면 관절이 굴곡하는 방향의 모멘트가 생길 것이다(그림 4). 보행분석의 해석에서는 모멘트의 방향(부호)에 대해서는 다르게 쓰기는 하지만 일단 이렇게 이해하자.

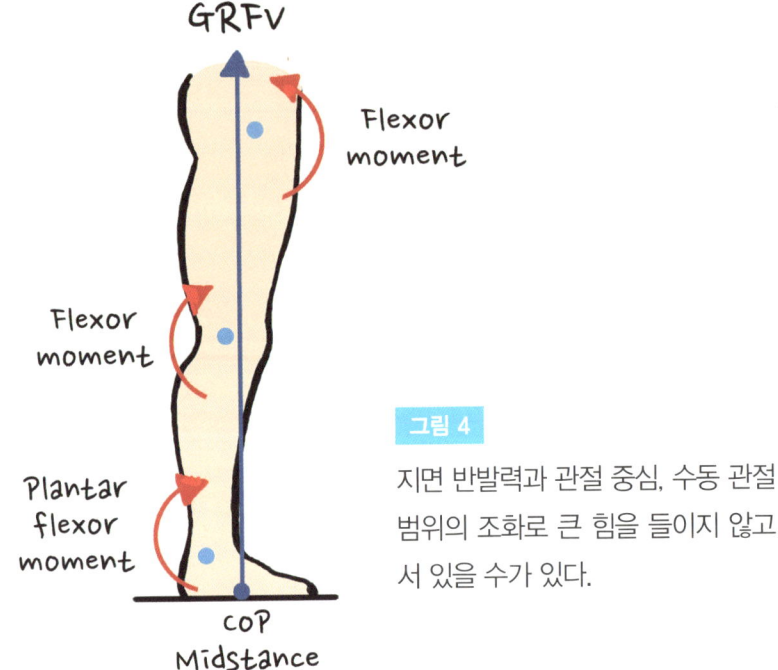

그림 4

지면 반발력과 관절 중심, 수동 관절 범위의 조화로 큰 힘을 들이지 않고 서 있을 수가 있다.

Ⅲ. 초기 접지(initial contact)

초기 접지는 기간이라기보다는 접지하는 순간을 의미한다(그림 5). 다리가 유각기에서 하중을 받고 있지 않다가, 접지하면 하중을 받게 된다. 각 관절은 하중의 충격을 견디는 각도를 유지하려고 할 것이다. 슬관절의 예를 들어 보자. 말기 유각기 이후에 최대한 슬관절을 신전하는 것이 몸을 전방으로 이동하는 데 유리하다. 그러면 슬관절을 완전히 신전한 상태에서 초기 접지를 하는 것이 좋을까? 슬관절이 완전히 신전하면 움직일 수 있는 방향은 굴곡 방향뿐이다. 약간 굴곡하면, 움직일 수 있는 방향은 굴곡/신전 방향으로 모두 가능해진다. 실제로 약간 굴곡하는 편이 충격을 완화하는 데 도움이 되고, 우리는 초기 접지에 슬관절을 약간 굴곡한다. 이는 보행의 안정성(stability)에 대한 여러 가지 질문을 가지게 한다. 보행에서 안정성이란 무엇일까? 어떤 인자가 보행의 안정성을 증가시킬까? 우리가 보행하는 방식은 안정성을 증가시키는 방향으로 진화하였을까?

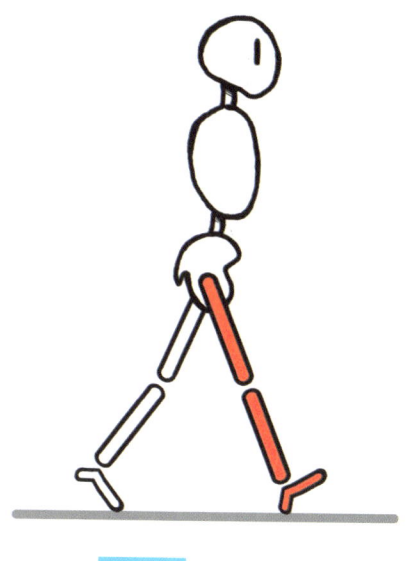

그림 5 초기 접지

Ⅳ. 하중 반응기(loading response)

하중 반응기는 초기 접지 이후 반대쪽 발이 지면에서 떨어질 때까지의 양하지 지지기를 뜻한다. 전형적 보행(typical gait)에서는 발뒤꿈치(heel)로 접지를 하면서, 발목관절이 족저 굴곡(plantar flexion)을 해서 발바닥이 지면에 접촉하게 된다. 이때, 슬관절이나 고관절은 약간 굴곡이 되었다가 다시 신전이 된다. 충격을 흡수하려는 몸의 반응이라고 생각하면 된다. 한 번 점프를 해 보자. 우리는 착지 시에 슬관절과 고관절을 약간 구부렸다가 편다. 같은 원리로 생각하면 된다.

발뒤꿈치로 접지를 하였을 경우, 지면 반발력은 발목 관절의 축에 비해 후방에 위치한다. 그래서 수동적으로 발목 관절은 족저 굴곡을 하게 된다. 발목 관절이 급격하게 족저 굴곡이 되면, 발바닥이 지면에 세게 부딪칠 것이고 충격을 받을 것이다. 그래서 서서히 발목관절이 족저 굴곡이 되어야 한다. 이를 위해 전경골근(tibialis anterior)이 편심성 수축(eccentric contraction)을 하며 족저굴곡의 속도를 줄여 준다. 발목 관절에서는 첫 번째 라커(1st rocker)라고 표현한다(그림 6, 7). 첫 번째 라커를 하중 반응기로 정의를 하는 경우도 있지만, 전형적 보행이 아닌 경우 첫 번째 라커 자체가 없는 경우가 많아, 첫 번째 양하지 지지기를 하중 반응기로 정의하는 것이 더 합리적일 것이다. 라커(rocker)는 '요람'이라고 번역한 경우도 있지만 아무도 요람이라고 쓰지 않아, 용어는 라커로 정착되었다.

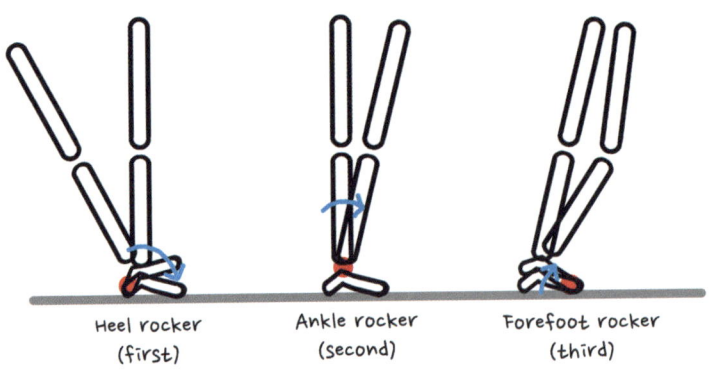

그림 6 발목 라커(ankle rocker)

슬관절과 고관절은 초기 접지의 위치에서 충격을 흡수해야 할 것이다. 그러기 위해서 약간의 굴곡을 허용해야 하지만, 충격으로 자세가 무너지면 안 될 것이다. 그래서, 신전근과 굴곡근이 동시에 수축하는 동시 수축(co-contraction)이 일어날 수 있다.

보행 병리가 있는 경우, 위와 같은 관절의 반응이 다를 수 있다. 아킬레스 건이 짧아 생기는 첨족 보행의 경우, 초기 접지가 앞꿈치에서 시작하고, 입각기 내내 발바닥 전체가 지면에 접촉하는 시기가 없을 수 있다. 이 경우에는 하중 반응기, 중기 입각기, 말기 입각기가 구별이 안 될 수 있다.

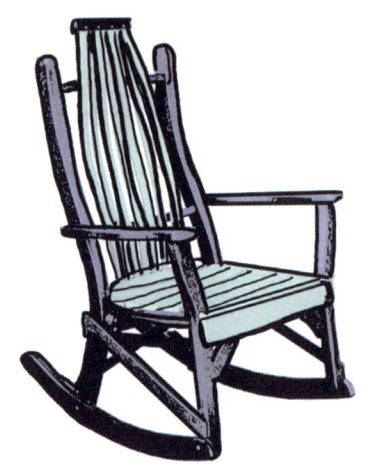

그림 7 요람(rocker)은 안락의자의 다리 부분을 연상하면 된다.

V. 중기 입각기(mid stance)

중기 입각기는 반대쪽 발이 유각기가 시작할 때 시작하며, 후족부가 들리기 전까지의 시기를 뜻한다. 중간 입각기는 많은 학자가 그 메커니즘에 대해 합리적인 설명을 하려고 했으며, 보행 주기 중에는 이해하면 가장 재미있는 부분이다. 또한 단하지 지지기(single limb support)로 몸의 하중을 가장 많이 받을 때이기 때문에 여러 가지 보행 병리가 나타나기 쉽다. 전형적 보행에서는 발목관절에서 두 번째 라커(2nd rocker)가 일어난다. 발이 지면에 닿은 상태에서 발목 관절을 축으로 하퇴부가 전방으로 이동을 한다(그림 8).

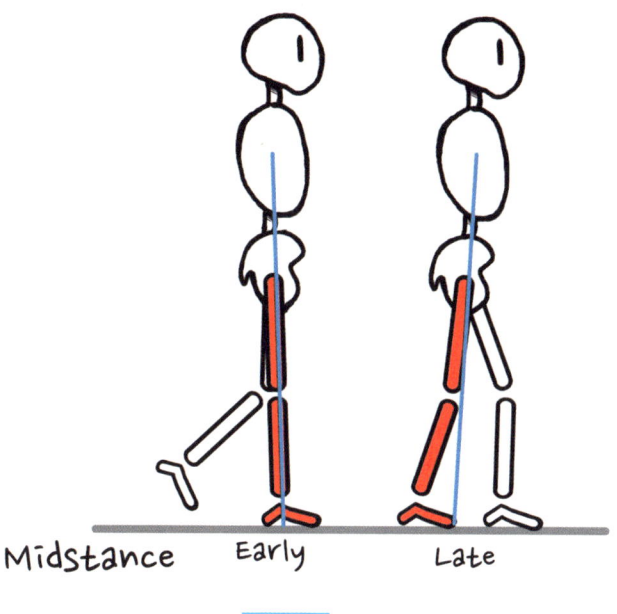

그림 8 중기 입각기

　중기 입각기의 전형적 보행에서 지면 반발력은 대략 발목 관절 회전축의 전방, 슬관절 회전축의 전방, 고관절 회전축의 후방에 위치하는 것으로 알려져 있다. 이 상태에서는 발목은 수동적으로 족배굴곡을 하려고 할 것이고, 슬관절은 신전이 유지될 것이다. 슬관절 입장에서는 특별한 신전근의 작용 없이 에너지를 쓰지 않고 신전을 유지할 수 있다(그림 9).

　그런데, 발목의 수동적 족배굴곡을 그냥 놔두면, 지면 반발력은 발목 관절 회전축 후방으로 이동할 것이고, 슬관절 후방, 고관절 전방으로 이동하게 된다. 그러면, 슬관절 입장에서는 신전 유지를 위해 근육의 활동이 필요하게 된다. 만약 발목의 수동적 족배굴곡을 조절하여 지면 반발력이 이 방향을 유지할 수 있다면, 큰 힘을 들이지 않고, 보행을 유지할 수 있다.

　다 같이 일어나서 한번 실험을 해보자. 일단 그냥 걸어 보자. 별로 힘들지 않을 것이다. 이제 무릎(슬관절)을 30도 정도 구부리고 걸어 보자. 대퇴 앞부분의 대퇴사두근에 힘이 들어가고, 훨씬 힘들게 걷는 것을 느낄 수 있을 것이다. 이렇게 무릎을 구부리고 걷는 것을 우리는 웅크림 보행(crouch gait)이라고 한다[2].

전형적인 보행에서는 중기 유각기에서 발목의 수동적 족배굴곡을 조절하여, 지면 반발력을 슬관절 전방으로 위치하려고 한다. 즉, 족저 굴곡근인 하퇴 삼두근이 편심성 수축(eccentric contraction)을 하여 족배 굴곡력을 상쇄시키며 지면 반발력의 위치를 슬관절 전방에 위치시킨다. 이를 발목관절 족저굴곡-슬관절 신전 조합(Ankle plantar flexion-Knee extension couple)이라고 부른다. 일부 학자는 하퇴 삼두근 중 가자미근(soleus)이 이 역할을 주로 담당한다고 이야기한다.

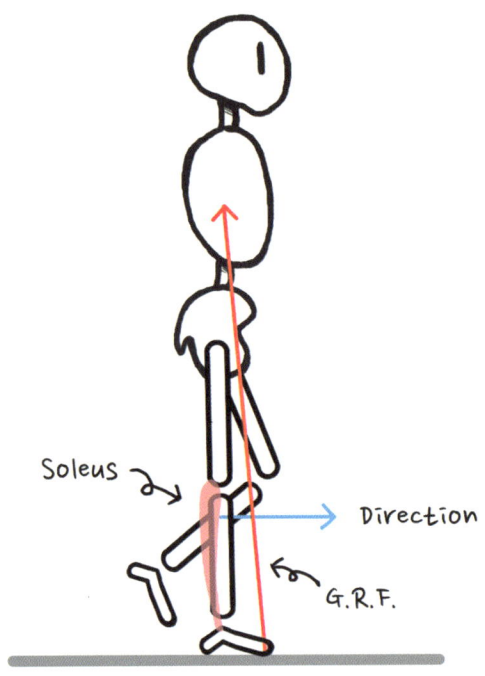

그림 9 중간 입각기에 가자미근의 작용으로 슬관절 신전을 유지한다.

만약, 하퇴 삼두근이 약하면 어떨까? 하퇴 삼두근의 약화되면, 족저굴곡-슬관절 신전 조합에 문제가 생길 것이다. 즉, 슬관절 회전축의 뒤로 지면 반발력이 지나갈 것이고, 슬관절은 굴곡이 되거나, 대퇴 사두근의 신전력이 필요해 질 것이다. 위에서 상술한 웅크림 보행(crouch gait)이 나타날 것이다. 웅크림 보행은 어떤 원인이든 슬관절 회전 축의 뒤로 지면 반발력이 지나가면 나타난다. 하퇴 삼두근 약화와 더불어 슬관절의 굴곡 구축(flexion contracture)은 대표적인 웅크림 보행의 원인이다.

하퇴 삼두근의 경직성이 있는 경우는 하퇴 삼두근의 수동 신전 시 경직 반사가 생길 수 있다. 즉 천천히 족배굴곡하다가 중간에 갑자기 족저굴곡을 일으키고, 다시 족배굴곡을 하는 패턴을 보일 수 있다. 우리는 이런 시상면의 변화를 쌍봉 패턴(double bump pattern)이라고 한다[3].

관절염 등으로 인하여, 관절에 하중이 가해 질 때 통증이 증가하는 경우는 어떨까? 가능하면 단하지 지지기(single limb support)를 짧게 하는 방향으로 보행을 할 것이다. 이렇게 통증으로 인하여, 입각기의 시기가 줄어드는 보행을 우리는 진통 보행(anthalgic gait)이라고 한다.

VI. 말기 입각기(terminal stance)

말기 입각기는 후족부가 지면에서 떨어질 때부터 반대쪽 발이 접지할 때까지의 시기이다. 말기 입각기부터 전 유각기까지 하퇴 삼두근이 족저 굴곡을 하여 몸을 전방으로 이동시키는 힘을 발휘한다. 뒤꿈치 들림(heel off)이라는 표현을 쓰기도 한다.

VII. 전 유각기(pre-swing)

반대쪽 발이 초기 접지할 때를 시작으로 하는 두 번째 양하지 지지기(double limb support)이다. 동측 발이 지면에서 완전히 떨어지면 끝나고 유각기가 시작된다. 발가락 들림(toe off)이라는 표현을 쓰기도 한다. 고관절의 굴곡근의 작용으로 굴곡이 시작된다. 슬관절은 수동적으로 굴곡이 된다.

VIII. 초기 유각기(initial swing)

유각기 시작 후 반대측 발 위치까지 이동할 때까지를 초기 유각기라고 부른다. 초기 유각기는 하퇴부 가속기라고도 하고, 족부 클리어런스(foot clearance)를 위하여 고관절과 슬관절이 굴곡을 하게 된다. 이때 고관절 굴곡근과 슬관절 굴곡근이 작용한다(그림 10).

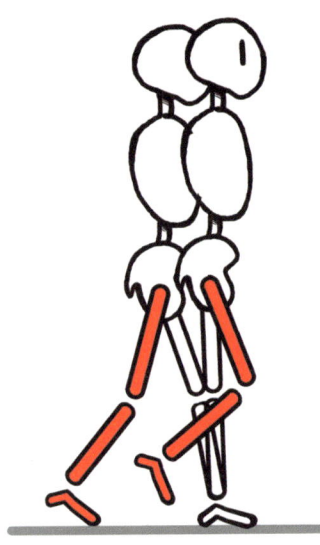

전형적인 보행에서는 슬괵근만 작용하고 대퇴직근은 이때 작용을 하지 않는다. 경직성이 있는 경우, 수동적 신장 시 반사로 대퇴직근이 같이 수축한다(co-contraction). 슬관절 굴곡이 둔화가 되고 최대 굴곡 시기가 늦추어진다. 이를 강직 슬관절 보행(stiff knee gait)이라고 한다[4].

그림 10 초기 유각기

원활한 보행을 위해서는 유각기의 족부 클리어런스가 매우 중요하다. 고관절 굴곡과 슬관절 굴곡이 도와주면, 전경골근이 작용하여 발목 관절의 족배 굴곡을 하여 발끌림을 막는다. 전경골근이 마비 되면 발이 지면에 끌리는 데 이를 족하수(foot drop)이라고 하며, 이러한 보행 형태를 발끌림 보행(steppage gait)이라고 한다.

IX. 중기 유각기(midswing)

경골이 지면에 수직으로 위치할 때까지를 중기 유각기라고 한다. 하퇴부가 가속에서 감속으로 전환되는 시기이고 근육의 작용이 없다. 슬관절 회전축을 중심으로 하퇴가 진자 운동(pendulum)을 한다(그림 11).

X. 말기 유각기(terminal swing)

중기 유각기 이후 초기 접지까지를 말기 유각기라고 한다. 하퇴부 운동의 감속기이며 슬관절을 신전한다(그림 12).

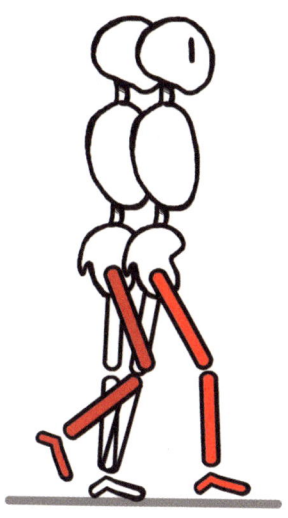
그림 11 중기 유각기

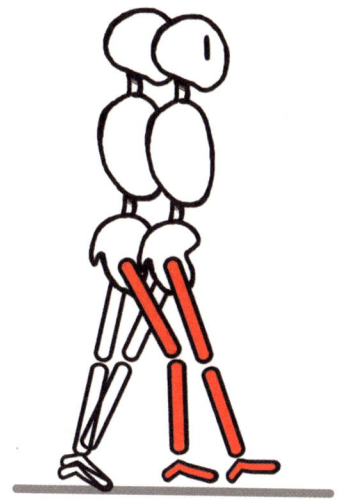
그림 12 말기 유각기

참고문헌

1. Fryzowicz A, Murawa M, Kabacinski J, Rzepnicka A, Dworak LB. Reference values of spatiotemporal parameters, joint angles, ground reaction forces, and plantar pressure distribution during normal gait in young women. *Acta of bioengineering and biomechanics*. 2018;20(1):49-57.

2. Rhie TY, Sung KH, Park MS, Lee KM, Chung CY. Hamstring and psoas length of crouch gait in cerebral palsy: a comparison with induced crouch gait in age- and sex-matched controls. *J Neuroeng Rehabil*. 2013;10:10.

3. Wolf SI, Mikut R, Kranzl A, Dreher T. Which functional impairments are the main contributors to pelvic anterior tilt during gait in individuals with cerebral palsy? *Gait Posture*. 2014;39(1):359-364.

4. Lee SY, Kwon SS, Chung CY, et al. Rectus femoris transfer in cerebral palsy patients with stiff knee gait. *Gait Posture*. 2014;40(1):76-81.

Chapter.09
행렬 그리고 직관으로 이해하는 주성분 분석

Chapter 09. 행렬 그리고 직관으로 이해하는 주성분 분석

I. 서론

보행분석을 시행하면 상당히 많은 양의 정보를 얻을 수 있다. 그러나, 우리는 각 인체 표지자(마커)에서 나온 정보와 이를 처리하여서 만든 정보를 축약하여 몇 가지 변수만 사용하게 되게 된다. 예를 들어, 골반에 세 개의 표지자(마커)를 부착하고 보행을 하였다. 보행 시 표지자(마커)에서는 1초에 수십 개의 3차원 위치 정보가 나올 것이다. 우리가 임상에서 사용하는 보행분석 표기법은 보행 주기를 50개로 나누어 표시한다. 많은 표지자(마커)의 위치 정보를 50개로 축약하게 되는 것이다. 우리는 그래프를 보고, 골반의 운동 패턴, 전방 경사와 같은 일부 내용만 실제로 이용하게 한다(그림 1).

우리는 임상에서 흔하게 정보 축약(data reduction)을 한다. 환자의 방사선 사진을 보고, "골절"이라고 진단하는 과정도 일종의 정보 축약이다. 즉, 방사선 사진이라는 매우 큰 용량의 정보를 두 자로 축약한 것이다. 이는 심전도 검사를 보고, 임상의가 심근경색 여부를 판단하는 것과 비슷한 과정이다. 보행분석의 판독 과정도 이와 같다.

이와 같이 정보 축약을 경험에 의해서 할 수도 있지만, 수학을 이용하여 정보를 축약하려는 방법도 있다. 가령, 우리가 수많은 표지자(마커) 정보로부터 보행의 척도를 만들어서, 잘 못 걷는 경우를 0점, 매우 잘 걷는 경우를 100점으로 표시할 수 있다면 많은 도움을 받

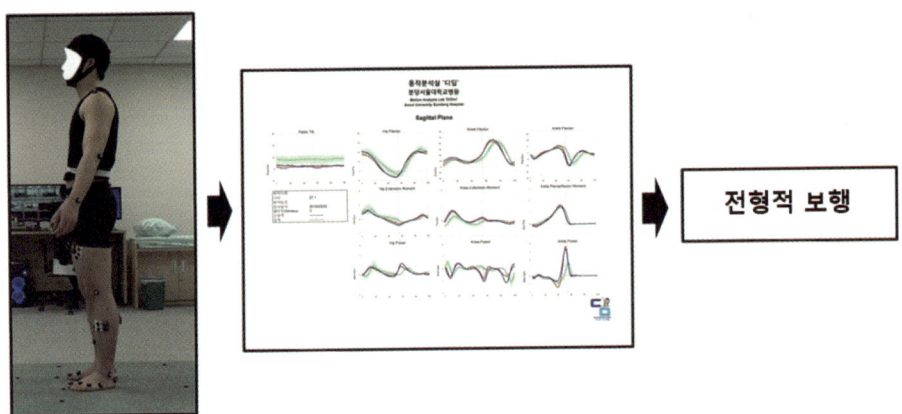

그림 1 보행분석의 정보가 단계마다 축약된다. 보행자에게 표지자를 부착하여, 보행분석 그래프로 정보를 표시하였고, '전형적 보행'이라는 5자로 축약하였다.

을 수 있을 것이다. 이렇게 두 개 이상의 변량을 처리하여 수학적으로 축약하는 방법을 다변량 분석이라고 한다. 동작분석에서는 다변량 분석 중 주성분 분석(principal component analysis, PCA), 특이값 분해(singular value decomposition)등의 방법이 많이 쓰인다.

주성분 분석을 수학적으로 증명하려고 하면, 선형 대수학(linear algebra)을 처음부터 차근차근 공부하는 방법이 있을 것이다. 그러나, 꼭 수학으로 모든 수식을 엄밀히 증명하지 않아도, 이를 이해하고 응용하는 것이 가능하다. 우리가 좋은 차를 소유하고 운전하기 위해서는 차에 대한 이해와 운전 훈련이 필요하지만, 꼭 차를 만들 수 있어야 하는 것은 아니다. 물론 차에 대한 이해 정도가 높아질수록 차를 더욱 잘 이용할 수 있을 것이다. 마찬가지로, 주성분 분석을 이해하면, 주성분 분석의 응용이나 한계를 알게 된다. 이번 장에서는 동작분석의 이해를 위해 수학 용어를 익히면서, 주성분 분석을 직관적으로 이해해 보자.

1) 행렬 읽기

행렬은 영어로 'm x n matrix'라고 표현하고 읽는 순서는 행(row) × 열(column)이다. 4 x 2 행렬이라 하면 앞이 행, 뒤가 열이다. 즉 행이 4개, 열이 2개인 행렬이다. 영어로는 'm(행) by n(열) matrix'라 읽는다. 행과 열의 개수는 행을 'm'으로 열을 'n'으로 표시한다. 행렬에 들어가는 항(entry)을 표시하는 방법은 'aij'이다. 즉 'aij'는 i행, j열에 들어가는 항의 정보를 뜻한다. 벡터는 열벡터(column vector)로 많이 표시하므로 행렬을 열벡터로 나열하여서 표시하기도 한다. m과 n이 같은 항을 대각항이라고 하고, m과 n이 다른 항을 합성항이라고 한다(그림 2).

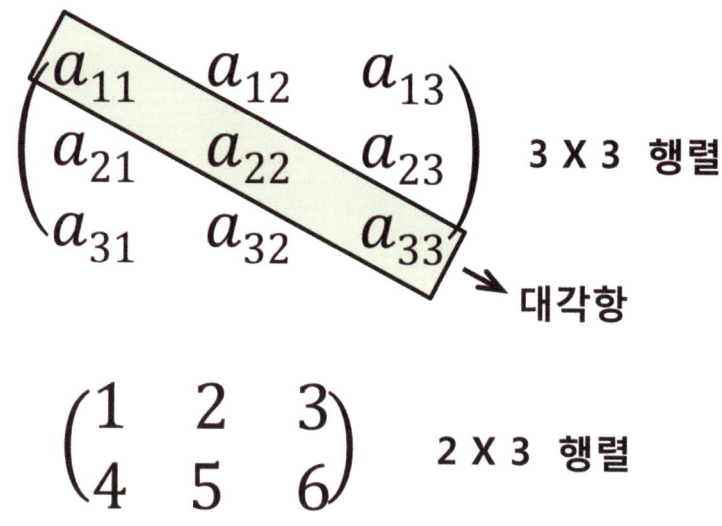

그림 2 행렬의 표시 방법. 대각 부분의 항을 대각항(trace)이라 하고 이외의 항을 합성항이라 한다.

2) 벡터의 내적 (dot product) 규칙

벡터의 내적은 하나의 약속이다. 우리는 (a b) · (c d) = ac + bd 임을 고등학교 과정에서 학습하였다. 벡터의 내적 의미 중 주성분 분석을 이해하는데 중요한 것은 두 가지이다.

첫째, 단위 벡터는 크기, 즉 절대값이 1인 벡터이다. 하나의 벡터를 다른 단위 벡터로 내적을 하면, 단위 벡터로 내린 정사영(projection)의 길이가 된다(그림 3). 만약 단위 벡터가 축이라고 한다면, 단위 벡터 방향으로의 좌표값이라고 할 수 있다.

둘째, 행렬의 곱에 들어가는 ij항은 앞행렬의 i행과 뒤행렬의 j열의 내적으로 정의한다(그림 4).

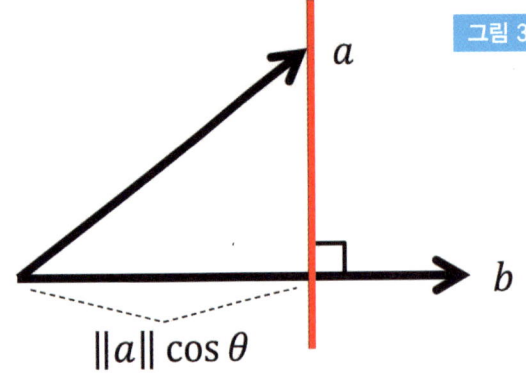

그림 3 벡터 a를 단위 벡터 b로 내적을 하면, 그 단위 벡터 b 방향으로 내린 정사영의 길이가 된다. 단위 벡터 b가 만드는 축의 좌표값이라고 이해할 수 있다.

$$\boldsymbol{a} \cdot \boldsymbol{b} = \|\boldsymbol{a}\|\|\boldsymbol{b}\|\cos\theta$$

$$\frac{\boldsymbol{a} \cdot \boldsymbol{b}}{\|\boldsymbol{b}\|} = \|\boldsymbol{a}\|\cos\theta \quad (\because \|\boldsymbol{b}\| = 1)$$

$$\boldsymbol{a} \cdot \boldsymbol{b} = \|\boldsymbol{a}\|\cos\theta$$

$$\begin{pmatrix} a_{11} & a_{12} & a_{13} \\ a_{21} & a_{22} & a_{23} \end{pmatrix} \begin{pmatrix} b_{11} & b_{12} \\ b_{21} & b_{22} \\ b_{31} & b_{32} \end{pmatrix} = \begin{pmatrix} C_{11} & C_{12} \\ C_{21} & C_{22} \end{pmatrix}$$

$$C_{11} = (a_{11}\ a_{12}\ a_{13}) \cdot (b_{11}\ b_{21}\ b_{31})$$

그림 4 행렬의 곱. A행렬의 i행과 B행렬의 j열의 내적이 C행렬의 cij가 된다.

3) 행렬의 곱

행렬의 덧셈, 뺄셈은 그냥 이해하는 것이 가능하다. 행렬에는 나눗셈은 정의되어 있지 않다. 그러나 행렬 곱은 정의가 되어 있다. 행렬 곱은 그 정의를 정확히 이해해야 한다(그림 4). m행과 n열을 가지고 있는 행렬(m×n)을 n행과 p열의 행렬(n×p)로 곱하면 m행과 p열의 (m×p) 행렬이 된다. 즉 A(m×n) × B(n×p) = AB(m×p)이다.

위에서 언급하였듯이 A×B에 들어가는 aij번째 항은 A의 i행벡터와 B의 j열벡터의 내적이다. 예를 들어, 100×300 행렬과 300×400 행렬을 곱하면, 100×400 행렬이 된다. 100×1 행렬(하나의 열 벡터)과 1×100 행렬(하나의 행 벡터)을 곱하면, 100×100 행렬이 된다.

다른 예를 들어 보자. 2×100 행렬과 100×2 행렬을 곱하면 2×2 행렬이 된다. 이는 100명의 피험자에서 키와 몸무게의 공분산 행렬(covariance matrix)을 구하는 방식이다. 이때 공분산 행렬은 2×2 행렬이다. 많이 줄어든 것을 느낄 것이다. 줄어든 행렬의 의미가 무엇일까? 일단 의문을 가져 보라.

4) 전치행렬, 정방행렬

전치행렬은 행과 열을 바꿔서 만든 행렬이다. 정방행렬은 행과 열의 숫자가 같은 행렬로 세상에 존재하기 쉽지 않은 정보이다. 다만, 임의의 행렬과 그 전치 행렬의 곱은 정방행렬이 된다. 우리는 이것을 많이 이용한다(m×n 행렬 × n×m 행렬 = m×m 행렬). 주성분 분석은 공분산 행렬을 이용하고, 공분산 행렬은 정방행렬이다(그림 5).

$$X = \begin{pmatrix} 1 & 1 & 1 \\ 1 & 1 & 1 \end{pmatrix} \quad X^T = \begin{pmatrix} 1 & 1 \\ 1 & 1 \\ 1 & 1 \end{pmatrix}$$

$$XX^T = \begin{pmatrix} 1 & 1 & 1 \\ 1 & 1 & 1 \end{pmatrix} \begin{pmatrix} 1 & 1 \\ 1 & 1 \\ 1 & 1 \end{pmatrix} = \begin{pmatrix} 3 & 3 \\ 3 & 3 \end{pmatrix}$$

그림 5 행렬과 그 전치행렬을 곱하면 정방행렬이 된다. 공분산행렬을 구할 때 많이 사용한다.

5) 정규직교행렬

절대값이 1인 벡터를 단위 벡터라고 한다. 정방행렬은 행과 열이 같은 수의 행렬이다. 단위 벡터의 개념을 행렬로 확장한 것이 정규직교행렬(orthonormal matrix)이다.

정규직교행렬은 각 행벡터와 열벡터가 단위 벡터이고 서로 직각을 이루는 정방행렬이다.

임의의 행렬과 정규직교행렬에 곱해 보자. 앞행렬이 정규직교행렬이라고 하자. 행렬의 곱에 들어가는 항(aij)은 앞행렬 i행 단위 벡터와 뒤행렬 j열의 내적이 된다. 즉 뒤행렬을 앞행렬의 i행 단위 벡터 방향의 정사영이 aij가 된다. 즉 단위 벡터를 축으로 하는 좌표값이 된다. 다르게 표현하면 회전을 하는 것이다(그림 6). 이때 공간에서 축을 이루는 벡터를 기저(basis)라고 하기도 한다. (사실 기저는 좀 더 넓은 의미이지만 여기서는 이 정도로 이해하자.)

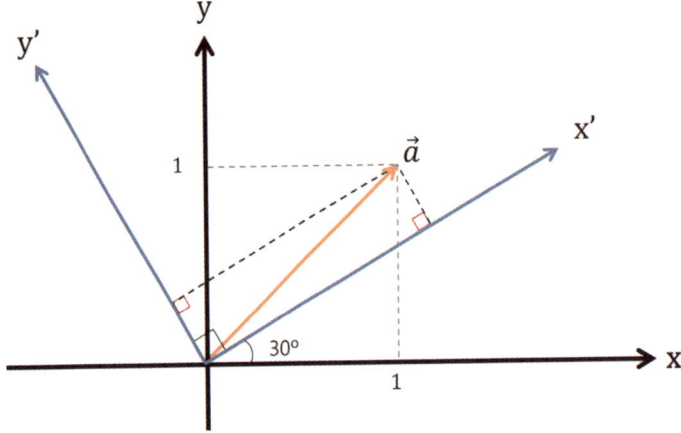

그림 6 벡터 a를 x'y'축을 이루는 단위벡터로 내적하면, 새로운 좌표값이 나온다. 이를 거꾸로 생각하면, 벡터 a가 30도 만큼 시계방향으로 회전한 것으로 이해할 수 있다.

예를 들어 설명해보자. x축과 y축을 이루는 단위 벡터는 (1 0) (0 1)이다. xy축에서 벡터 a의 좌표를 (1,1)이라고 해 보자. 만약 새로운 x'y'축을 이루는 단위 벡터 $\left(\frac{\sqrt{3}}{2} \ \frac{1}{2}\right)\left(-\frac{1}{2} \ \frac{\sqrt{3}}{2}\right)$를 행으로 쌓아서 만든 행렬을 곱해 보자. 여기서 나온 값은 각각의 내적이고, 이는 각각의 단위 벡터의 정사영의 길이가 된다.

단위벡터에 내적하면 정사영의 길이라는 것을 다시 한번 기억하자. 새로운 단위 벡터(기저, basis)를 축으로 하는 새로운 좌표값이 되게 된다. 거꾸로 생각해 보면, 기존의 벡터 a를 30도만큼 시계방향으로 회전시킨 것이다(그림 7). 회전을 2차원이나 3차원에서만 생각하지 말고, 다차원에서 확장하여 상상을 해보도록 하자.

A
$$\begin{pmatrix} 1 & 0 \\ 0 & 1 \end{pmatrix} \begin{pmatrix} 1 \\ 1 \end{pmatrix} = \begin{pmatrix} 1 \\ 1 \end{pmatrix}$$

B
$$\begin{pmatrix} \sqrt{3}/2 & 1/2 \\ -1/2 & \sqrt{3}/2 \end{pmatrix} \begin{pmatrix} 1 \\ 1 \end{pmatrix} = \begin{pmatrix} \sqrt{3}/2 + 1/2 \\ \sqrt{3}/2 - 1/2 \end{pmatrix}$$

그림 7 그림 6을 수식으로 표현한 것이다. A. 벡터 a를 xy축벡터로 내적한 것을 행렬곱으로 표시하였다. B. 벡터 a를 x'y'축벡터로 내적한 것을 행렬곱으로 표시하였다. (1 1)이 새로운 축을 기준으로 하는 좌표값으로 변환되었다. 이 x'y'축벡터로 만든 행렬이 결국은 회전 행렬인 것이다. 회전 행렬은 단위벡터이며, 서로 직각인 벡터로 이루어져 있다. 2차원에서 설명하였지만, 3차원, 4차원으로 상상해 보자.

6) 고유값 분해

고등학교에서 인수 분해를 배웠을 것이다. 인수 분해를 하는 이유가 무엇인가? $\chi^2-3\chi+2$ 라는 식에서 χ에 5를 대입하여 계산하는 것보다는 $(\chi-2)(\chi-1)$에서 5를 대입하여 계산하는 것이 훨씬 편하다. 그래서 우리는 인수분해라는 작업을 하게 되는 것이다.

이와 비슷하게 행렬도 여러 가지 방법으로 분해(decomposition, factorization)를 할 수 있다. 고유값 분해(eigen decomposition, spectral decomposition)라는 것은 정방행렬을 보기 쉽게 분해를 한 것이다. 정방행렬의 "인수 분해"라고 생각하면 된다(그림 8, 10).

$$A = P \wedge P^{-1}$$
$$= P \wedge P^T$$
$$PP^T = I \ (P^{-1} = P^T)$$

$$\underbrace{(1PC \mid 2PC)}_{P} \underbrace{\begin{pmatrix} \lambda_1 & 0 \\ 0 & \lambda_2 \end{pmatrix}}_{\wedge} \underbrace{\begin{pmatrix} 1PC \\ 2PC \end{pmatrix}}_{P^T}$$

그림 8 정방행렬의 고유값 분해. 정방행렬은 회전행렬과 대각행렬로 분해할 수 있다. 가운데 대각행렬은 대각항은 양수이고, 합성항은 0이다. 앞과 뒤의 행렬은 정규직교행렬이다. 대각항을 고유값이라고 하고, 1PC, 2PC가 고유벡터이다. P의 열벡터가 고유벡터임을 기억하자.

정방행렬을 고유값 분해를 하면 좀 더 직관적으로 행렬의 구조를 알 수 있다. 고유값 분해를 하면 P와 ∧행렬의 행렬곱으로 분해가 된다. 가운데 있는 ∧행렬은 우리가 흔히 대각행렬이라고 부른다. 이는 대각항을 제외하고는 모든 합성항이 0인 행렬이다. 대각항의 값은 각 축 방향의 가중치를 의미한다(그림 9, 10).

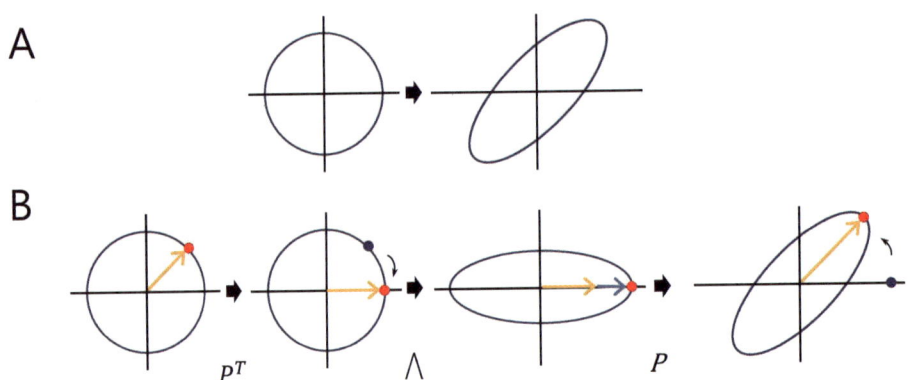

그림 9 A. 비스듬한 타원으로 변환하는 2×2 행렬이 있다고 하자. B. 고유값 분해를 기하학적으로 생각하면, 축을 돌리고(rotation), 축 방향으로 늘리고(span), 축을 다시 되돌려 놓는 행렬로 기존 행렬을 분해한 것이다. 붉은 점의 이동 경로를 유의 깊게 보기 바란다.

$$\overset{P}{\begin{pmatrix} \sqrt{2}/2 & -\sqrt{2}/2 \\ \sqrt{2}/2 & \sqrt{2}/2 \end{pmatrix}} \overset{\wedge}{\begin{pmatrix} 1.5 & 0 \\ 0 & 1 \end{pmatrix}} \overset{P^T}{\begin{pmatrix} \sqrt{2}/2 & \sqrt{2}/2 \\ -\sqrt{2}/2 & \sqrt{2}/2 \end{pmatrix}}$$

그림 10 그림 9를 수식으로 표현한 예이다. 45도 시계 방향으로 회전하고, x축 방향으로 1.5배 한 후에 45도 반시계방향으로 회전하는 행렬의 곱으로 분해가 되었다.

기하학적으로는 축 방향을 따라 늘리는 정도를 의미한다. P를 고유벡터(eigenvector)라고 하고 ∧의 대각 성분을 고유값(eigenvalue)라고 한다. 그래서 대각항을 크기 순서로 배열을 한다면, 이 행렬의 가장 큰 장축부터 차례로 알 수 있게 된다. 고유값 분해를 하는 방법은 여러 가지 알고리즘이 있지만, 우리가 알 필요는 없기에 여기서는 생략하기로 한다[1,2]. 실제로 수기로 계산하지는 않고, 대부분의 공학/통계 프로그램에서 계산을 지원한다.

7) 공분산 행렬

변량이 평균에서 떨어진 정도의 제곱을 모두 더한 것에서 자유도를 나눈 것을 분산이라고 한다. 분산은 넓게 퍼지면 값이 커지는 성질을 가진다. 분산은 하나의 변수에서 구할 수 있다. 만약 두 개의 변수에서 분산을 구할 수 있을까? 각각의 평균에서 떨어진 정도를 곱하면 무슨 값이 나올까? 이것이 공분산이다. 그러나, 공분산은 언뜻 이해하기 어렵게 정의가 되어 있다(그림 11).

$$cov(x\ y) = E[(x - m_x)(y - m_y)]$$
$$= E[xy] - m_x m_y$$

그림 11 공분산의 정의이다. E의 의미는 기대값을 뜻하고, 모든 경우의 수를 합한 후 자유도로 나누어 구하게 된다. m은 평균을 의미한다. 만약 모든 $\chi - m_\chi$에 대한 $y - m_y$ 값이 독립적으로, 즉 $\chi - m_\chi$에 전혀 상관이 없이 분포한다면, 공분산은 0이 된다.

공분산은 두 개의 함수가 퍼진 정도와 상관관계가 같이 영향을 미치게 된다. 두 개의 함수가 퍼진 정도가 서로 상관이 없으면 0이 된다. 양의 상관관계가 있으면 0보다 크게 되고, 음의 상관관계가 있으면 0보다 작게 된다(그림 12).

모든 $\chi - m\chi$에 대한 $y - my$ 값이 전혀 상관이 없이 분포한다면, 다시 이야기하여, 쉽게 이야기하여 모든 $\chi - m\chi$에 대한 $y - my$의 평균이 0이라면, 공분산이 0이 된다.

이제 공분산 행렬에 관해 설명하기로 한다. 공분산 행렬의 구조를 이해하려면 아래의 내용이 중요하니 하나씩 차근차근 기억하도록 하자.

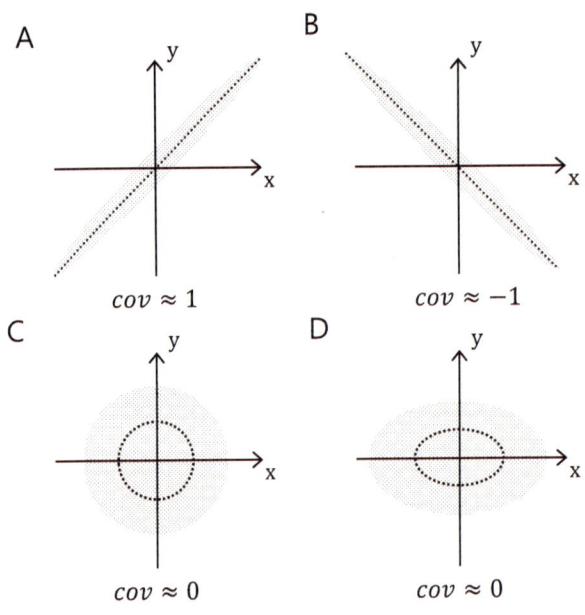

그림 12 쉽게 이해하기 위해 평균 m_x, m_y가 0인 분포를 제시하였다. A. χ에 대응하는 y의 값이 양의 상관관계를 가진다. B. χ와 y가 음의 상관관계를 가진다. C. χ와 y의 분포가 전혀 상관이 없다. 공분산은 0이 된다. D. 모든 χ에 대응하는 y값의 평균이 0이다. 이런 타원형 분포도 공분산이 0이라는 것을 이해하자. 타원의 장축과 단축은 분산이 가장 큰 두 개의 방향이라고 이해하자.

1) 변량에서 평균을 빼는 과정을 중심화(centering)라고 한다. 자료 행렬을 중심화 한 행렬과 그 행렬의 전치행렬을 행렬 곱한 것에서 자유도(N-1)를 나눈 것이 공분산 행렬이다(그림 13).

2) 대각항은 분산이고 나머지 합성항은 공분산이 된다(그림 14). 이것이 우연히 되었을까? 공분산과 공분산 행렬 중에 무엇이 먼저 정의가 되었는지는 잘 모르겠으나, 절묘하게 합성항이 공분산의 정의와 맞아떨어진다.

3) 공분산 행렬은 대칭이며, 정방행렬이다. 대각항은 분산이므로 언제나 0보다 크다.

4) 고유값분해가 가능하다. 고유값분해를 하면 회전행렬과 대각행렬이 나온다.

A. (3 1) (4 3) (2 2)

B. $\begin{pmatrix} 3 & 4 & 2 \\ 1 & 3 & 2 \end{pmatrix}$
$m_x = \frac{3+4+2}{3} = 3$
$m_y = \frac{1+3+2}{3} = 2$

C. $\begin{pmatrix} 3-3 & 4-3 & 2-3 \\ 1-2 & 3-2 & 2-2 \end{pmatrix} = \begin{pmatrix} 0 & 1 & -1 \\ -1 & 1 & 0 \end{pmatrix} = X$

D. $\begin{pmatrix} 0 & 1 & -1 \\ -1 & 1 & 0 \end{pmatrix} \begin{pmatrix} 0 & -1 \\ 1 & 1 \\ -1 & 0 \end{pmatrix} = XX^T$

$1/2 \begin{pmatrix} 2 & 1 \\ 1 & 2 \end{pmatrix} = C$

그림 13 A. x, y의 변량이 3개의 쌍을 이루고 있다. 행이 차원(dimension), 즉 변수의 개수이다. B. 정보를 하나의 행렬로 표시하였다. x의 평균은 3, y의 평균은 2이다. C. 중심화의 과정이다. 즉 평균으로 빼서 중심에서 멀어지는 정도를 표시하였다. D. C에서 만들어진 행렬과 그 전치행렬을 행렬곱한 다음. N-1로 나누어 주었다. 이 행렬이 공분산행렬이다.

$(x_1\ y_1)\ (x_2\ y_2)\ (x_3\ y_3)$ $N = 3$

$\begin{pmatrix} x_1 & x_2 & x_3 \\ y_1 & y_2 & y_3 \end{pmatrix}$ $m_x = (x_1 + x_2 + x_3)/3$
$m_y = (x_1 + x_2 + x_3)/3$

$\begin{pmatrix} x_1 - m_x & x_2 - m_x & x_3 - m_x \\ y_1 - m_y & y_2 - m_y & y_3 - m_y \end{pmatrix} = X$

$\begin{pmatrix} x_1 - m_x & x_2 - m_x & x_3 - m_x \\ y_1 - m_y & y_2 - m_y & y_3 - m_y \end{pmatrix} \begin{pmatrix} x_1 - mx & y_1 - m_y \\ x_2 - mx & y_2 - m_y \\ x_3 - mx & y_3 - m_y \end{pmatrix} = XX^T$

$C = \frac{1}{N-1} XX^T = \begin{pmatrix} C_{xx} & C_{xy} \\ C_{xy} & C_{yy} \end{pmatrix}$

$C_{xx} = \{(x_1 - m_x)^2 + (x_2 - m_x)^2 + (x_3 - m_x)^2\} \frac{1}{N-1}$
$C_{xy} = \{(x_1 - m_x)(y_1 - m_y) + (x_2 - m_x)(y_2 - m_y) + (x_3 - m_x)(y_3 - m_y)\} \frac{1}{N-1}$
$C_{yy} = \{(y_1 - m_y)^2 + (y_2 - m_y)^2 + (y_3 - m_y)^2\} \frac{1}{N-1}$

그림 14 그림 13의 공분산행렬이 만들어지는 과정을 식으로 표시하였다. 합성항이 공분산의 정의와 맞아 떨어진다. 대각항이 분산, 합성항이 공분산임을 기억하자.

5) 공분산행렬의 크기에 관심을 가져 보자. 만약 변수가 2개라면, 공분산 행렬은 2×2 행렬이 된다. 만약 변수가 3개라면 공분산 행렬은 3×3 행렬이 된다. 실제의 예로 생각을 해보자. 대상자가 50명이고 각 대상자의 체중과 키를 안다고 하자. 그러면 변수는 2개이다. 공분산 행렬을 만들면 2×2 행렬이 된다.

조금 내용을 바꿔보자. 대상자 5명의 영상 정보가 있다고 하자. 가령 각 영상이 만개의 픽셀, 즉 변수로 이루어져 있다고 하자. 그러면, 공분산 행렬은 10,000×10,000 행렬이 된다. 공분산 행렬은 변수의 숫자에 따라 달라지며, 대상 숫자와는 상관이 없다. 공분산행렬을 이용하면, 많은 정보가 적게 축약이 되기도 하지만, 적은 정보가 더 많이 확대될 수도 있다는 것을 이해하자.

6) 그러면, 공분산 행렬은 무슨 의미일까? 만약 두 개의 변수로 이루어진 2×2 행렬이라면, 원 $x^2+y^2=1$ 을 타원으로 선형 변환하는 행렬이 공분산 행렬이다(그림 9). 타원의 장축이 가장 분산이 큰 방향이고, 단축은 장축 방향에 독립인 분산 방향이다. 3차원으로는 럭비공이 될 것이고 각각 직각인 축이 3개가 나올 것이다. 다차원에 확장하여 상상하여 보자.

8) 주성분 분석(principal component analysis, PCA)

공분산 행렬은 정방 행렬이며 대칭행렬이다. 그러므로, 고유값 분해를 할 수 있다. 우리는 공분산 행렬의 고유값 분해를 주성분 분석이라고 한다.

공분산 행렬의 고유값 분해의 의미를 다시 생각해 보자(그림 9). 이 경우, P의 축벡터(기저, basis, 고유벡터, eigenvector)는 타원의 장축과 단축이 될 것이다. ∧의 대각항을 고유값이라고 하고, 이는 가장 분산이 큰 방향과 그 다음으로 분산이 큰 방향의 분산이 된다. 그리고 서로 직각, 즉, 독립이다(그림 15).

이렇게 공분산 행렬을 고유값 분해를 하면, "인수 분해"처럼 좀 더 직관적이고 편하게 계

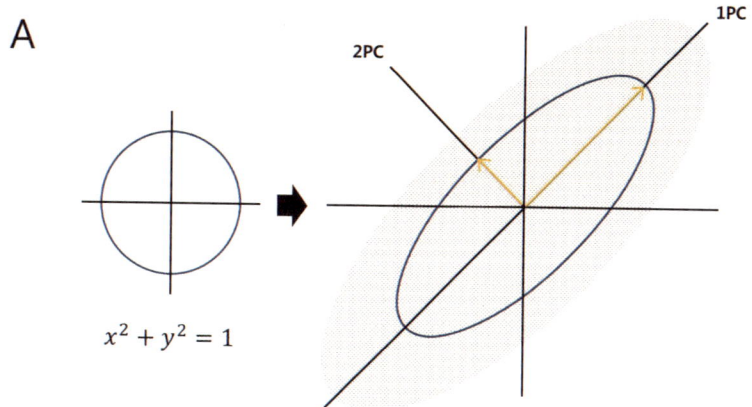

그림 15 공분산행렬의 의미를 알아보자. 두 개의 변수 즉, 이차원의 공분산행렬로 $x^2+y^2=1$을 선형 변환시켰을 때 타원이 된다. 타원의 장축의 벡터가 분산이 가장 큰 방향이며 첫째 주성분(first principal component)이다. 둘째 주성분은 단축이 된다. 고유값이 각각 첫째 및 둘째 주성분의 분산이 된다. 3차원 이상의 다차원에도 적용하여 보자.

산을 할 수 있게 해 줄 뿐만이 아니라 다른 장점이 있다.

공분산 행렬에서 분산이 가장 큰 축으로부터 가장 작은 축까지의 벡터(기저)를 차례로 알 수가 있다. 그리고 각각의 축은 직각을 이룬다. 또한 각각의 축 방향으로의 분산을 알 수 있다. 변수가 두 개라면 P의 행벡터가 타원의 장축과 단축의 기저가 되고, ∧의 대각항이 장축과 단축의 분산이라는 것은 제약 최적화(constrained optimization)로 증명할 수 있다. 우리가 이용할 때, 엄밀한 증명이 필요한 것이 아니므로 생략한다. 그림을 보고 직관으로 이해할 수 있다[2](그림 9).

주성분 분석에서 각 축벡터를 주성분(principal component)이라고 한다. 주성분은 2×2 행렬에는 2개, 3×3 행렬에는 3개, n×n 행렬에는 n개가 있게 된다.

좀 더 나가 보자. 3개의 변수를 가진 어떤 분포에 대해 주성분 분석을 했다고 하자. 그리고, 첫째 주성분의 고유값이 98, 둘째 주성분이 1, 셋째 주성분이 1이라고 하자. 이것은 어떤 의미일까? 대부분 정보가 첫째 주성분 방향으로 길게 늘어져 있다는 것을 알 수 있다. 즉 둘째, 셋째 주성분을 없애고, 첫째 주성분만 가지고 변수의 분포를 표시할 수가 있다. 또다시 정보를 축약할 수가 있다.

9) 주성분 분석의 이용

주성분 분석을 이용하면, 정보의 축약을 할 수 있게 된다. 대표적으로 영상의 압축 등에 이 방법을 이용할 수 있다[2]. 또한 영상의 3차원 구성을 위한 통계 형상 모형(statistical shape model)을 만드는데 이용한다[3].

보행 정보를 축약한 보행 지표로도 활용할 수 있다. 질레트 보행 지표(Gillette gait index, GGI)[4]와 보행 변이 지표(Gait deviation index, GDI)[5]가 각각 주성분분석과 특이값 분해를 이용하였다. 자세한 내용은 11장에서 상술한다.

참고문헌

1. Lay DC, Lay SR, McDonald J. *Linear algebra and its applications*. Fifth edition. ed2015.

2. Strang G. *Introduction to linear algebra*. 4th ed. Wellesley, MA: Wellesley-Cambridge Press; 2009.

3. Park N, Lee J, Sung KH, Park MS, Koo S. Design and Validation of Automated Femoral Bone Morphology Measurements in Cerebral Palsy. *Journal of digital imaging*. Oct 16 2013.

4. Schutte LM, Narayanan U, Stout JL, Selber P, Gage JR, Schwartz MH. An index for quantifying deviations from normal gait. *Gait Posture*. Feb 2000;11(1):25-31.

5. Schwartz MH, Rozumalski A. The Gait Deviation Index: a new comprehensive index of gait pathology. *Gait Posture*. Oct 2008;28(3):351-357.

Chapter.10
지면 반발력, 보행분석을 위한 물리의 기초

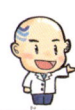

Chapter 10. 지면 반발력, 보행분석을 위한 물리의 기초

I. 서론

동작이나 보행은 물리 법칙의 지배를 받는다. 동작을 잘 이해하려면, 동작에 관련한 물리를 이해하여야 한다. 또한 물리의 이해는 동작의 분석뿐만이 아니라 예측 혹은 시뮬레이션을 위해서는 꼭 필요하다. 본 장에서는 보행 주기에서 잠깐 설명하였던 지면 반발력에서 시작하여, 보행분석을 위한 물리 용어와 원리를 습득해 보자. 물리 용어를 이해할 때는 "우리가 일상생활에서 쓰는 용어와 다른 개념이다"라고 생각하는 것이 오히려 도움이 된다.

1) 질량(mass)

물체가 가지고 있는 고유한 값이다. '물체가 힘을 받을 때, 물체의 위치 변화에 대한 저항의 정도'를 의미한다. 스칼라 m으로 흔히 표현하며, kg(킬로그램) 등의 단위를 쓴다(그림 1). 물체가 가지는 고유한 양은 질량 이외에도 이너시아(inetia) 등이 있다.

2) 중력가속도(gravitional acceleration)

중력에 의해 발생하는 가속도를 의미한다. 지구의 중력가속도는 약 $9.8\ m/s^2$ 이다. 예를 들어, 공기 저항이 전혀 없으면, 물체를 떨어뜨렸을 때, 물체의 속도가 1초마다 약 9.8 m/s씩

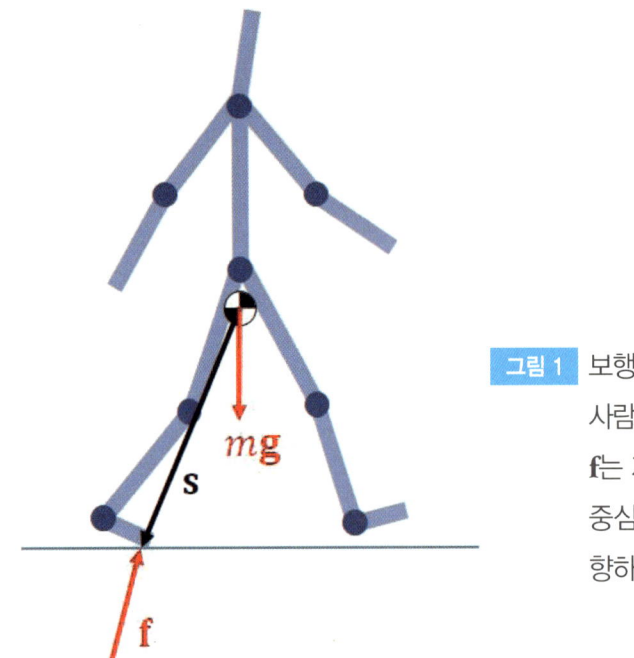

그림 1 보행 중 한 시점에 작용하는 힘. **m**은 사람의 질량, **g**는 지구의 중력가속도, **f**는 지면 반발력을 의미한다. **s**는 질량 중심으로부터 발과 지면의 접촉점을 향하는 거리 벡터이다.

증가한다는 뜻이다. 벡터 g로 흔히 표현한다. 본 장에서 쓰이는 중력가속도는 지구의 중력가속도를 의미한다.

3) 무게(weight)

무게는 질량(m)과 중력가속도(g)의 곱이다. 질량은 물체의 고유한 값이다. 그러나 무게는 중력에 따라 달라진다. 무게는 물체에 가해지는 중력의 정도이다. 같은 물체의 경우, 질량은 지구와 달에서 같지만, 무게는 달에서는 1/6이다. 벡터 mg로 흔히 표현한다.

단위는 당연히 $kg\, m/s^2$이 될 것이고, 우리는 이 단위를 물리학자 뉴턴을 기념하여 N (뉴턴)이라고도 한다. 1kg의 질량을 가지는 물체는 지구에서 $9.8\, kg\, m/s^2$ 혹은 9.8 N의 무게를 가질 것이다. 대략 지구에서 1kg의 물체의 무게는 10N인 것이다.

또 다른 단위에 kgf(킬로그램중, 킬로그램힘)을 쓰기도 한다. 1kg의 질량을 가지는 물체 지구에서 가지는 무게 즉, $9.8 kgm/s^2$ 혹은 9.8N을 1 kgf로 정의한다. 지구에서는 1kg의 물체의 무게는 1kgf이다.

4) 강체(rigid body)

외력(external force)이 가해져도 크기나 모양이 변하지 않는 물체이다. 강체는 외력에 의해서 병진 운동(translational motion)과 회전 운동(rotational motion)이 발생할 수 있다. 병진 운동은 강체를 이루는 모든 질점(mass particle)이 평행하게 동일 거리를 움직이는 것이다.

5) 질량 중심(center of mass)

물체 질량의 중심점이다. 물체가 균일한 물질로 이루어진 강체(rigid body)라면, 강체 전체의 병진 운동은 질량 중심의 병진 운동으로 표현할 수 있다. 강체를 이루는 모든 질점에 작용하는 중력가속도가 같으면, 질량 중심과 무게 중심이 같다. 그래서, 질량 중심과 무게 중심이 혼용되기도 한다. 인체에서는 골반 근처에 질량 중심이 위치한다.

6) 지면 반발력(ground reaction force)

물체가 지면에 접촉해 있을 때, 물체가 중력에 반하여 접촉면에 가하는 힘이다. 크기는 물체의 무게(weight)이며, 방향은 접촉면에서 무게 중심을 향하는 벡터이다. 흔히 f로 표현한다(그림 2).

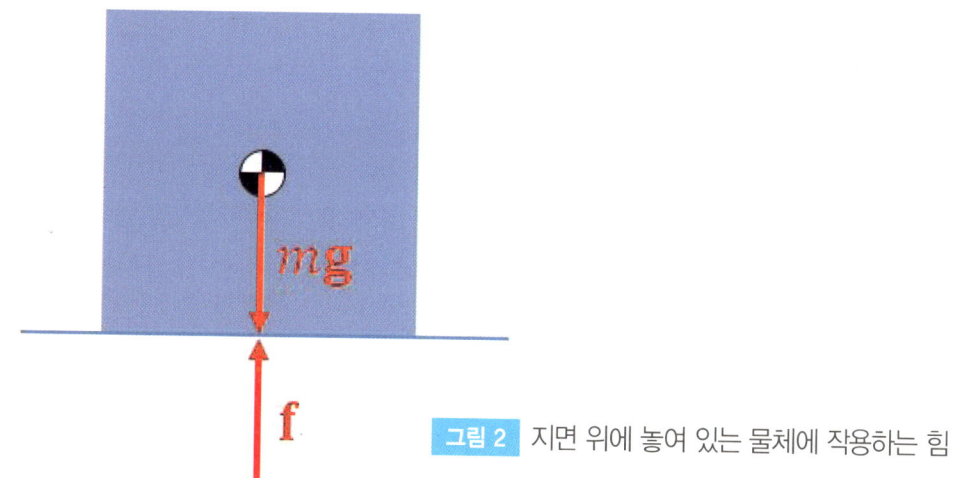

그림 2 지면 위에 놓여 있는 물체에 작용하는 힘

7) 토크(torque)

물체에 가해지는 여러 방향과 크기의 외력(external force)을 합한 것을 합력(resultant force)이라고 한다(그림 3). 합력은 강체의 질량 중심의 병진 운동을 일으키고, 질량 중심을 축으로 회전 운동을 일으킨다. 이때 회전 운동을 일으키는 회전력을 토크라고 한다.

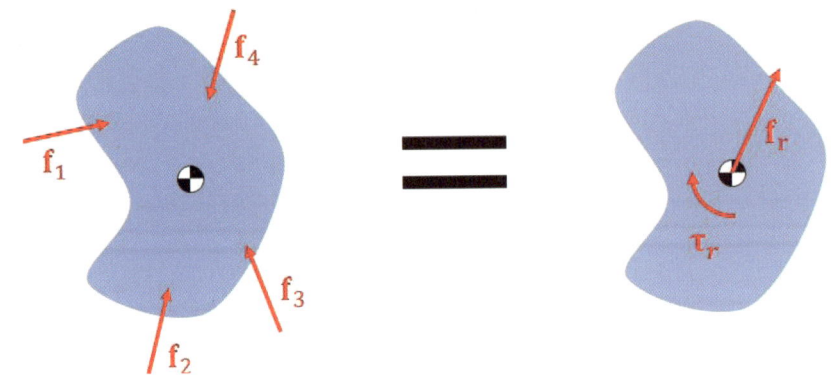

그림 3 물체에 가해지는 외력 f_1, f_2, f_3, f_4으로 인해 발생하는 운동은 두 가지 운동으로 분리해서 설명할 수 있다. 하나는 물체의 무게 중심에 가해지는 외력의 합력 f_r으로 인한 병진 운동이다. 또 다른 하나는 외력의 합력이 무게 중심에 토크(돌림힘) τ_r로 작용하는 회전 운동이다.

토크는 합력 벡터(f)와 회전축으로부터 작용점까지의 거리 벡터(s)의 외적이다. 즉 토크는 두 벡터의 수직 방향이고, 크기는 두 벡터가 만드는 평행사변형의 면적인 벡터이다(그림 4). 같은 합력일 경우라도, 거리가 멀면 토크의 크기는 커질 것이다. 토크는 흔히 τ(타우)라

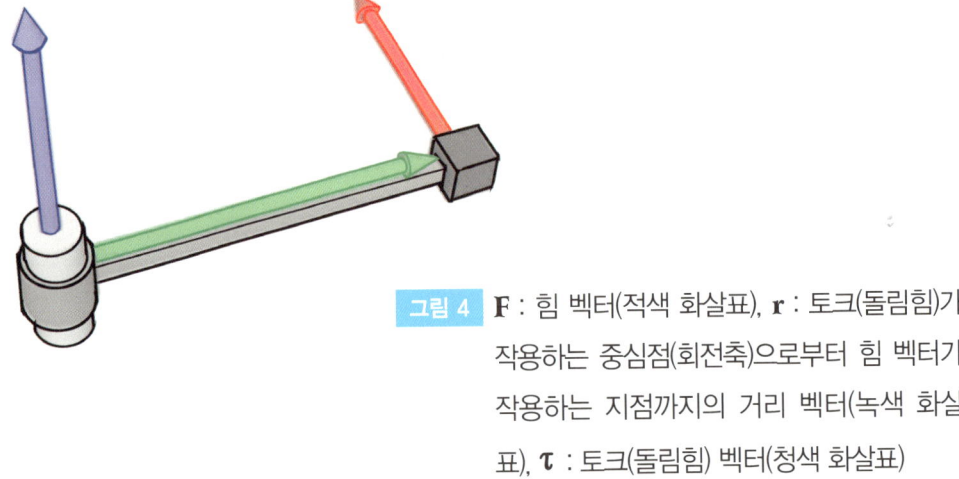

그림 4 **F** : 힘 벡터(적색 화살표), **r** : 토크(돌림힘)가 작용하는 중심점(회전축)으로부터 힘 벡터가 작용하는 지점까지의 거리 벡터(녹색 화살표), **τ** : 토크(돌림힘) 벡터(청색 화살표)

고 표현한다. 단위는 힘과 거리의 외적이므로, Nm 혹은 kgf m이다.

8) 물리의 관점에서 보는 보행

보행 시 외력(external force)은 지구의 중력에 의한 무게(mg)와 지면 반발력(f)뿐이다. 지면 반발력과 질량 중심으로부터 접지면까지의 거리 벡터로 질량 중심을 축으로 회전 운동을 일으키는 토크를 구할 수 있다(그림 5). 즉, 보행 시 접지를 하면 언제나 질량 중심을 축으로 토크가 발생한다. 지면 반발력과 무게의 합력은 질량 중심의 병진 운동을 일으킨다(그림 6). 보행 중 질량 중심에 대해 힘과 토크가 작용하며 매 순간 크기와 방향이 달라진다.

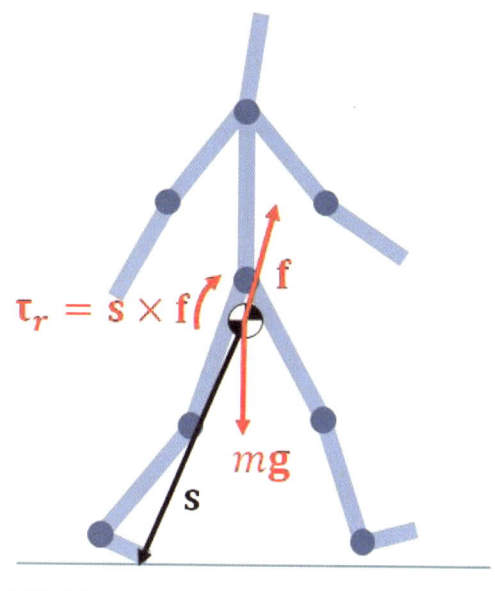

그림 5 보행 중 한 시점에 지면 반발력 **f**와 **f**로 인해 무게 중심에서 발생하는 토크(돌림힘) τ_r

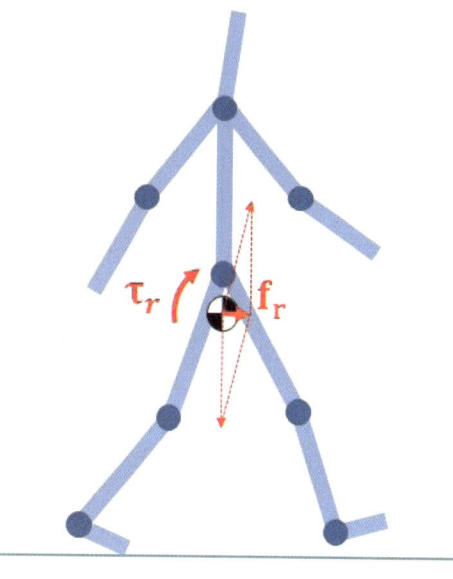

그림 5 보행 중 한 시점에 무게 중심에 작용하는 합력 **f**$_r$과 토크(돌림힘) τ_r

바람 등 다른 외력이 없다면, 사람이 보행을 통해서 전방으로 이동할 수 있게 하는 유일한 힘의 원천은 지면 반발력이다. 물리의 관점에서 보행(이동)은 신체의 동작을 통해 지면 반발력을 조절함으로써 안정성을 얻고(넘어지지 않고), 전방으로 나아가는 것이다. 사람은 이족 보행(biped)을 하고, 개는 사족 보행(quadriped)을 하며, 뱀은 신체 대부분이 지면에 접촉하여 이동한다. 그러나, 보행 혹은 이동의 원리는 비슷하다(그림 7).

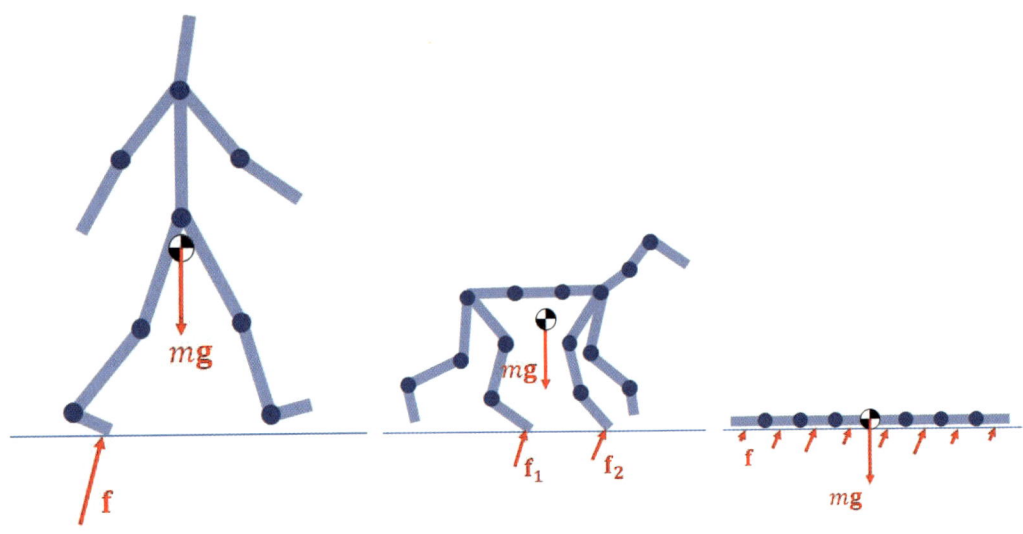

그림 7 왼쪽부터 사람, 개, 뱀이 이동 중에 작용하는 힘. **m**은 각 동물의 질량, **g**는 중력가속도, **f**는 지면 반발력을 의미한다.

사람은 단하지 지지기(single limb support)의 시기가 상당히 길고, 질량 중심이 높다. 즉, 질량 중심에 생길 수 있는 토크가 상대적으로 크다. 반면에 개의 경우는 양하지 지지기의 시기가 길고, 질량 중심이 낮아, 질량 중심에 생길 수 있는 토크가 상대적으로 적다. 뱀에 경우는 접지면이 넓고 질량 중심과 접지면 사이의 거리가 매우 적어, 토크는 더욱 적을 것이다. 질량 중심에 생기는 토크가 적을수록 조절(control)이 수월할 것이고 보행이 안정적일 것이다. 또한 이족 보행이나 사족 보행의 경우, 다리를 엇갈려 걷기 때문에 유각기 발이 접지할 위치도 균형 유지에 중요한 역할을 한다.

9) 지면 반발력의 특징

사람은 지면 반발력을 조절하여 보행, 주행, 그리고 이외의 다양한 동작을 한다. 그러나, 지면 반발력의 조절에는 한계가 있다. 우리는 흔히 "균형을 못 잡고" 넘어지기도 하고, 100% 원하는 대로 움직일 수도 없는 경우도 많다(그림 8). 지면 반발력은 다음과 같은 특징을 가지고 있기 때문이다.

첫째, 지면 반발력은 지면을 당기는 방향으로는 생성되지 않는다.

둘째, 지면 반발력은 수평 방향 성분의 마찰 계수의 영향을 받는다. 예를 들어, 미끄러운 바닥에서 빨리 달려가려 해도, 질량 중심이 전진하는 대신 발이 뒤로 미끄러질 수 있다. 즉, 마찰 계수가 허용하는 범위에서 지면을 밀 수 있다.

셋째, 인간이 낼 수 있는 지면 반발력의 크기에는 한계가 있다.

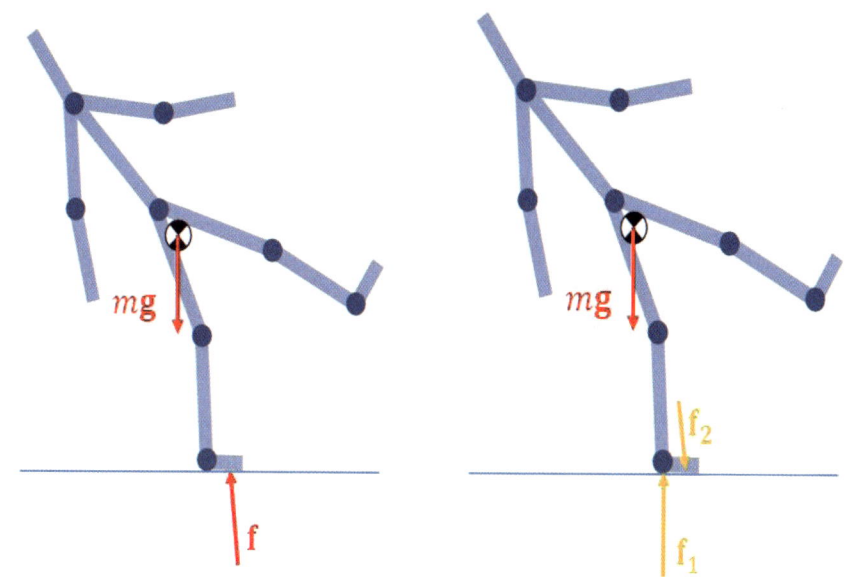

그림 8 사람이 보행 중 뒤로 넘어지는 모습. 왼쪽은 실제로 넘어지는 순간의 지면 반발력, 오른쪽은 실제로는 생성할 수 없는 지면 반발력.

10) 정적 균형(static equilibrium)과 기립

지면 반발력의 특징으로 인하여, 우리는 원하는 대로 항상 움직일 수는 없다. 몸이 어느 정도 이상 기울어지면, 조절이 불가능해지고, 결국 넘어지게 된다. 이 상태가 되지 않도록 몸의 관절과 근육을 지속적으로 조절해야 한다. 균형을 유지할 때, 발을 움직이지 않는 기립 자세의 정적 균형(static equilibrium)과 발을 움직이는 보행의 동적 균형(dynamic equilibrium)은 그 개념이 상당히 다르다.

발을 옮기지 않고 서 있는 기립 상태에서 지면 반발력에 대해서 생각을 해보자. 지면 반발력은 접지해 있는 발 전체 면에 대해서 가해질 것이다. 기립 상태에서 전족부에 무게를 실으면, 전족부의 지면 반발력이 커질 것이고, 후족부에 무게를 실으면 후족부의 지면 반발력이 커질 것이다. 이와 같이 발 전체 면에 각기 다르게 분포하는 지면 반발력은 모든 지면 반발력의 합력이 발의 한 지점에 작용하는 것으로 표현을 할 수 있다. 그리고 이 저점을 우리는 압력 중심(center of pressure, COP)이라고 부른다(그림 9).

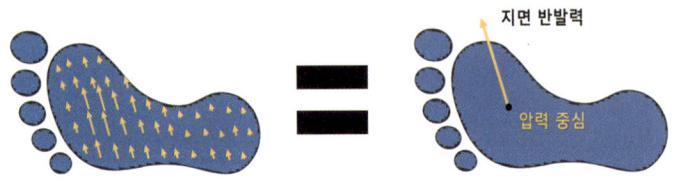

그림 9 지면 반발력이 발의 전체 면적에 분포하여 가해지고 있는 상황은, 합력으로 표현되는 하나의 지면 반발력 벡터가 압력 중심에 가해지고 있는 것과 물리적으로 같은 의미를 가진다.

압력 중심과 질량 중심의 위치는 정적 균형 유지에 매우 중요한 역할을 한다. 우리는 두 개의 발을 이용하여 기립하며, 압력 중심은 두 개의 발이 이루는 범위를 벗어날 수 없다(그림 10). 압력 중심이 이 범위를 벗어나면 질량 중심에서 토크가 발생하여, 결국 넘어질 것이다.

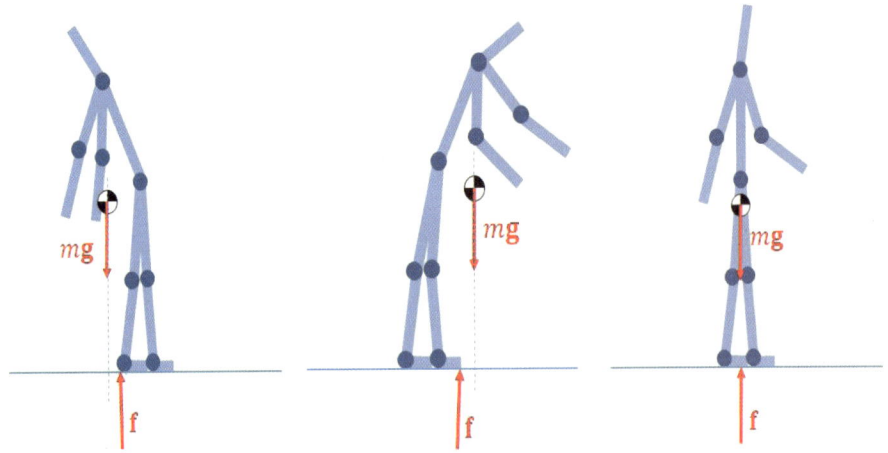

그림 10 사람이 서 있는 상태에서 뒤로 넘어지고 있는 상황(왼쪽), 앞으로 넘어지고 있는 상황(가운데), 안정적으로 서 있는 상황(오른쪽)

11) 볼록 껍질(convex hull)

기립 자세에 두 발이 이루는 영역은 어디까지를 뜻할까? 지면 반발력의 압력 중심이 위치할 수 있는 모든 점이 영역에 들어가야 할 것이다. 대충 이해는 되는데 어디까지인지 명확히 정의하기가 모호하다. 여기서의 영역을 수학적으로 엄밀히 표현한 용어가 볼록 껍질(convex hull)이다(그림 11). 볼록 껍질이란 평면상에 여러 개의 점이 주어졌을 때, 모든 점을 포함하는 최소 크기의 볼록 다각형이다.

이 용어를 이용하여 기립 시 정적 균형에 대해서 다음과 같이 깔끔히 정리할 수 있다. 기립 시 정적 균형을 유지하려면 지면에 투영(projection)된 무게의 중심이 두 발이 이루는 볼록 껍질 안에 있어야 한다. 이 조건이 만족하는 경우, 압력 중심의 위치를 조절하여 무게 중심의 위치를 조절하고, 균형을 유지할 수 있다.

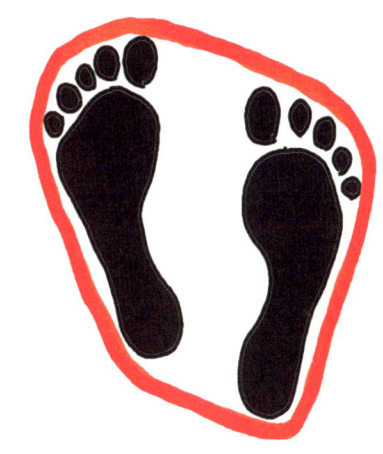

그림 11 두 발로 서 있은 상태의 볼록 껍질

다 같이 일어서 보자. 몸을 앞으로 약간 기울여 보자. 몸이 앞으로 쏠리면서 무의식적으로 발목과 발가락의 족저 굴곡이 생겨, 전족부에 지면 반발력이 커지는 것을 느낄 수 있다. 뒤로 기울이면, 후족부의 지면 반발력이 커지는 것을 느낄 수 있다. 인위적으로 볼록 껍질을 넓게 하면, 즉 발의 간격을 앞뒤로 넓히면 앞뒤로 균형을 유지하기가 더 쉽다는 것을 느낀다. 좌우로 벌리면 좌우 균형이 쉬워진다(그림 11).

12) 동적 균형(dynamic equilibrium)과 보행

보행 시 균형을 유지하는 것은 기립 시 균형을 유지하는 것과는 다르다. 보행 시에는 단하지 지지기(single limb support) 시기가 존재하고, 지속적으로 질량 중심이 이동한다. 다 같이 일어서서 걸어 보자. 단하지 지지기에 한 발의 볼록 껍질 밖으로 질량 중심이 이동하면서 전방으로 진행하는 것을 알 수 있다. 즉, 정적 균형의 조건을 충족시키지 못하지만, 넘어지지 않는다.

단하지 지지기에 반대쪽 하지는 유각기이다. 공중에 떠 있으며, 곧 발을 접지할 것이다. 현재는 볼록 껍질의 넓이가 좁지만, 곧 넓어질 것이다. 즉, 동적 균형을 이해하려면, 단하지 지지기 한순간의 볼록 껍질만 보아서는 않되고, 앞으로 생길 양하지 지지기의 볼록 껍질을 고려해야 한다(그림 12).

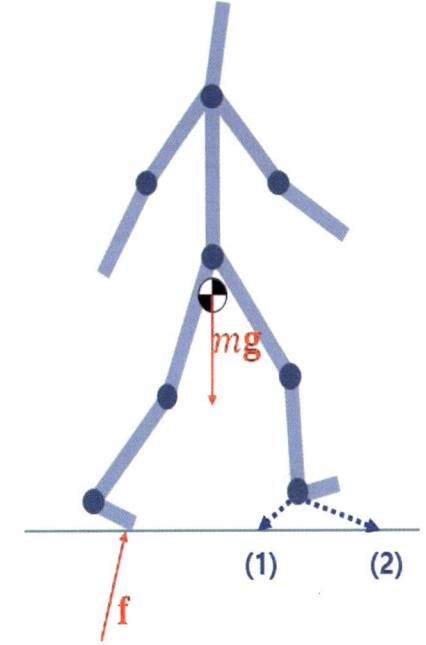

그림 12 보행 중 유각기 발의 가능한 착지 위치

외력의 작용하는 경우를 생각해 보자. 뒤에서 앞으로 외력이 작용한다면, 질량 중심이 더 전방으로 이동하므로 다리를 벌려 앞쪽으로 볼록 껍질을 넓혀 주는 것이 보다 안정적일 것이다. 왼쪽에서 외력이 작용하면, 질량 중심이 오른쪽으로 더 이동할 것이므로, 다음 접지가 오른쪽으로 하여 볼록 껍질을 넓혀 주는 것이 좀 더 안정적일 것이다. 물론 양하지 지지기의 볼록 껍질과 질량 중심의 관계가 동적 균형의 필요충분조건은 아니지만, 동적 균형을 직관적으로 이해하기에는 좋은 설명 방법이 될 수 있다.

볼록 껍질이 넓으면 균형을 잡기가 쉽다. 그러면, 볼록껍질이 무조건 넓으면 보행에 도움이 될까? 보폭이 넓으면 좋은 것인가? 유각기의 발을 멀리 접지하면, 무게의 중심이 낮아진다. 우리는 다리 길이가 변하지 않기 때문에, 중기 입각기(mid stance)에 필연적으로 무게의 중심을 높여야 한다. 그렇게 동작을 하려면, 물리학적으로 지면반발력이 더 강해져야 할 것이고, 더 많은 힘이 필요하게 된다. 보폭이 너무 좁으면 어떠한가? 균형에는 도움이 되지만, 보행의 목적인 전방 이동 거리가 줄어들 것이다. 우리는 이러한 물리 법칙을 몸으로 알고 있으며, 보행을 하면 각자의 환경에 맞추어 적절한 보폭으로 걷는다.

Chapter.11
전통적 보행 지표와 안정성

전통적 보행 지표와 안정성

I. 서론

우리는 보행분석을 통해서 보행에서 상당히 많은 양의 정보를 얻을 수 있다. 그런데, 너무 많은 정보는 보행의 특징을 이해하는 것을 오히려 힘들게 하기도 한다. 그래서, 보행을 간단한 대표 지표로 표현하려는 시도가 많다. 동작분석 정보뿐만 아니라 다양한 방법을 이용한 보행의 대표 지표가 이용되고 있다. 보행 지표는 정보의 축약이기에, 보행 지표가 보행의 모든 것을 설명하지는 않는다. 우리가 각 보행 지표가 의미하는 바와 그 한계, 타당성을 명확히 알아야 한다.

1) 보행 속도(walking velocity)

보행 속도, 보장, 활보장, 분속수 등의 지표는 보행을 설명하는 전통적인 지표이다. 보행속도는 단위시간 동안의 보행 거리이며 보행분석에서는 일반적으로 cm/sec, m/min을 사용할 수 있으며, 주로 cm/sec를 사용한다. 이는 보행분석에서 쓰는 보행로가 10m 정도로 짧고, 보행을 한 주기(cycle) 단위로 분석을 하기 때문이다.

우리는 외력 없이, 의식하지 않고 보행을 하면 비슷한 보행 속도로 걷는다고 일반적으로 가정한다. 이 가정이 맞아야, 보행 속도가 보행 지표로 쓰일 수 있을 것이다. 그래서 보행분석을 할 때는 대상자에게 가장 편한 속도(self-selected speed)로 걷도록 주문을 한다.

우리는 원하면, 빨리 걸을 수도 있고 늦게 걸을 수도 있다. 보행 속도가 빨라지면, 보장 및 활보장도 넓어진다. 그러기에 보행 속도, 보장, 활보장은 대상자 보행의 특징을 설명하는 데는 한계가 있다. 또한 보행속도는 발달과도 관련이 있다. 성장을 하면서, 보행 속도, 보장, 활보장은 점점 늘어나고, 분속수는 점점 줄어든다.

2) 보장(step length)과 활보장(stride length)

보장은 보행 시 두 발 사이의 거리이다. 한 걸음(step)의 길이이며, 보폭이라고도 한다. 당연히 좌측, 우측 보장이 다를 수 있다. 우측 보장은 우측 발이 좌측 발보다 앞에 있을 때 좌측 발 접지면의 가장 뒤에서 우측 발 접지면의 가장 뒤까지이다. 활보장은 전체 보행 주기의 거리로, 초기 접지 시 한쪽 발 접지면의 가장 뒤에서 다음 초기 접지 시 접지면의 가장 뒤까지의 거리이다. 활보장은 우측 보장과 좌측 보장의 합이다(그림 1). 단위는 cm를 사용한다. 당연히 보장, 활보장은 성장 및 다리 길이와 연관이 많다.

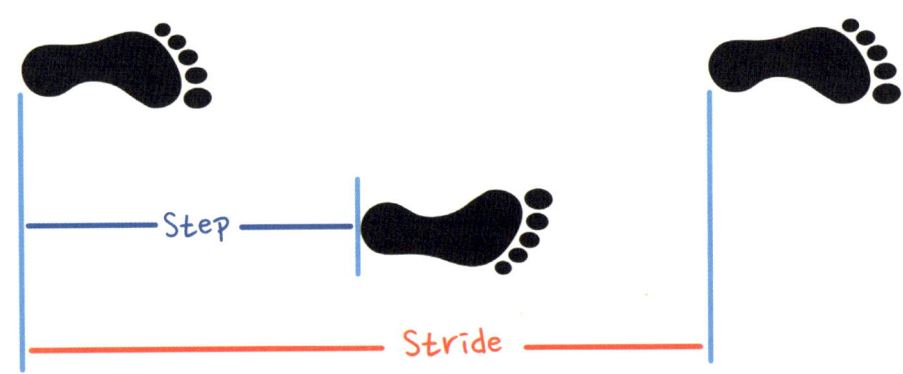

그림 1 보장(step)과 활보장(stride)

3) 분속수(cadence)

분속수는 단위 시간 1분 동안의 걸음(step)의 수를 뜻한다. 단위는 분당(per minute)이다. 보장과 분속수를 곱하여, 보행 속도를 구할 수 있다. 성장에 따라, 분속수는 감소하는 경향을 보인다. 더 적은 걸음으로 더 먼 거리를 이동하는 것으로 보행의 효율이 향상되는 것으로 많이 설명한다.

4) 에너지 효율 지표

단위 보행 거리에 대해 에너지를 어느 정도 소모했는지 측정하는 것은 의미가 있다. 이를 통칭 에너지 효율이라고 한다. 그러나 에너지 소모는 대표적으로 참값을 알기 어려운 검사이다. 여러 검사법이 있고, 각 검사법은 어느 정도의 신뢰성(reliability)을 가지고 있다. 같은 검사법으로 비교를 할 경우에는 어느 정도 의미를 가질 수 있지만, 각기 다른 검사법으로 측정한 에너지 소모를 서로 비교하는 것은 무리가 있다.

① 산소 소모와 이산화탄소 배출을 이용한 지표

산소 소모와 이산화탄소 배출을 이용한 에너지 효율의 보행 지표가 있지만, 측정의 번거로움으로 많이 이용하고 있지는 않다. 이는 에너지를 생산할 때 산소 소모, 이산화탄소 배출이 일어나는 것을 이용하여 에너지 소모를 추정하는 것이다. 인체의 에너지 소모를 정확하게 측정하는 것은 힘들 것이다. 그나마, 산소 소모, 이산화탄소 배출을 이용한 지표가 가장 타당도가 높을 것으로 알려져 있다.

② 심박수를 이용한 지표

심박수와 산소 소모는 어느 정도 선형 관계가 있다고 알려져 있다. 심장이 많이 뛰면 산소 소비가 많아질 것이다. 일정한 보행 속도를 내는 데 산소 소비가 적으면 효율적이라고 볼 수 있을 것이다. 그래서, 심박수에 보행 속도를 나누는 개념의 보행 지표가 Physical

Cost Index(PCI)* 이다(그림 2). 심박수는 보행 시 심박수에서 안정 시 심박수를 차감하여서 이용한다. 타당도의 문제가 있기에, 현재까지 별로 많이 쓰이는 지표는 아니었다. 심박수의 측정이 간단하고, 최근 웨어러블 디바이스가 주목을 받으면서, 좀 더 쓰일 수 있는 여지가 생길 것으로 생각한다.

* Physiologic Cost Index(PCI) = (HW−HR)/S
 (HW, heart rate while walking; HR, heart rate at rest; S, average velocity(m/min))

③ 보행분석 정보를 이용한 지표

보행분석의 정보를 이용하여, 에너지 소모를 추정할 수도 있다. 지면 반발력, 운동 형상학을 이용하여, 각 관절의 기계적 일을 구하고, 적당한 가정을 통해 에너지 소모를 계산한다. 근육의 동시 수축(co-contraction), 등척성 수축(isometric contraction), 편심성 수축(eccentric contraction) 등이 제대로 반영되기 어려운 단점이 있다.

5) 전형적 보행(typical gait)과의 차이를 보는 지표

우리가 보행 정보로부터 보행의 척도를 만들어서, 잘 못 걷는 경우를 0점, 매우 잘 걷는 경우를 100점으로 표시할 수 있다면 보행을 직관적으로 이해하기 편할 것이다.

보행의 여러 가지 정보를 보행의 기준(reference)과 비교하여 그 거리(distance)를 우리는 수학적으로 구할 수 있다. 기준 범위에서 멀리 떨어져 있으면 점수를 낮게 주고, 가까우면 좋게 주는 방식으로 지표를 만들 수 있다. 흔히 다변량 분석인 주성분 분석, 특이값 분해 등을 이용한다.

초기에 개발된 질레트 보행지표(GGI)는 요즘은 거의 이용하고 있지 않지만, 만들어진 과정을 보면 흥미롭다. 보행분석 전문가가 보행분석 판독에 중요하다고 생각하는 16개의 변수를 뽑고, 이를 이용하여 하나의 수치를 만들어 내었다. 요약하면 다음과 같다. 전형적 보행에서 보행 지표 16개로 공분산 행렬을 만들어서, 고유값 분해를 한다. 그러면, 전형적 보행의 보행 지표들의 고유벡터와 그에 해당하는 고유값을 구할 수 있다. 여기까지는 주성분 분석에 해당하는 내용이다. 이렇게 구한 고유벡터와 고유값은 전형적 보행에만 해당하는 것이고, 전형적 보행의 특징이라고 할 수 있다. 전형적 보행의 고유벡터를 이용하여, 임의의 보행에 대해서 고유값을 구하고, 전형적 보행의 고유값으로 나누면, 임의의 보행이 정상 보행과 어느 정도 차이를 보이는지를 보여 줄 수 있다. 이 변이를 적당히 변환하여 만든 것이 질레트 보행지표이다[1].

보행변이지표(gait deviation index, GDI)는 최근 보행분석 임상 및 연구에 기본적으로 사용한다. 질레트 보행지표는 임의로 16개의 변수를 골라서 썼는데, 보행변이지표의 경우는 전체 데이터에서 특이값 분해를 이용하여서 변수를 추출하였다. 여기서는 15개의 특이 벡터와 특이값을 이용하였다. 특이값 분해(singular value decomposition)는 정방행렬이 아닌 경우에, 행렬을 분해하는 방법으로 고유값 분해의 확장판이라 할 수 있다. 15개의 특이벡터(기저)를 이용하여서 임의의 보행 정보를 보행 벡터로 만든다. 이후 만들어진 보행 벡터와 기존의 전형적 보행 벡터와의 거리를 구한 값을 적당히 변환하여 만든 값이 보행 변이지표이다. 100점이 전형적 보행이며, 표준 편차(one standard deviation, SD) 1의 범위만큼 벗어날 때 10씩 차감이 된다[2].

전형적 보행과의 거리 혹은 차이를 나타내는 지표는 하나의 가정이 필요하다. 즉, 우리가 기준으로 삼는 전형적 보행이 최선의 것이라는 가정이 필요하다. 평균과 비슷하게 걷는 것이 옳은 것인지는 논란의 여지가 있다. 정상성(normality)의 문제점에 대해서는 앞으로 논하도록 하자.

6) 안정성(stability)

보행이 "안정적이다"는 것은 무슨 뜻일까? 또는 동작이 "안정적이다"는 것은 무슨 뜻일까?

안정성 혹은 'stability'라는 것이 우리 관념에는 있지만, 정확히 정의되어 있지는 않다는 것을 알 수 있다. 대부분 사회, 자연과학을 다루는 학문에서 안정성이라는 용어를 쓰고 있고 그 내용이 비슷하면서도 같지는 않다. 보행으로 한정하여 보아도, 개념은 모두 공감하지만 명확하게 정의하기는 쉽지 않다.

가장 먼저 생각할 수 있는 것이 낙상(fall) 즉 넘어짐의 반대 개념으로 정의를 하는 것이다. 예를 들어, 어떤 보행 로봇이 10km를 보행했는데 넘어지지 않았다고 하면 안정성이 있다고 이야기하는 것이다. 직관적이고 우리가 생각하는 안정성의 개념과 가까워 보인다. 그런데, 인체 보행의 안정성으로 지표화하기는 힘들다. 일상적인 보행으로는 낙상(fall) 정도의 심각한 문제가 발생할 가능성이 작아서 그 쓰임새가 제한된다. 보행에 심각한 영향을 주는 질환이 있거나, 상당히 오랜 시간을 관찰해야 할 것이다. 또는 상당한 외력으로 낙상을 유발(provocation)해야 할 것이다. 가속도계를 이용하여 낙상을 측정하는 웨어러블 디바이스는 이런 가정으로 개발이 될 것이다.

둘째, 변화하지 않는 것에 중점을 두어서 정의할 수 있다. 보행은 주기(cycle) 운동이므로, 주기의 변화량의 범위를 안정성 지표로 쓸 수 있을 것이다. 변화하는 범위가 넓으면 불안정하고, 좁으면 안정하다고 보는 것이다. 예를 들어, 보행 시 질량 중심은 전방으로 이동하지만, 주기적으로 상하 이동을 한다. 상하 운동에 주목해서 이 범위가 작으면 안정적이라고 표현을 할 수도 있다. 보행 시 압력 중심(COP)의 좌우 이동의 양으로 안정성을 표현할 수도 있을 것이다. 계측도 수월하고, 지표로 만들기도 수월하다. 다만, 이런 지표를 안정성의 지표라고 할 수 있는지, 타당성에 대해서는 좀 생각을 해 봐야 한다. 질량 중심, 압력 중심의 이동 범위가 좁으면, 덜 넘어지는가? 상관이 없을 가능성이 높다. 같은 '안정성'이라는 용어를 이용하여 현상을 설명하지만 다른 이야기를 하는 것일 수도 있다.

셋째, 변화에서 회복하는 것, 다른 말로 회복 탄력성(resilience)에 중점을 두어서 정의할 수 있다. 먼저, 외력을 주는 경우를 생각할 수 있다. 외력을 주면 보행은 변화할 것이다. 일정한 방향과 크기의 외력에 대해서 사람마다 회복하는 방식과 정도에는 차이가 있을 것이다. 전형적인 보행 주기로 잘 회복이 되면 안정성이 있다고 보는 것이다. 외력이 없는 경우도 생각할 수 있다. 우리는 보행 시 아무리 평탄한 길을 걷더라도, 완전히 같은 보행 주기를 유지하지는 못한다. 조금씩 변이(small perturbation)가 생기고, 끊임없이 전형적 보행 주기로 돌아가려고 한다. 이런 주기 운동의 특징을 이용하여 수학적으로 지표(Poincare Map, Floquet multiplier)를 만드는 방법이 보고되고 있다[3].

넷째, 안정성을 증가시키는 요인을 이용하여서 역으로 안정성을 정의할 수 있다. 대표적인 예가 근육의 동시 수축(co-contraction)으로 설명을 하는 것이다. 가령, 시상면의 슬관절 운동을 위해 길항근인 신전근과 굴곡근이 있다고 하자. 특정 관절각을 목표로 관절을 움직인다면, 하나의 근육으로 조절하는 것 보다 두 개의 길항근으로 조절을 하는 것이 결과가 더 안정적으로 나올 것이다. 이런 가정에서 출발하면, 동시 수축 혹은 동시 활성화(co-activation)의 정도를 안정성의 지표로 쓸 수도 있을 것이다.

다섯째, 해부학 구조물에 의한 제한(contraint)의 손상 여부로 안정성을 정의하는 경우도 있다. 발목 관절의 경우, 거의 시상면 운동만 한다. 관절의 형태도 이에 관여하고, 특히 관상 운동을 제한하는 측부 인대(collateral ligament)라는 해부 구조가 존재한다. 측부 인대가 손상되면, 발목 관절의 관상 운동이 생기고, 전형적 보행 주기를 유지하기 힘들어질 것이다. 이런 비전형적 동작이 있는지를 지표화할 수도 있다. 신발에 족압기 등을 이용하여 만드는 안정성 지표는 이런 가정과도 연관이 있다.

여섯째, 에너지 소모 혹은 효율과의 관계로도 안정성을 이해할 필요가 있다. 안정성은 에너지 효율과는 상대적인 개념이다. 안정성을 높이려면, 에너지 관점에서는 손해를 보게 된다(trade off). 대부분 무술의 기본자세가 무릎을 약간 구부린 웅크린 자세(crouch posture)이다. 에너지의 입장에서는 더 에너지를 소모하지만, 슬관절을 완전히 신전한 경우보다 외력에 잘 저항을 한다. 간혹 에너지 효율과 안정성을 혼동하여 쓰는 논문이나 책이 있는데, 이는 다른 개념이다.

'안정성'이라는 같은 용어를 쓰지만, 미묘하게 다른 관점에서 보는 것을 알 수 있다. 검사(계측) 혹은 연구를 할 때, 안정성에 대해서는 좁은 의미로 정의하여, 그 상황에 맞는 방법을 이용해야 할 것이다. 안정성에 대한 서로 다른 검사를 이용해서 일률적으로 비교할 수는 없다는 것도 우리는 주의해야 한다.

7) 보행 지표에 대한 이해

보행 혹은 동작의 다양한 양상을 설명하고, 대표하기 위해 새로운 개념의 지표가 만들어지고 있다. 예를 들어, 우리는 민첩하다는 용어의 개념을 안다. 그러면, 민첩성(agility)을 측정하는 지표를 만들 수도 있을 것이다. 이는 에너지 효율, 안정성과는 다른 척도가 되어야 할 것이다.

다만, 새로운 지표를 만들 거나, 쓸 때는 측정의 목표를 명확히 정의해야 하고, 지표의 타당도를 유념하여 사용하여야 할 것이다.

참고문헌

1. Schutte LM, Narayanan U, Stout JL, Selber P, Gage JR, Schwartz MH. An index for quantifying deviations from normal gait. *Gait Posture*. 2000;11(1):25-31.

2. Schwartz MH, Rozumalski A. The Gait Deviation Index: a new comprehensive index of gait pathology. *Gait Posture*. 2008;28(3):351-357.

3. Ahn J, Hogan N. Is estimation of Floquet multipliers of human walking valid? Paper presented at: 2014 40th Annual Northeast Bioengineering Conference (NEBEC); 25-27 April 2014.

Chapter.12
어파인 기하, 동작분석을 위한 수학의 이해

Chapter 12. 어파인 기하, 동작분석을 위한 수학의 이해

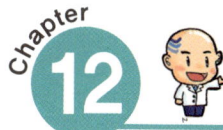

I. 서론

동작분석에서 인체 모델을 이루는 분절(segment)은 강체(rigid body)로 정의한다. 인체 표지자(마커)로부터 얻은 정보로 강체의 위치(position)와 방향(orientation)을 계산한다. 그리고 각 분절을 연결하는 관절의 3차원 운동 형상학(kinematics)을 얻는다.

강체의 위치와 방향, 더 나아가서 병진 운동(translational movement)과 회전 운동(rotational movement)을 계산하려면, 수학적으로 적절히 표현할 수 있어야 한다. 본 장에서는 강체의 운동에 대한 수학적 표현에 대해 알아보도록 한다. 수학적으로 벡터 공간(space)은 가능한 연산의 정의를 통하여 다차원에서 엄밀하게 정의할 수 있다. 또한 벡터 기하, 어파인 기하를 엄밀한 정의하는 것도 필요할 수 있다. 병진 운동과 회전 운동을 동시에 표현하기에는 벡터 기하의 한계가 있어, 동작 분석에서는 어파인 기하라는 개념을 이용한다. 다만, 본 장에서는 3차원 공간에 국한하고 강체의 운동을 엄밀한 정의보다는 직관적으로 설명하고자 한다. 용어와 개념을 익히는 데 집중하도록 하자.

1) 방향과 회전

방향(orientation)은 상태이고, 회전(rotation)은 운동이다. 해부학 용어로는 흔히 혼동되어 사용하지만, 수학에서는 엄밀히 구별하여야 한다.

2) 골반 분절의 위치와 방향

분절은 모양이 변하지 않는 강체로 정의하기에 위치와 방향만으로 현재의 상태를 표현할 수 있다. 3차원 동작 분석은 인체에 부착한 마커의 위치를 이용해 각 분절의 방향을 XYZ벡터로 표시한다.

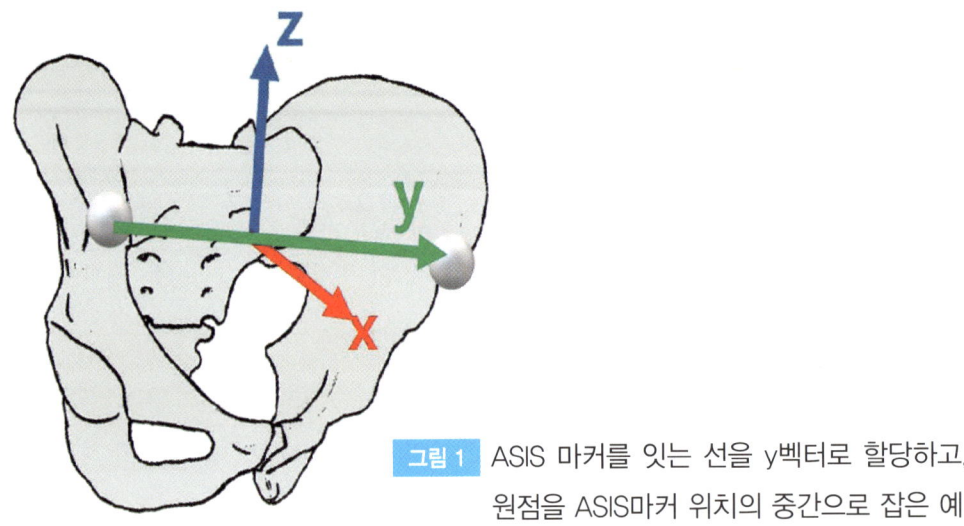

그림 1 ASIS 마커를 잇는 선을 y벡터로 할당하고, 원점을 ASIS마커 위치의 중간으로 잡은 예

골반을 예로 들면, 전상장골극(Anteriro Superior Iliac Spine, ASIS) 마커를 잇는 선의 중점을 골반의 원점으로 잡고, 좌측 ASIS를 가리키는 방향을 y축으로 잡을 수 있다. X벡터는 마찬가지로 후상장골극(Posterior Superior Iliac Spine, PSIS) 마커와 원점과의 관계를 사용해 결정한다. Z벡터는 XY가 이루는 평면에 직교하는 방향으로 결정된다. 보행분석에서 골반 분절은 3차원을 자유롭게 떠다닌다고 가정한다(그림 1).

3) 방향의 좌표계 표현

벡터를 대수(algebra)적으로 다룰 때는, 기준 좌표계를 설정하고 이 기준 좌표계에서 표현한 수치로 벡터를 표현한다. 따라서 벡터를 어느 좌표계에서 측정한 것인지에 대해 혼란이 없어야 한다. 본 장에서는 아래 첨자의 왼쪽에는 기준 좌표계를 오른쪽에는 벡터가 붙어 있는 좌표계를 적는다. 이제 골반(P)의 방향과 위치를 숫자로 표현하기 위해 모션 캡처 시스템의 전역 좌표계(G)의 원점을 (0,0,0), 자연 기저(basis)인 e1=(1,0,0), e2=(0,1,0), e3=(0,0,1)로 잡고 골반의 방향을 표현해 보자. 마커로부터 얻는 벡터나 좌표계에는 중괄호 표시를 하였다(그림 2).

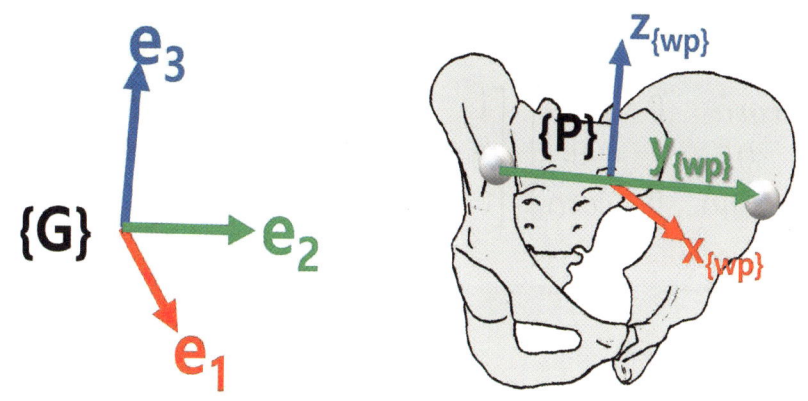

그림 2 전역 좌표계{G}의 설정과 골반의 방향을 전역 좌표계에서 측정한 벡터

이제 골반의 방향은 숫자가 있는 세 개의 벡터로 표현되었다.

4) 오일러 각도(Euler angles)와 방향

방향을 벡터 세 개로 표현하는 방식은 9개의 숫자를 사용할 뿐만 아니라 직관적이지도 않다. 골반 분절의 방향을 설명하고자 할 때 시상면, 관상면, 횡단면을 따로 생각하는 것이 직관적이다. 아래 제시문을 읽어 보자. 대상자의 골반의 방향을 표현하였다.

골반의 전방 경사가 20도 증가하고, 우측 측방 경사가 20도 상승하고, 우측 외회전이 20도 증가하였다(그림 3).

사실은 하나의 회전축으로 일정한 회전각만큼 회전 운동이 일어났을 것이다. 그런데, 우리는 위의 제시문으로 어떻게 움직였는지 직관적으로 알 수 있다. 오히려 진정한 회전축과 회전각을 연산하여서 제시하면, 이해하기 더 어려울 것이다.

이렇게 방향을 세 개의 각도로 나눠서 표현하는 방법 중에 대표적인 것이 오일러 각도다. 분절의 방향은 상태이므로 실제 회전 운동은 없었지만, 기준 좌표계에 가상의 회전을 적용해 현재의 방향을 만듦으로써 방향을 회전으로 이해할 수 있다. 현재 방향에 이르는 회전 경로는 수없이 많을 수 있으나, 오일러 각도는 세 번의 회전 경로로 표현하는 방법이다. 예를 들어 골반의 Y,X,Z축 순으로 α,β,γ만큼 돌리는 회전은

$$R = \begin{bmatrix} cos\alpha & 0 & sin\alpha \\ 0 & 1 & 0 \\ -sin\alpha & 0 & cos\alpha \end{bmatrix} \begin{bmatrix} 1 & 0 & 0 \\ 0 & cos\beta & -sin\beta \\ 0 & sin\beta & cos\beta \end{bmatrix} \begin{bmatrix} cos\gamma & -sin\gamma & 0 \\ sin\gamma & cos\gamma & 0 \\ 0 & 0 & 1 \end{bmatrix}$$

와 같은 행렬로 표현된다. Y,X,Z 순으로 각각 20,-20,-20도 회전한 예를 보자.

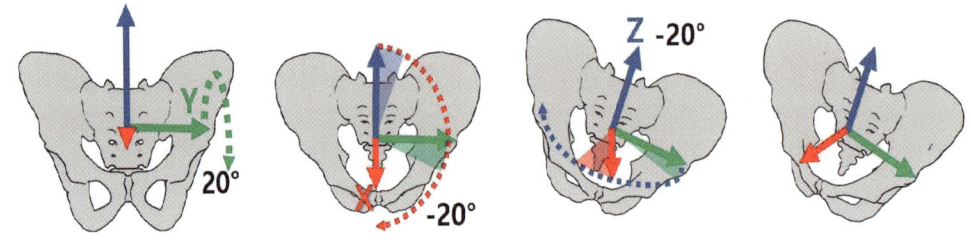

그림 3 A) 중립자세. B) 시상면 Y축 20도 회전. C) 관상면 X축 -20도 회전. D) 횡단면 Z축 -20도 회전. (축의 반시계 방향 회전은 +, 시계방향은 - 각도로 표현됨.)

애초 목표대로 α를 시상면 회전, β를 관상면 회전, γ를 횡단면에서의 회전으로 생각할 수 있다. 그러나 오일러 각도는 짐벌락(gimbal lock) 문제가 있다. 짐벌락이란 한 개의 방향을 세 번의 회전으로 분해할 수 있는 경우의 수가 무수히 많아지는 현상으로 두 번째 회전각이 90도에 이를 때 발생한다. 대부분 관절들은 가동범위가 작아 문제가 없지만, 어깨 관절의 경우 두번째 회전이 90도에 이를 수 있어 유의해야 한다. 예를 들어, 그림 4처럼 어깨를 YXZ축 순서로 -90,90,-90도를 회전한 방향은 X축으로 90도 한번 회전한 방향과 동일하다(그림 4).

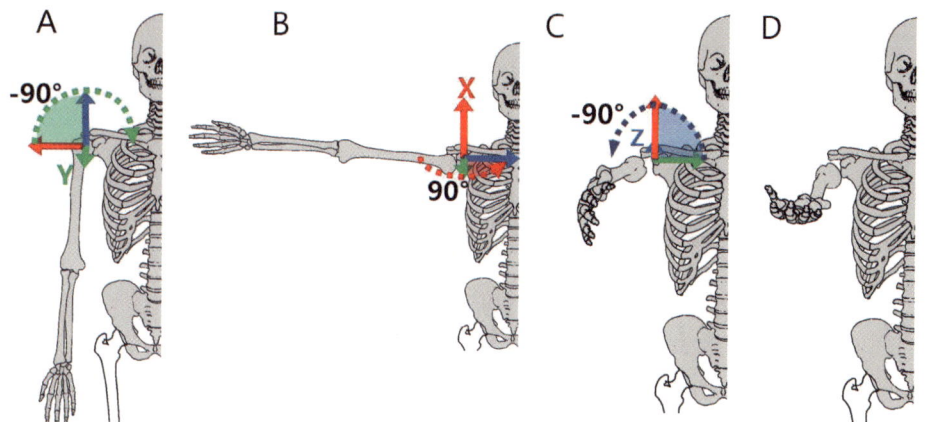

그림 4 A) 손바닥이 앞을 보는 초기 상태. B) Y축 −90도 회전. C) X축 90도 회전. D) Z축 −90도 회전. A상태에서 X축 90도 회전한 것과 동일함. (즉, 3번의 회전과 1번의 회전이 동일한 방향을 나타내는 모호성이 있음.)

5) 관절의 오일러 회전각

골반은 전역 좌표계를 기준으로 방향을 표시해서 이해하기 쉬웠지만, 동작 분석에서 대퇴골의 방향은 골반에 상대적으로 표현해야 한다. 예를 들어, 대퇴골을 고정한 상태에서 골반만 전방으로 회전(anterior tilt)하였을 때, 전역좌표계에서 표현한 대퇴골의 방향은 바뀌지 않는다. 하지만 골반의 국소 좌표계(local coordinate)로 보았을 때는 고관절 굴곡(hip flexion)이 나타나게 된다(그림 5). 즉, 골반을 기준으로 할 때는 대퇴골의 상대위치는 바뀌게 된다.

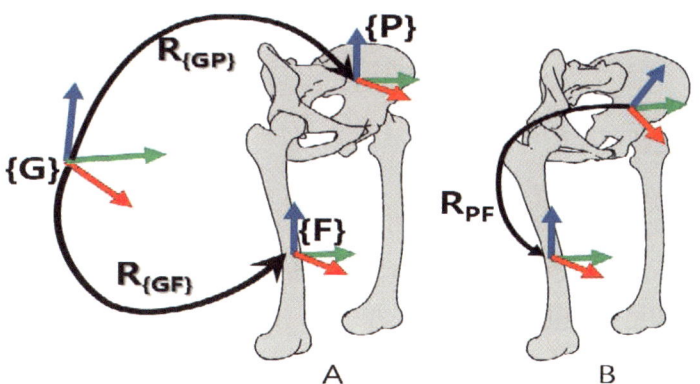

그림 5 A) 중립상태. B) 골반이 전방경사 30도 증가한 상태. 전역 좌표계에서 본 대퇴골의 방향 $R_{\{GF\}}$는 변화 없음. 골반을 기준으로 측정한 대퇴골의 방향 $R_{\{PF\}}$이 변함.

전역 좌표계에서 본 대퇴골의 회전은 중간에 골반을 거쳐 가는 두 번의 회전으로 분해할 수 있다. 단위 직교 행렬의 역행렬이 전치행렬과 같으므로 아래와 같이 고관절의 회전을 얻을 수 있다.

$$R_{\{GF\}} = R_{\{GP\}} R_{PF}$$
$$R_{PF} = R_{\{GP\}}^T R_{\{GF\}}$$

이 회전 행렬을 오일러 각도로 분해해서 골반의 시상면, 횡단면, 관상면 기준으로 고관절의 회전각을 얻는다.

6) 강체 변환 (Rigid Transformation)

3차원 점들을 다른 점으로 옮기는 변환을 한 후에도 점들 사이의 거리가 유지되는 변환을 강체변환이라고 한다. 방향과 위치를 바꾸는 회전, 이동 변환이 해당한다. 보행분석에서 실제 물리적인 회전, 이동을 나타내는 것이 아니라 관절로 연결된 분절간에 방향과 위치를 표현하는 방법으로 사용된다. 과거에는 방향과 위치를 나눠서 연산했으나 현재는 이 둘을 강체변환행렬로 한번에 연산하는 방법이 일반화되었다.

$$T_{\{GP\}} = \begin{bmatrix} R_{\{GP\}} & \mathbf{p}_{\{G\}} \\ 0 & 1 \end{bmatrix}$$

골반을 예로 들면 위와 같이 4×4행렬로 처음 3열에 방향 행렬을 적고, 4열에 위치 벡터를 적는다. 이를 강체변환행렬이라고 한다.

7) 강체 변환 행렬로 분해한 대퇴골 좌표계

전역 좌표계에서 측정 한 대퇴골의 강체변환은 골반을 거친 강체변환으로 분해할 수 있다 (그림 6).

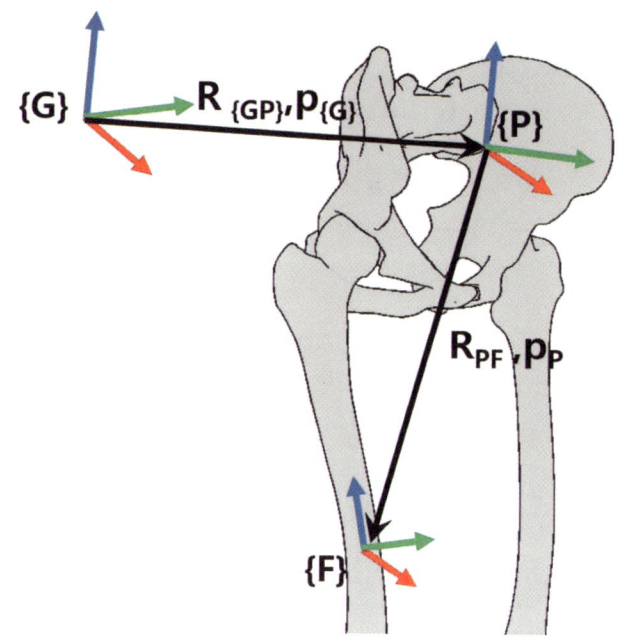

그림 6 강체 변환 4×4 행렬로 분절들의 좌표계를 표시한 예

$$T_{\{GF\}} = T_{\{GP\}} T_{PF} = \begin{bmatrix} R_{\{GP\}} & \mathbf{p}_{\{G\}} \\ \mathbf{0} & 1 \end{bmatrix} \begin{bmatrix} R_{PF} & \mathbf{p}_P \\ \mathbf{0} & 1 \end{bmatrix}$$

위의 식을 보면 두 개의 강체변환행렬로 말끔하게 분해되는 것을 볼 수 있다. 강체변환 행렬에서 방향을 나타내는 R행렬 밑에는 0을 위치를 나타내는 벡터 밑에는 1을 붙임으로써 간결해진 것이다. 위치와 방향을 다르게 취급해야 하는 이유에 대해서는 9절에서 설명한다. 수학적으로는 아핀(affine)기하를 연구하면서 정립된 것인데 이에 대해서는 11절에서 설명한다.

8) 기하(geometry)와 대수(algebra)

유클리드 기하학을 보면 컴퍼스와 직선만을 이용해 많은 법칙을 증명한다. 이는 원점, 좌표계, 벡터에 대한 개념이 없어도 성립한다. 1637년에 데카르트가 직교좌표계를 도입해서 대수로 기하를 증명할 수 있음을 보였다. 이후에는 경계가 허물어져서 이제는 기하를 대수적으로 다루는 것이 당연시 된다. 정삼각형을 만드는 예를 들어본다(그림 7).

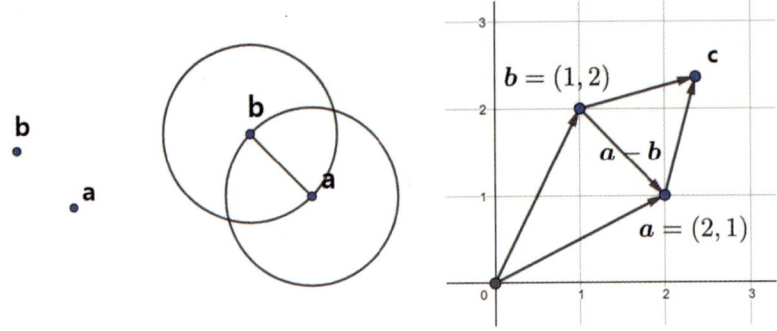

그림 7 A: 공간 상의 두 점. B: 과거 유클리드 기하에서 정삼각형을 만드는 방법
C: 대수적으로는 점c의 좌표를 방정식으로 구할 수 있다.

대수적으로 기하를 다루기 위해서 좌표계를 잡고 점들은 좌표계에 종속된 벡터로 표현된다. 그림이 숫자로 바뀌는 것이다. 그러나 대수라는 강력한 도구로 기하를 다루면서 주의해야 할 점이 있다. 9절에서 이에 대해 살펴본다.

9) 좌표계 종속성(coordinate-dependency)과 좌표계 불변성(coordinate-invariance)

기하와 다르게 대수 연산은 좌표계에 따라 다른 결과를 낼 수도 있다. 좌표계에 따라 결과가 달라지는 대수 연산은 좌표계에 종속되었다고 하고 기하적인 의미도 찾을 수 없다. 반면, 좌표계에 불변하는 대수 연산들은 눈으로 쉽게 확인은 못해도 기하적인 의미가 있다고 생각할 수 있다. 좌표계 종속 연산과 불변 연산을 벡터 합과 차로 살펴보자(그림 8).

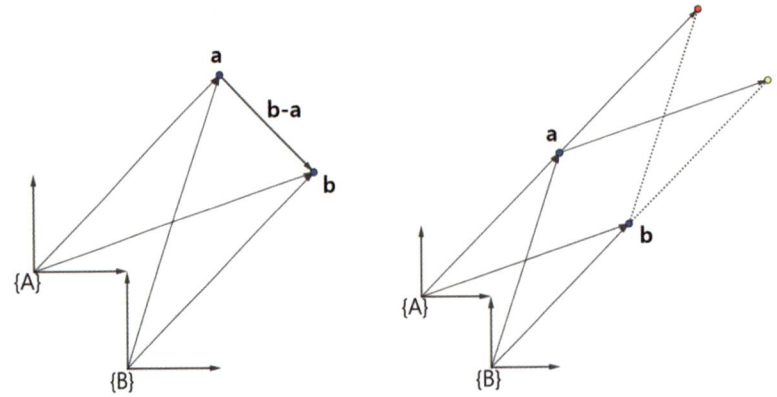

그림 8 A: 좌표계 불변 연산. 두 점의 차는 기하적으로 선을 잇는 것과 대응된다.
B: 좌표계 종속 연산. 두 점의 합은 기하적으로 대응되는 개념이 없다.

10) 유클리디언 공간(Euclidean space)

과거에는 유클리드 공간을 유클리드 공리가 성립하는 평평한 공간이라고 기하적으로 정의했지만, 이제는 대수적으로 유클리디언 거리(피타고라스 정리)가 성립하는 공간이라고 정의한다. 유클리드의 기하적인 증명들도 대수적으로 증명이 가능해지고, 거리와 각도가 숫자로 다뤄지게 됐다. 구와 같이 휘어 있는 곡면에서는 국소적으로는 평행선으로 보여도 다른 지점에서 평행선이 만나기 때문에 유클리디언 공간이 아니다. 보행분석에 전역좌표계를 잡고 점들을 좌표로 다루는 것이 이미 물리 공간을 유클리드 공간이라고 생각하는 것이다.

11) 어파인 기하(affine geometry)

어파인 기하는 유클리드 기하에서 거리와 각도에 관한 공리를 제외한 것이다. 어파인 기하가 성립하는 공간이 어파인 공간이다. 역사적으로 어파인 공간을 대수적으로 정의하면서 점과 벡터를 명확하게 구분하기 시작했다. 어파인 기하에서 벡터는 점과 점의 차이만 나타낸다. 연산을 할 때 편의상 (x, y, z, 0)로 방향과 크기(벡터)을 표현하고, (x, y, z, 1)로 위치(점)를 표현한다. 점과 점을 빼면 마지막 원소가 0이되어 벡터가 됨을 알 수 있다. 유클리드 공간도 어파인 기하가 성립하기 때문에 어파인 공간이고 점과 벡터를 구분할 필요가 있다.

12) 어파인 프레임(affine frame)

3차원의 벡터는 3개의 기저(basis) 혹은 좌표를 조합하여 표현할 수 있다. 어파인 프레임은 좌표와 비슷한 의미이다. 어파인 프레임은 기저 벡터와 원점으로 정의한다. 기저가 직교하지 않아도 된다.

Chapter. 13
임상 동작분석실의 구성과 측정의 표준화

Chapter 13. 임상 동작분석실의 구성과 측정의 표준화

I. 임상 동작분석실(clinical motion lab)의 특징

동작분석은 여러 가지 목적으로 시행할 수 있다. 영화 촬영을 위해서 할 수도 있고, 연구를 위해서 할 수도 있다. 또한, 임상에서 실제 환자를 진단하고 치료 계획을 세우는 검사로 활용할 수 있다. 임상 동작분석실은 임상 목적을 위한 공간, 장비, 인원, 절차를 모두 포함하는 개념이다. 임상 동작분석실은 모션 캡처를 하는 영화사나 연구소 혹은 대학 실험실과는 목적이 다르기 때문에 이에 따라 다른 특징을 가지고 있다.

첫째, 임상 동작분석실은 공간이 필요하다. 다양한 동작을 안전하게 할 수 있고, 장비가 제대로 작동할 수 있어야 한다. 임상 동작분석의 역사는 보행분석으로부터 시작이 되었다. 그러므로, 적당한 길이의 보행로가 필요하다. 최소한 8m의 보행로를 권장한다. 실내장식은 대상자가 장비에 위압되지 않고, 편안하게, 그리고 직관적으로 동작을 할 수 있도록 설치하여야 한다. 가령, 보행로를 공간의 대각선 방향으로 설치한다면, 대상자가 똑바로 보행하는 것에 문제가 생길 수 있을 것이다. 벽에 평행하게 보행할 수 있도록 공간의 길이와 폭을 확보해야 한다.

둘째, 타당성이 검증된 장비로 구성이 되어야 한다. 동작분석의 계측 방법도 새로운 방법이 지속해서 연구되고 있다. 그러나, 개발보다 타당성 입증이 오래 걸리기 때문에, 새로운 원리의 장비를 임상에 이용하려면 시간과 경험이 쌓여야 한다. 그래서, 임상 동작분석실은 공통으로 갖추어야 할 기본 장비가 존재한다.

셋째, 임상 동작분석실은 병원에 있는 검사실이고 그 안의 장비는 정도 관리(quality control)를 철저히 해야 한다. 어떤 장비를 설치했는가도 중요하지만, 그 장비가 잘 유지 보수되고 있는지도 똑같이 중요하다. 장비는 장비 자체의 오류 가능성이 언제나 있다. 장비(기계)에서는 어느 정도 참값에 가까운가를 뜻하는 타당도(validity)를 정확도(accuracy)라는 용어로 쓴다. 또한, 반복 측정에서 값의 차이가 얼마나 적은지를 뜻하는 신뢰도(reliability)를 정밀도(precision)라는 용어로 쓴다. 장비에 대한 용어는 임상 검사와는 다른 방식으로 진화하였다. 현재는 정확도나 정밀도의 용어보다는 불확도(uncertainty)가 범용적으로 쓰이고 있다.

넷째, 임상 동작분석실에는 상주하는 숙련된 전문가가 필요하다. 동작분석은 마커(표지자)를 부착할 때 비숙련자의 경우 많은 오류가 생길 수 있다. 대상자가 동작분석의 목적에 맞는 동작을 하도록 가이드를 해야 하고, 이를 표준화하여 시행하여야 한다. 마커 정보의 전/후처리 과정에 많은 숙련이 필요하다. 또한, 동작분석실의 장비는 정기적으로 보정(calibration)을 해야 하는 민감한 장비이고 전문가의 정도 관리가 필요하다. 예를 들면, 측정 당시의 온도, 습도 등도 조절되어야 하고, 기록이 되어야 한다.

다섯째, 임상 동작분석실은 표준 운영 지침(standard operating procedure, SOP)으로 운용이 되어야 한다. 동작분석은 계측으로만 끝나는 것이 아니라, 정확한 검사를 위한 전처리와 후처리 과정이 길고 복잡하다. 이를 관습, 전통, 구전으로 운용하여서는 안 되고 공간의 유지 보수, 장비의 보정과 정도 관리, 인원의 교육 및 훈련, 검사의 전처리와 후처리, 검사와 판독 결과의 관리 등을 문서로 규정하여야 한다. 임상 동작분석실에 상주하는 전문가는 표준 운영 지침을 관리하고 상황에 맞게 업데이트하여야 한다.

여섯째, 임상 동작분석실의 목적은 진단과 치료 계획 수립에 있다. 그러므로, 동작분석을 전문으로 하는 임상의에 의한 검사 결과의 판독이 필요하다. 또한, 임상 동작분석실이 임상 목적에 부합하여 운용되도록 동작분석을 전문으로 하는 임상의의 관리가 필요하다.

일곱째, 임상 동작분석실은 임상 결정에 필요한 일정 동작에 대한 표준 운영 지침을 확립하는 과정이 힘들고 오래 걸린다. 그러나, 일단 표준 운영 지침이 확정되면, 많은 양의 표준 동작 정보를 지속적으로 얻을 수 있다. 이는 영화나 연구소, 대학 실험실의 모션 캡처가 특정 목적에 한정하는 일회성인 것과는 대조적이다. 또한, 매일 매일 현장에서 시행하는 표준 동작분석은 동작에 대해 이해하고자 하는 학생이나 전문가에게 동작분석의 실제(practice)에 대한 좋은 교육 기회를 제공할 수 있다.

II. 불확도(uncertainty)

흔히 수식어를 붙여서 측정 불확도라고 한다. 상술하였듯이 장비에서는 정확도와 정밀도라는 용어를 쓴다. 그런데, 정확도와 정밀도를 지표화하다 보면, 지표의 특성이 결국 부정확한 정도 즉, 부정확도를 뜻한다는 것을 알 수 있다. 그래서, 현재는 정확도, 정밀도는 정성적인 개념으로 쓰일 때가 많아졌고, 정량화 지표는 측정 불확도라는 용어로 확립이 되었다. 동작분석실 상주 전문가 혹은 관리자는 사용하는 동작분석 장비의 측정 불확도를 파악하고 있어야 하고, 정도 관리를 하여야 한다.

측정 불확도는 말 그대로 측정이 불확실한 정도이다. 값이 크면 더 불확실하다. 지표는 기본적으로 표준 오차(standard error)를 이용한다. 즉, 측정치의 표준 편차에서 측정 횟수의 제곱근을 나눈 값이다. 다시 말해, 측정치의 평균의 모수 평균에 대한 산포(퍼진 정도, spread)이다. 실제로 표준 오차를 구하기 힘든 예도 있어, 다른 여러 가지 방법이 추가로 쓰일 수 있지만, 개념은 같다[1].

측정 불확도는 임상에서 쓰는 타당도와 개념은 비슷하다고 생각할 수 있지만, 기계를 이용한 측정에만 한정해서 쓰는 좁은 개념이다. 먼저, 첫째 가정이 표본 평균이 모 평균에 수렴한다는 불편 추정량(unbiased estimator)이라는 가정이 있어야 한다. 이는 이미 어느 정도 측정의 타당도가 있다는 가정하에 출발하는 것이다. 키를 체중계로 측정을 하면서, 측정 불확도라는 표현을 쓸 수는 없을 것이다. 둘째, 반복 측정이 실제로 큰 문제 없이 가능해야 한다. 여러 번 측정하여 평균을 내면, 측정치의 평균이 모평균에 더 근접할 것이다. 우리가 한 번 측정한 값보다는 100번 측정하여 평균한 값을 더 정확하다고 믿는 것이다. 기계의 경우 가능할 수 있지만, 대상이 인간이면 한계가 있다. 예를 들어 우리가 혈액 표본으로 검사를 시행한다면 혈액을 이용하여 여러 번 반복 측정을 해서 평균값을 제시할 수 있을 것이다. 그런데, 우리가 인체의 조직을 수술로 채취하는 검사를 하는 경우를 생각해 보자. 반복 측정은 불가능할 것이다. 또한, 측정 불확도라는 용어를 사용하는 것이 맞지도 않다.

III. 임상 동작분석실의 기본 장비

임상 동작분석을 위하여, 분석실은 기본 장비를 갖추어야 한다. 신체검사 도구, 비디오 촬영 기기, 광학 추적 기기, 힘판, 동적 근전도까지를 기본 장비로 본다(그림 1).

신체검사 도구는 신체검사를 위한 의료용 침대, 체중계, 신장계, 각도계, 버니어 캘리퍼(Vernier caliper)가 필요하다.

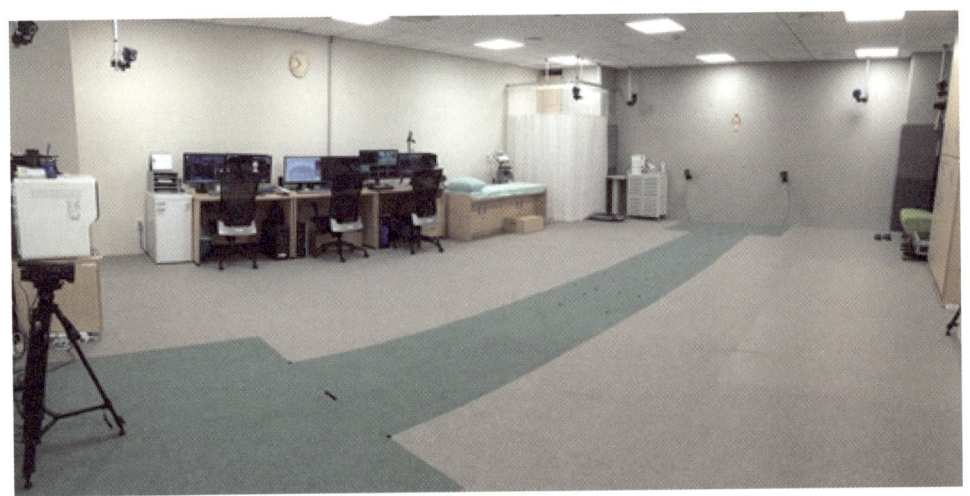

그림 1 임상 동작분석실의 구성

IV. 비디오 촬영 기기

비디오 동작분석을 위하여 필요하다. 또한, 모션 캡처를 이용한 3D 동작분석을 시행하더라도, 직관적으로 이해할 수 있는 비디오를 같이 확인하여야 오류를 확인하고 방지할 수 있다. 카메라는 시상면과 관상면을 볼 수 있도록 보행로에 직각으로 전방과 측방에 설치하고 동시에 촬영한다. 임상 동작분석실에서는 비디오 편집이 가능하여야 하고, 비디오 판독이 가능해야 한다. 비디오 판독의 편의를 위해서, 조그셔틀 등의 보조 도구도 있어야 한다.

V. 광학 추적 기기(optical tracking system)

마커(표지자)를 추적하여 모션 캡처를 해주는 장비이다. 광학 추적 기기는 마커, 카메라, 후처리 기기로 구성된다. 마커는 스스로 빛을 내는 액티브 마커(active marker)와 빛을 반사하는 패시브 마커(passive marker)로 구분을 한다. 대부분의 동작분석실에서는 패시브 마커 시스템을 이용한다. 카메라에서 적외선을 방출하고, 마커에서 반사되는 적외선을 카메라가 포착하는 방법이다. 카메라는 디지털 카메라로 센서의 종류에 따라 CMOS, CCD로 나뉜다. 또한, 동작을 촬영해야 하므로, 카메라의 성능 중 1초에 가능한 캡처 횟수도 중요하며, 헤르츠(Hz)로 표시한다. 광학 추적의 특성으로 인하여, 동작분석 시에 카메라와 마커 사이에 인체가 가리면 캡처가 안 된다. 그래서, 여러 방향에 설치된 다수의 카메라가 필요하며, 대부분의 임상 동작분석실은 8대 이상의 카메라로 모션 캡처를 시행한다. 결과 분석 및 논문 등을 작성할 때는 어떤 기기, 어떤 마커, 몇 개의 카메라를 썼는지 제시해야 한다.

후처리(postcapture process) 기기는 모션 캡처 정보와 인체 모델을 결합하여, 우리가 원하는 정보를 출력하는 시스템을 통칭한다. 상용 소프트웨어(그림 2)와 하드웨어로 구성이 되어 있다. 카메라, 힘판, EMG의 정보를 적절히 모아야 하므로, 서로 호환이 되어야 한다. 광학 추적 기기 개발사에서 어느 정도 이를 조율해 주지만 그 한계가 있다. 즉, 측정은 하였으나, 제대로 처리를 못 해서 사용 못 하는 정보가 상당하다. 이를 잘 사용하는 것도 동작분석 전문가의 몫이다.

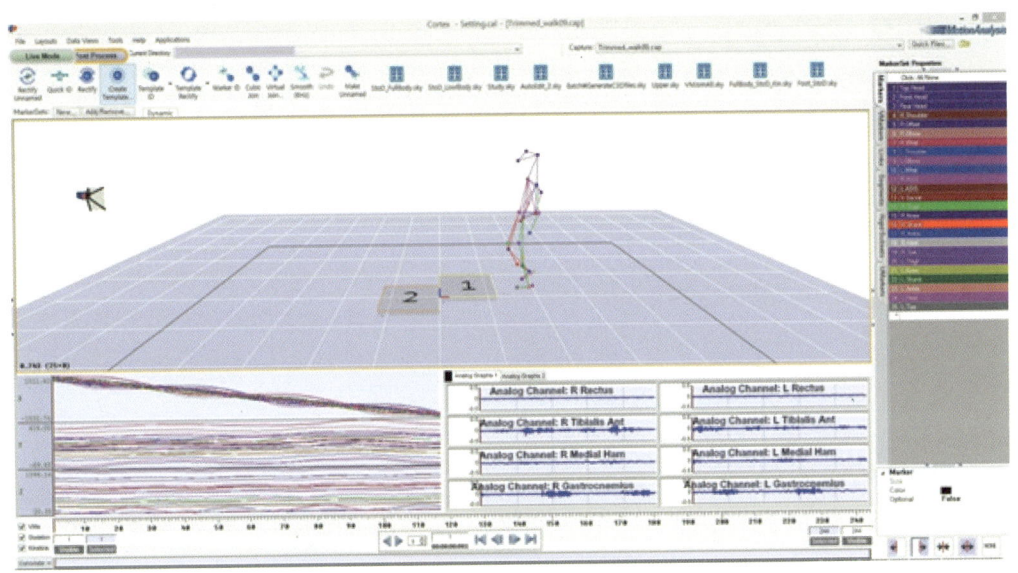

그림 2 후처리 소프트웨어(GaitTrak®)의 예

　　동작분석 전문가는 인체 모델의 사용과 응용에 익숙해야 할 것이고, 실제로 많은 상용 소프트웨어와 공개 소프트웨어가 이를 지원한다. 후처리를 통해 근육의 길이 등 다양한 정보를 추가로 얻을 수 있다.

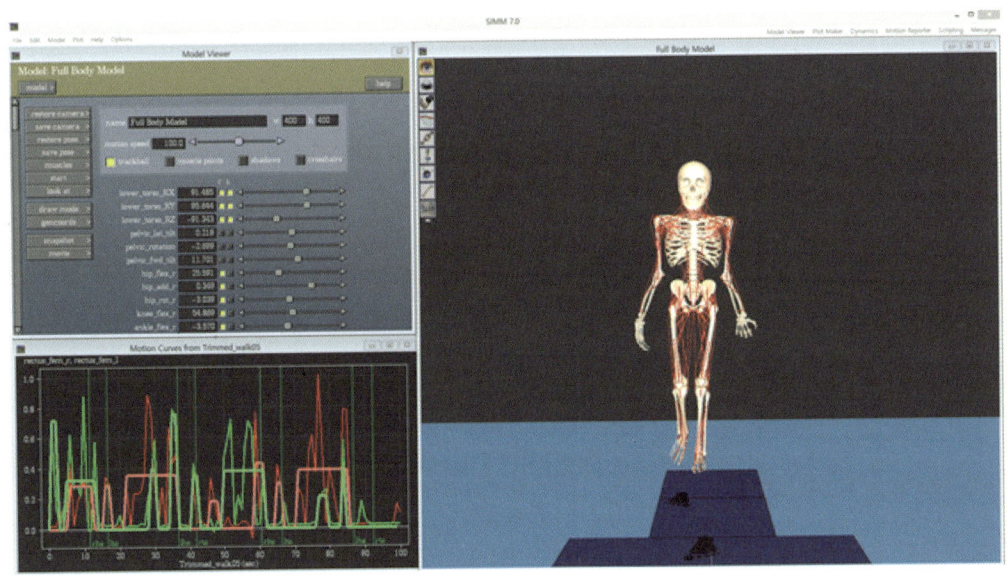

그림 3 상용 소프트웨어(SIMM®)을 이용한 근육 길이의 측정

VI. 힘판(force plate)

모션 캡처와 인체 모델을 이용하면 운동 형상(kinematics)을 분석할 수 있다. 힘판은 지면 반발력을 측정할 수 있게 해 준다. 지면 반발력과 운동 형상 자료로 역 동역학(inverse dynamics)을 적용하면 운동 역학(kinetics) 정보를 얻을 수 있다. 최소한 하나의 보장(step length) 범위를 포함해야 하므로 2개 이상의 힘판이 필요하다. 자연스럽게 보행 중에 밟는 것이 최상이므로, 보행로 내에 내장(embed)하여 설치하는 것이 좋다. 즉, 바닥을 뚫거나 보행로를 원래 지면보다 높게 올려야 한다. 힘판이 노출되어 있으면 보행 대상자가 밟으려고 의식을 해서 자연스러운 보행이 안 나올 가능성이 있다.

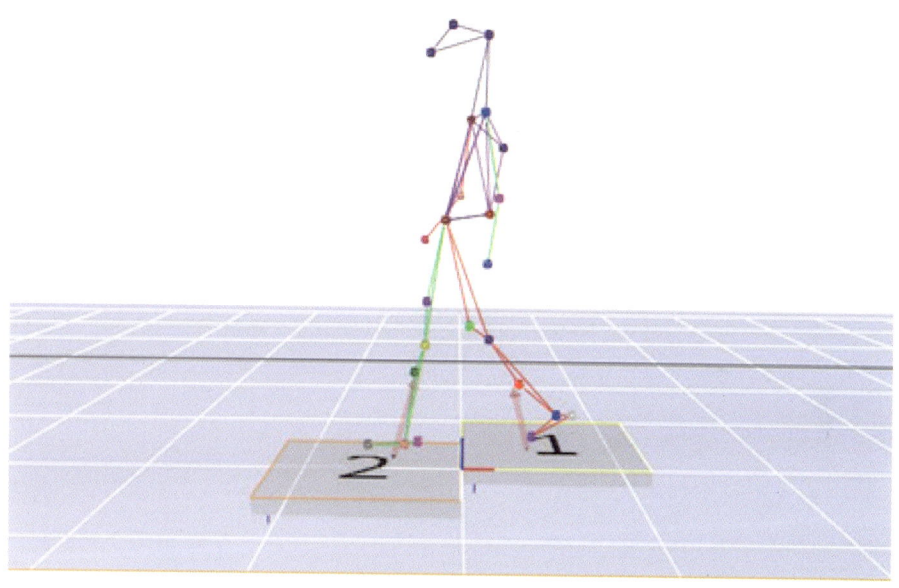

그림 3 1, 2로 표시된 위치에 힘판이 있다(GaitTrak®).

VII. 동적 근전도(dynamic EMG)

최근 동적 근전도는 무선 근전도를 많이 이용하고 있다. 유선 근전도를 이용한다면, 동작에 방해가 되지 않아야 할 것이다. 동작을 해야 하므로, 대부분 피부 부착형 근전도를 이용한다.

VIII. 기타 장비

족부 압력 측정기(pedobarography), 에너지 소모 측정기 등 개개 검사실의 특수한 목적에 따라 추가 장비를 설치하고 이용할 수 있다. 다만 추가 장비도 타당성이 검증된 경우에 한하여야 할 것이다.

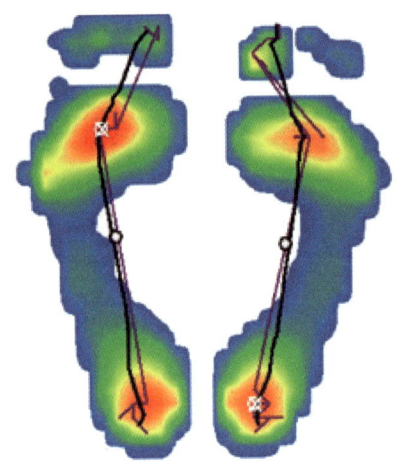

그림 4 족부 압력의 측정 예(Tekscan™)

참고문헌

1. 한국표준과학연구원. 측정불확도 표현 지침 ISO/IEC GUIDE 98-3:2008, *Guide to the Expression of Uncertainty in Measurement* (GUM: 1995). 2010.

Chapter.14
동작분석과 체계적 신체검사

Chapter 14. 동작분석과 체계적 신체검사

1. 정적 검사(static exam)와 동적 검사(dynamic exam)

인체의 동작 병리에 대한 진단과 치료 계획을 위해 행하는 검사(exam)는 다양하며, 여러 가지 분류로 나눌 수 있다. 일반적으로 엑스레이나 컴퓨터 단층촬영(computed tomography, CT)과 같은 방사선 영상의 경우, 대상자의 순간 상태를 촬영할 것이다. 반대로, 동작분석은 움직이는 상태를 캡처할 것이다. 두 가지의 개념을 구분한다면 방사선 영상은 정적 검사일 것이고, 동작분석은 동적 검사일 것이다. 흔히 동적 검사를 기능 검사(functional exam)라는 용어로 쓰기도 한다.

어떤 검사를 이용할지는 측정하고자 하는 목표에 따라 다를 것이다. 만약 대퇴골 염전과 같이 뼈의 변형인 경우, 우리가 동작할 때 변화가 생기지 않을 것이라고 가정할 수 있다. 이런 경우는 정적 검사인 컴퓨터 단층촬영(CT), 통계 형상 모형과 같은 방법이 좋을 것이다. 우리가 보행할 때, 발목 관절의 각도 변화를 알고 싶다고 하면, 보행하면서 측정을 해야 한다. 이런 경우는 동적 검사가 보행분석에 도움이 될 것이다.

예를 들어, 슬괵근(hamstrings)의 근육 길이를 측정하여, 근육 길이가 너무 짧으면 늘려 주는 수술, 즉 슬괵근 연장술을 계획하는 경우를 생각해보자. 근육 특성상 근육의 길이는 인체의 자세(posture)에 따라, 그리고 근육의 수축(contraction) 정도에 따라 변화한다.

즉, 근육의 길이는 하나의 값을 가지고 있는 것이 아니라 최소값과 최대값을 가지는 범위이다. 결국, 근육 길이를 측정하려면, 동적 검사가 필요할 것이다. 동적 검사인 동작분석도 만능은 아니다. 슬관절 운동 범위의 예를 들어 보자. 보행분석으로 슬관절 운동 범위를 측정할 수 있다. 그런데, 보행 시에는 슬관절의 굴곡이 70도를 넘지 않는다. 즉, 슬관절 굴곡이 70도 이상만 가능하면, 문제점은 발견되지 않을 것이다. 그런데, 슬관절 굴곡이 70도까지만 가능하다면, 쪼그려 앉는 자세에 당장 문제가 생길 것이다.

2. 3차원 동작분석과 체계적 신체검사(systematic physical examination)

신체검사(physical examination)는 검사자가 시행하고, 특별한 장비가 필요하지 않은 경우가 많다. 즉, 비용을 비교적 들이지 않고 정적 검사와 동적 검사의 특징을 동시에 가지고 있다. 어느 정도 정적 검사와 동적 검사의 계측지를 유추할 수 있고, 보완할 수 있다. 이를 잘 이용하면, 동작분석에서 생길 수 있는 오류를 직관적으로 판단할 수도 있고 동작분석에서 얻기 힘든 정보를 얻어 분석 결과를 보완할 수 있다.

따라서, 동작분석을 이용하는 임상의(physician)나 의학자에게는 신체검사의 숙련이 필수이다. 즉, 신체검사는 3차원 동작분석의 한 요소인 것이다. 그런데, 동작분석의 목적에 맞는 신체검사를 일관되게 시행하려면, 표준화된 방법으로 체계적으로 시행해야 한다. 이를 체계적 신체검사(systematic physical examination)라는 용어로 쓴다. 보행분석에 쓰이는 신체검사는 관절 운동 범위(range of motion, ROM), 구축(contracture), 경직성(spasticity), 근력(muscle strength) 등을 측정한다. 이 중 해부학 구조와 관련하여 주요한 신체검사에 대해 알아보도록 하자.

3. 고관절 굴곡 구축(flexion contracture)과 요근 길이(psoas length)

고관절의 시상면 운동 범위는 굴곡과 신전으로 표현하다. 대략 범위는 신전 20도에서 굴곡 130도로 알려져 있다(그림 1). 굴곡 구축이란 신전의 제한을 뜻한다. 반대로, 신전 구축이란 굴곡의 제한을 뜻한다. 우리가 전형적 보행을 할 때, 고관절은 70도 이상 굴곡하지는 않는다. 그러나 신전은 최대로 하게 된다. 고관절 시상면의 운동 범위를 측정할 때, 굴곡 정도는 쉽게 측정할 수 있지만, 신전의 제한 혹은 굴곡 구축은 측정에 문제점이 있을 수 있다.

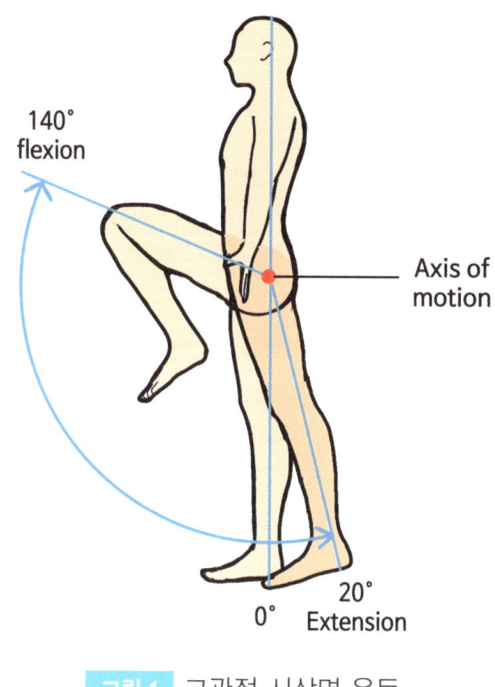

그림 1　고관절 시상면 운동

관절 각도는 근위 분절의 축과 원위 분절의 축 사이의 각을 각도계로 측정을 한다. 정확히 측정하려면, 근위 분절과 원위 분절의 축을 정확히 가늠해야 할 것이다. 고관절의 경우, 원위 분절은 대퇴부이고 근위 분절은 몸통(trunk)이다. 대퇴부의 장축을 가늠하는 것은 비교적 수월하나, 몸통의 장축을 가늠하는 것에는 문제가 있다. 어느 정도 척추의 움직임이 있더라도, 겉에서 보는 몸통의 장축은 큰 차이가 없다는 것이다. 그래서, 어느 정도 굴곡 구축이 있더라도, 신전을 시켜 보면 잘 되는 것을 확인할 수 있다. 이는 고관절에서 신전이 되는 것이 아니라, 척추에서 신전, 정확한 용어로 전만(lordosis)이 되는 것이다. 이를 척추의 보상(compensation)이라고 표현한다. 정확히 굴곡 구축을 측정하려면, 척추의 전만이 안 되게 한 상태에서 측정해야 할 것이다.

4. 토마스 검사(Thomas test)

토마스 검사(Thomas test)는 바로 누운 자세(앙아위, supine position)에서 반대쪽 고관절을 충분히 굴곡 시켜, 요추의 전만을 제한하고, 검사하는 고관절의 굴곡 정도를 측정한다. 이 굴곡 정도를 굴곡 구축으로 정의한다(그림 2).

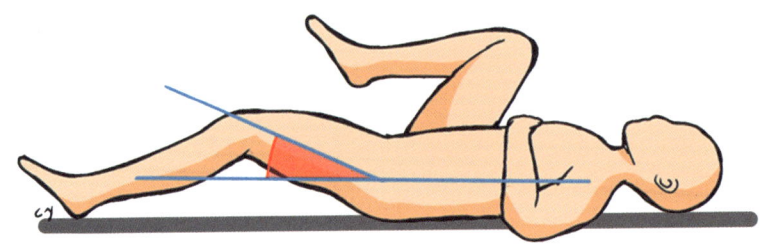

그림 2 토마스 검사, 표시된 각도가 토마스 검사의 측정치이다.

고관절의 굴곡 구축은 굴곡근인 요근 구축(psoas contracture) 뿐만아니라 고관절의 변형 등 여러 원인에 의해 생길 수도 있다. 뇌성마비에서는 요근 구축에 의한 경우가 많아서, 진단 및 치료 계획 확립을 위해 요근 구축의 측정이 필요하다(그림 3).

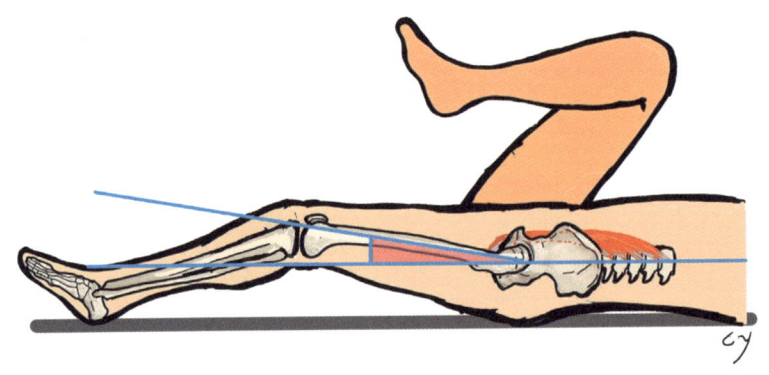

그림 3 요근 구축을 정확히 측정하려면, 골반의 위치를 고정해야 한다.

토마스 검사는 비교적 손쉽게 굴곡 구축을 측정할 수 있다. 그런데 보행에 적용하려면 문제가 있다. 토마스 검사는 앙아위에서 측정을 하고, 측정할 수 있는 범위에 제한이 있다. 전형적 보행 시 우리는 고관절을 20도까지 신전을 하는데, 토마스 검사는 0도까지만 신전을 하면 문제가 없는 것으로 판단을 하게 된다. 다시 말해 실제로 굴곡 구축이 신전 0~20도까지의 범위이면 토마스 검사에서는 똑같이 0도이다.

의학에서는 오랫동안 토마스 검사를 굴곡 구축을 측정하는 방법으로 이용해 왔다. 그래서, 토마스 검사의 측정치를 굴곡 구축 값과 같은 것으로 암묵적으로 사용해 왔다. 그런데 이는 틀린 생각이다. 엄밀히 정의하면, 굴곡 구축은 신전의 제한 정도이다. 토마스 검사 0도는 굴곡 구축이 없는 것이 아니라, 굴곡 구축이 20도 이하라는 뜻이다. 토마스 검사에서 0도 이상의 측정치가 나오면 20도 이상의 상당한 굴곡 구축이 있다는 뜻이다.

5. 스타헬리 검사(Staheli test)

엎드린 자세(복와위, prone position)로 대상자의 하지가 침상 모서리까지 오도록 하여, 골반을 고정한 상태에서 굴곡 구축을 평가하는 방법이다(그림 4). 검사자가 한 손으로 골반을 잡고 고정한다. 다른 손으로 고관절을 굴곡 상태에서 서서히 신전하다가, 골반이 들리는 지점의 각도를 측정한다. 고관절의 최대 신전을 평가할 수 있다는 장점이 있다. 굴곡 구축의 엄밀한 정의에 더 부합하는 검사이다. 다만, 대상자의 체격이 큰 경우는 자세를 취하기 힘들고, 계측이 힘들다. 경험상 10세 이하의 소아에서는 어렵지 않게 측정할 수 있다. 그러나 수술장 등 마취 상태에서는 하기 힘들다. 이에 반해 토마스 검사는 앙아위이기 때문에 수술 중에도 바로 검사할 수 있다는 장점이 있다. 그래서, 두 가지 검사를 같이 측정을 하고, 서로 상보적으로 이용하는 것을 권장한다[1]. 대부분의 신체검사가 엄밀한 측정을 위해서는 2명의 검사자가 필요하다.

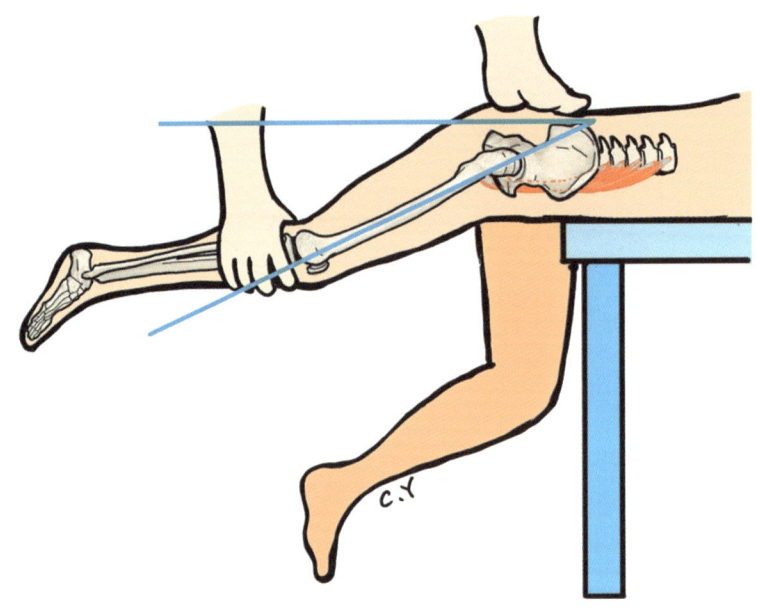

그림 4 스타헬리 검사. 표시된 각도가 스타헬리 검사의 측정치이다. 기준선을 수평선으로 정하면, -20도도 계측이 가능하다.

6. 고관절 내전 구축

고관절 외전 범위를 평가하여 내전 구축 여부를 확인하다(그림 5). 외전 각도가 적으면 내전근의 구축이 있는 것으로 판단을 한다. 외전각이 30도가 넘어가면 기능상 큰 문제가 없는 것으로 생각을 한다. 내전근은 여러 개 존재하고 그 기시부와 부착부가 각각 차이가 난다. 그래서, 고관절이 중립 상태인 경우와 고관절을 90도 굴곡하였을 경우의 외전각을 모두 측정해야 한다. 이 중 보행을 할 때 더 중요한 각도는 무엇일까? 고관절 중립 상태에서의 외전각일 것이다. 보행 시 고관절을 90도 굴곡할 일은 없기 때문이다.

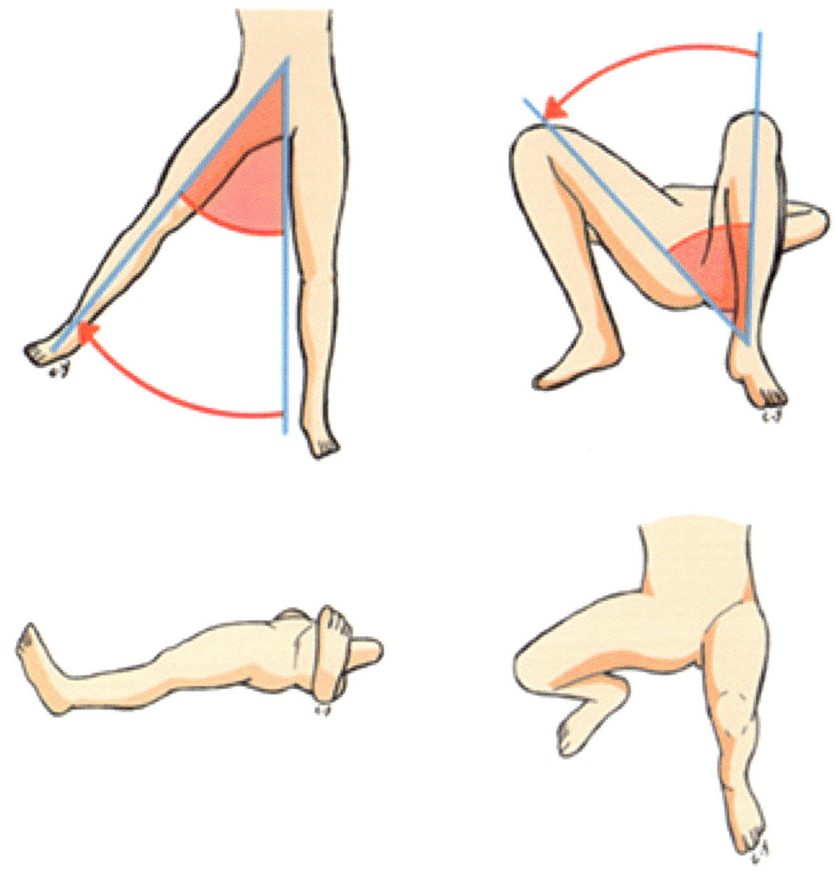

<table><tr><td>그림 5</td><td>왼쪽은 고관절 굴곡이 중립일 경우의 외전각이다.
오른쪽은 고관절을 90도 굴곡한 상태의 외전각이다.</td></tr></table>

7. 슬관절 굴곡 구축

슬관절은 0도에서 150도 정도의 운동 범위를 가진다. 보행 시 슬관절이 완전히 신전이 되어야, 지면 반발력 벡터를 슬관절 시상면 회전축의 앞으로 유지할 수 있다. 그래서, 슬관절 굴곡 구축은 보행에 많은 영향을 줄 수가 있다. 슬관절 굴곡 구축은 고관절을 가능한 신전한 상태에서 슬관절을 최대한 신전하여 측정한다(그림 6). 슬관절 굴곡 구축 검사는 관절 혹은 뼈의 문제를 반영하는 정적 검사(static exam)이다.

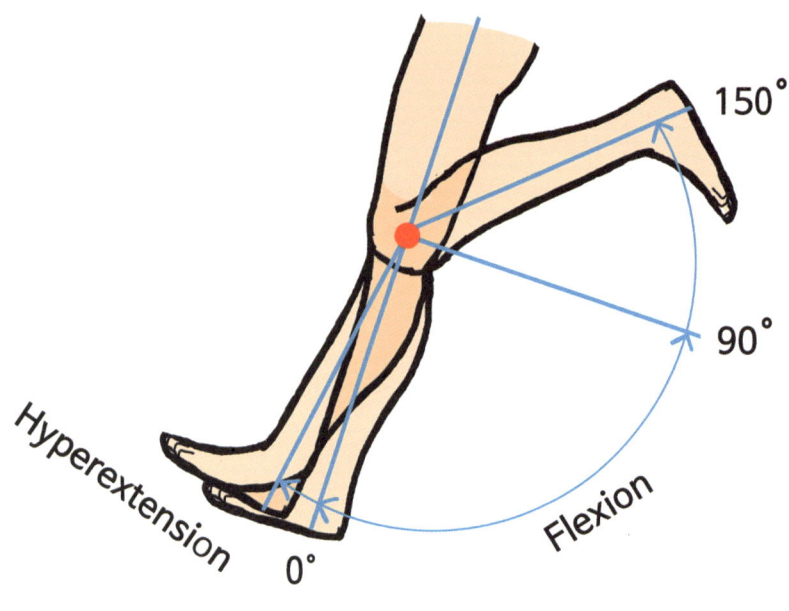

그림 6 슬관절 굴곡 구축의 측정

8. 보행과 슬곡근 길이(hamstring length)

보행 시 슬관절의 신전은 관절 혹은 뼈의 문제로 제한받을 수도 있다. 그러나, 관절 혹은 뼈에 문제가 없더라도, 신전의 제한을 받을 수 있다. 가장 대표적인 이유가 슬곡근의 구축이다. 슬곡근은 이관절 근육(biarticular muscle)이고, 고관절 신전근 및 슬관절 굴곡근이다. 그러므로, 슬곡근은 고관절 굴곡, 슬관절 신전 상태에서 최대로 길어진다. 즉, 슬곡근의 최대 길이가 짧아진 것(구축)을 확인하려면 고관절을 굴곡 시킨 자세에서 슬관절의 신전이 잘 되는지를 확인하여야 할 것이다.

9. 슬와 각도(popliteal angle)

고관절을 90도 굴곡시킨 상태에서 반대쪽 고관절을 완전히 신전하고, 슬관절 굴곡 구축을 측정하는 방법을 편측 슬와각도(unilateral popliteal angle) 측정이라고 한다. 슬관절을 빠르게 신전시켜서 저항을 느끼는 지점을 측정하면 경직성(spasticity)을 가늠할 수 있다.

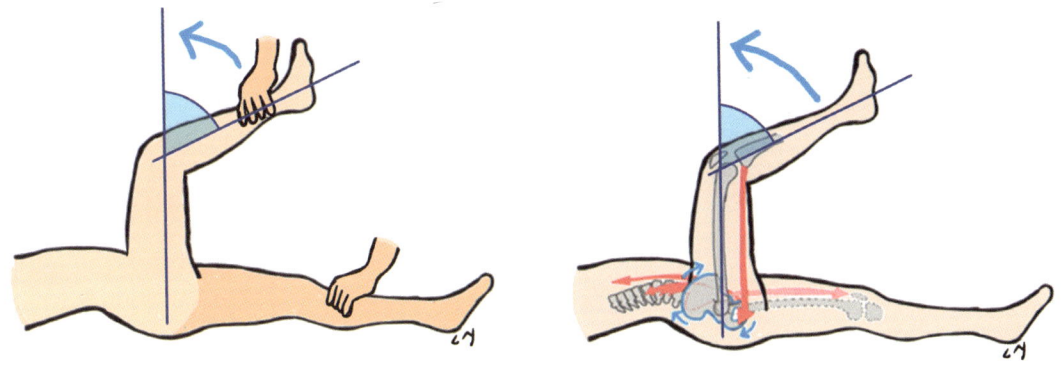

그림 7 편측 슬와 각도 측정

슬곡근은 좌골 결절(ischial tuberosity)에서 기시한다. 그러므로 슬와 각도를 측정할 때, 골반의 위치에 따라 그 값이 달라질 수 있다. 골반의 전방 경사(anterior tilt) 혹은 척추의 전만이 있다면 슬와 각도는 더 커질 것이다. 특히 요근(psoas) 구축이 있는 경우가 이런 예이다. 그래서, 골반을 중립위로 유지하면서 측정하는 것이 좀 더 슬곡근의 실제 길이를 대변할 것이다. 골반 중립을 위하여 반대측 고관절을 90도 굴곡한 상태에서 슬와 각도를 측정하는 것을 양측 슬와각도(bilateral popliteal angle)이라고 한다(그림 8).

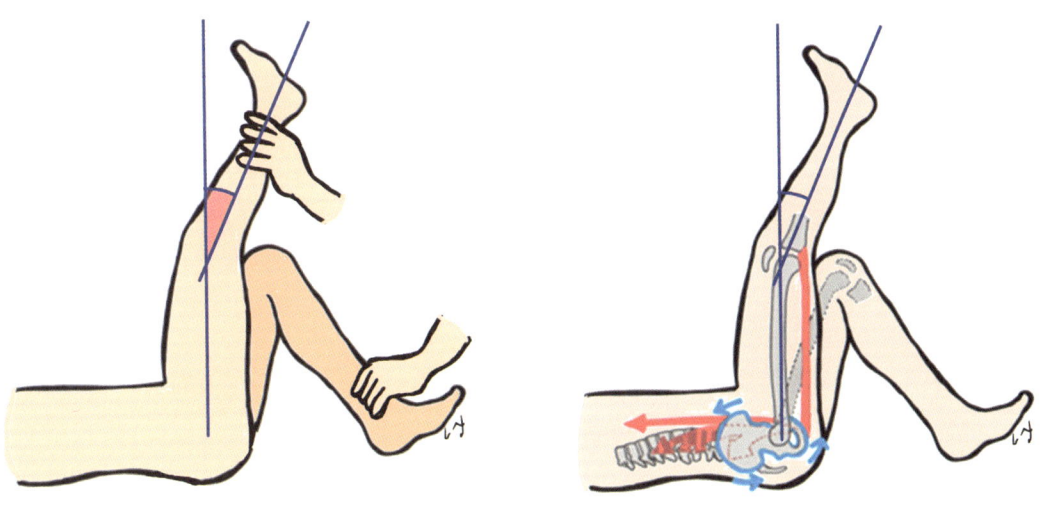

그림 8 양측 슬와 각도 측정

요근 구축(psoas contracture)이 있는 경우를 생각해 보자. 요근 구축으로 인해 고관절 굴곡 구축이 있을 것이다. 누운 자세에서는 고관절 굴곡 구축을 보상하기 위해 척추 전만이 증가된다. 이 상태에서 편측 슬와 각도를 측정한다. 그리고, 반대측 고관절을 굴곡하여 척추 전만의 보상을 없애는 양측 슬와 각도를 측정한다. 그러면, 두 개의 값의 차이가 있을 것이다. 그리고 이 차이의 정도가 심하면 심할 수록 요근 구축이 심하다고 생각할 수 있다. 이를 슬괵근 시프트(hamstring shift)라고 하기도 한다.

10. 실버스키올드 검사(silverskiold test)

하퇴 삼두근인 비복근과 가자미근의 구축을 감별하는 검사이다. 이는 비복근은 대퇴골에서 기시하고, 가자미근은 경비골에서 기시하는 해부학적 지식을 이용한 것이다. 비복근은 이관절 근육으로 뇌성마비에서 흔히 짧아지는 근육이다. 비복근은 구축되고, 가자미근은 문제가 없는 경우를 생각해 보자. 먼저 바로 누운 상태에서 슬관절 완전 신전 상태에서 족근 관절을 족배굴곡하여 각도를 측정한다. 이후 슬관절 90도 굴곡 상태에서 다시 각도를 측정한다. 슬관절 굴곡 시 비복근의 기시부는 좀 더 부착부와 가까워져 비복근은 상대적으로 느슨해질 것이다. 그러므로, 슬관절 굴곡 90도에서 더 크게 족배 굴곡이 될 것이다. 이를 이용한 것이 실버스키올드 검사이다(그림 9).

슬관절 신전 시와 굴곡 시 모두 족근 관절의 족배 굴곡이 잘 안된다면 비복근과 가자미근의 구축을 의미한다. 슬관절 신전 시 족배 굴곡이 잘 안되지만, 슬관절 굴곡 시에는 원활하다면, 비복근은 구축되어 있지만, 가자미근은 문제가 없음을 의미한다.

족근 관절의 족배 굴곡 각도로 판단을 하므로, 족배 굴곡 측정치에 영향을 줄 수 있는 요소를 고려해야 한다. 평발이 있는 경우, 족배 굴곡 값이 더 크게 측정될 수 있으므로, 족배 굴곡 시에는 족부를 회내(supination)하여 족부의 모양을 고정(locking)해야 한다.

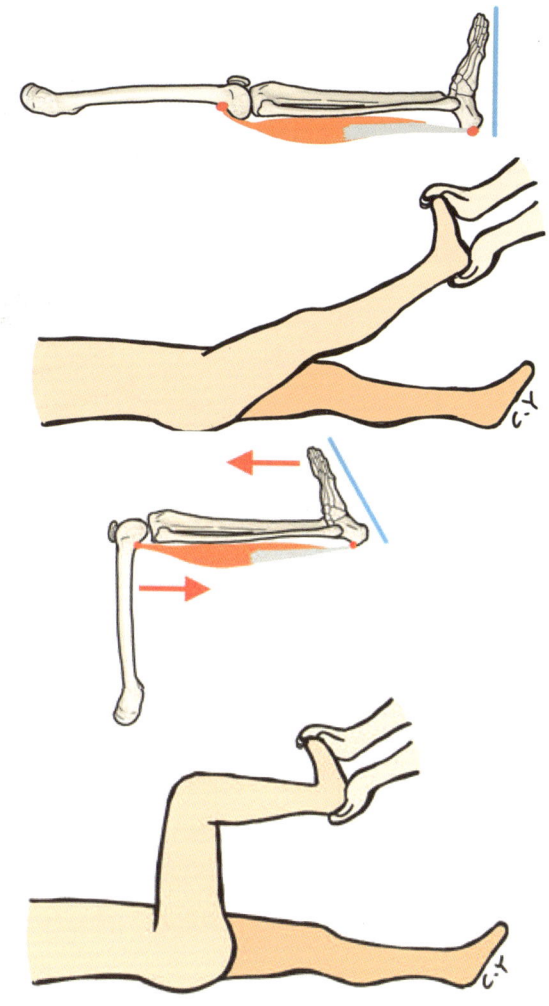

그림 9 실버스키올드 검사. 슬관절 굴곡과 비복근의 기시부에 유의하자. 비복근 구축은 슬관절을 신전하여야 확인할 수 있다. 슬관절을 굴곡하면 비복근이 느슨해져서, 가자미근의 구축을 확인할 수 있다.

11. 던컨 일리 검사(Ducan-Ely test)

엎드린 자세에서 슬관절을 굴곡시켰을 때, 고관절이 수동적으로 굴곡하는지 확인하는 검사이다. 고관절이 수동적으로 굴곡하면 대퇴직근의 구축이 있는 것으로 판단한다(그림 10). 대퇴직근은 골반에서 기시하여, 경골에 부착하는 이관절 근육(biarticular muscle)이다. 고관절 굴곡과 슬관절 신전의 역할을 하기 때문에 고관절 신전과 슬관절 굴곡 시 최대 길이가 된다. 따라서, 길이가 짧다면 고관절을 신전시킨 자세에 슬관절 굴곡에 제한이 생길 것이다.

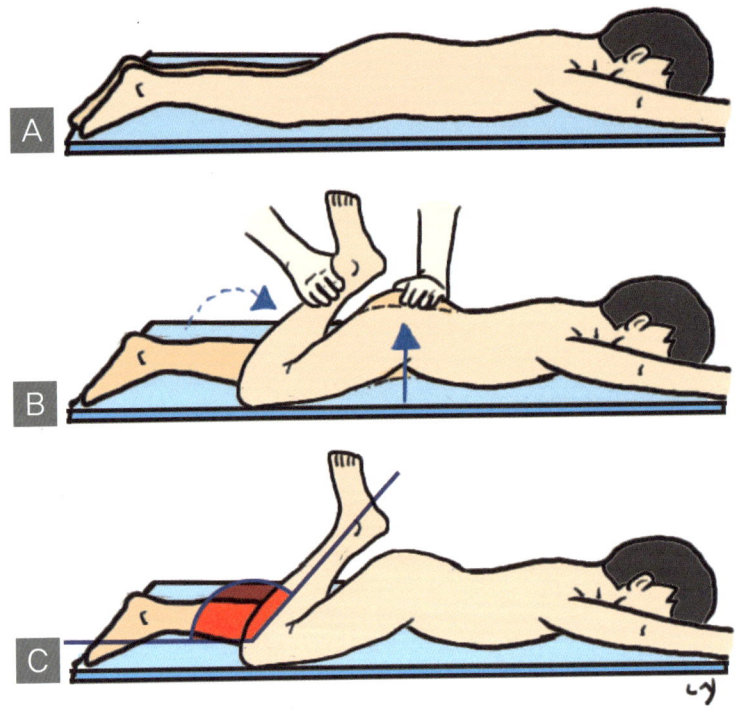

그림 10 대퇴직근의 구축을 보기 위한 검사로, 특별한 문제가 없는 경우, 슬관절은 최대 굴곡이 가능하다. A) 엎드린 자세에서 시행한다. B) 고관절의 수동적 굴곡이 있는지 없는지를 정성적으로 판단한다. C) 정량적으로 중간에 고관절이 수동적으로 굴곡하는 지점을 각도로 기록할 수도 있다[2]. 빠른 속도로 슬관절을 굴곡하여 저항을 느끼는 점을 측정할 수도 있고, 이 경우는 대퇴직근의 경직성을 의미한다.

12. 염전 개요(rotational profile)

하지의 뒤틀림, 염전(torsion)의 원인을 체계적으로 확인하기 위한 검사법이다. 염전의 원인이 대퇴골, 경비골, 족부에 있을 수 있으므로, 각각 염전이 어느 정도 있는지 확인을 해야 한다. 5장에서 대퇴 전염, 경골 염전의 의미에 대해서 살펴보았다. 대퇴 전염과 경골 염전을 측정할 때는 컴퓨터 단층촬영 등 영상을 많이 활용한다. 그러나 영상 측정도 언제나 오류의 가능성이 있다. 그래서, 영상 검사를 하더라도 신체검사로 확인하고 비교하여 대상자의 골격 상태를 파악하여야 한다.

13. 대퇴 전염(femoral anteversion)

대퇴 전염을 가늠하기 위해서 대퇴 내회전(그림 11)과 대퇴 외회전의 범위를 측정한다(그림 12). 고관절 신전 자세 즉, 엎드린 자세에서 측정하여야 보행 상황에서의 고관절 회전을 더 잘 반영할 수 있다. 대퇴 전염이 증가하면, 대퇴 내회전이 증가하고 외회전이 감소할 것이다. 경험적으로 대퇴 내회전과 외회전 범위가 대칭이면 대퇴 염전 20도 정도일 것으로 예측한다.

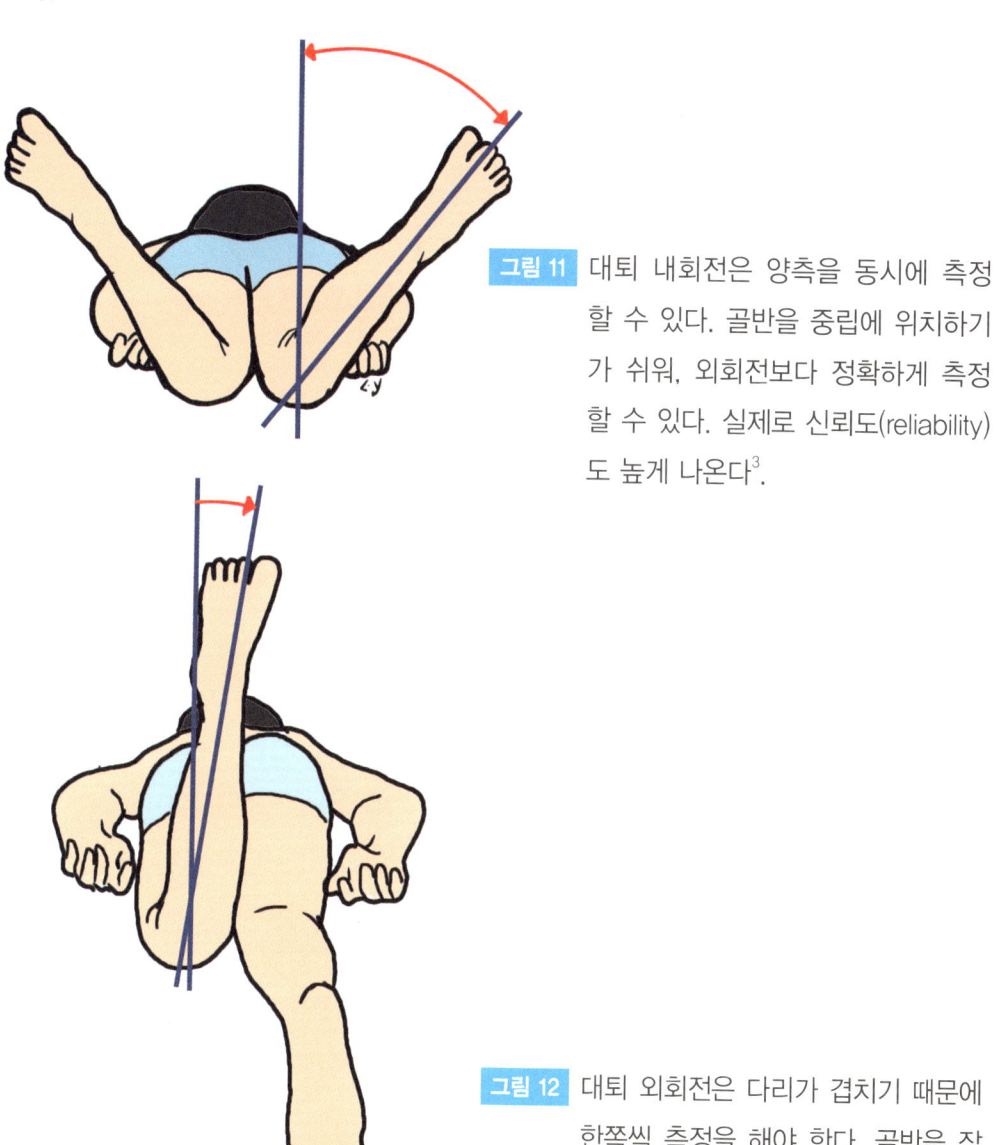

그림 11 대퇴 내회전은 양측을 동시에 측정할 수 있다. 골반을 중립에 위치하기가 쉬워, 외회전보다 정확하게 측정할 수 있다. 실제로 신뢰도(reliability)도 높게 나온다[3].

그림 12 대퇴 외회전은 다리가 겹치기 때문에 한쪽씩 측정을 해야 한다. 골반을 잡고 중립에 위치시키는 것이 중요하다.

14. 대전자 촉지법(trochanteric palpation angle test)

직접 대퇴 전염을 측정하기 위하여 고안된 방법이 대전자 촉지법(trochanteric palpation angle test)이다. 엎드린 자세에서 대전자를 확인한다. 대전자의 전후면을 손가락으로 촉지한 상태에서 고관절을 서서히 내회전한다. 대전자의 방향이 지면에 평행하게 위치할 때 지면의 수직선과 하퇴부 종축이 이루는 각도를 측정한다(그림 13, 14). 성인에서 15~20도 정도의 전염이 있다.

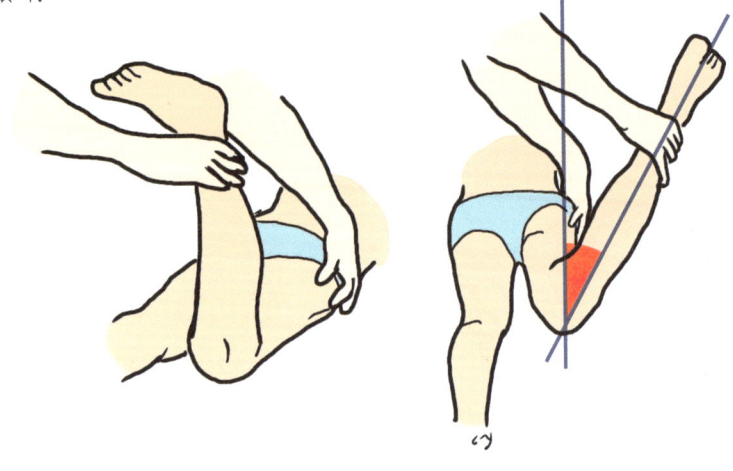

그림 13 대전자 촉지법의 개요

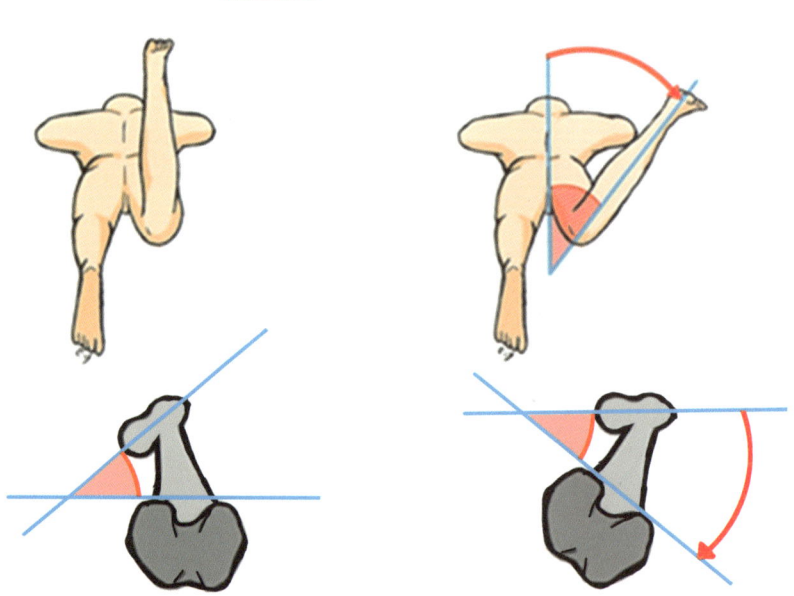

그림 14 고관절 내회전과 대퇴골 전염의 관계. 대퇴골 전염(anteversion) 만큼 고관절을 내회전하면 대전자가 지면과 수평이 된다.

15. 대퇴-족부각(thigh-foot angle)과 횡과각(transmalleolar angle)

경골 염전은 성인에서 평균 20도 외회전되어 있다. 신체검사를 이용한 경골 염전의 측정은 주로 두 가지 방법을 이용한다(그림 15).

대퇴-족부각(thigh-foot angle)은 엎드린 상태에서 슬관절과 족근 관절을 각각 직각으로 하고 발바닥이 지면과 평행하게 한다. 족부의 장축과 대퇴부의 장축이 이루는 각을 측정한다. 대퇴-족부각이 경골 염전을 반영하려면, 다음과 같은 가정이 필요하다. 슬관절이 완전한 경첩 관절이어서 대퇴 장축이 슬관절 회전축에 수직이어야 한다. 족근 관절도 경첩 관절이어야 한다. 족부 변형이 없어서 족부의 장축이 족근 관절 회전축에 수직이어야 한다. 쉽게 설명하면, 슬관절, 족근관절에 문제가 없고, 족부 변형이 없어야 검사가 정확해질 수 있다는 것이다. 특히 족부 변형이 심하면 대퇴-족부각 측정이 힘들다. 가령 심한 첨족 변형이 있다면 발바닥을 지면에 평행하게 하는 것도 불가능할 수 있다.

횡과각은 대퇴-족부각과 같은 자세로 검사를 한다. 단, 원위의 기준이 원위 경골의 내과와 외과를 연결하는 선에 수직인 선이다. 원위 기준이 실제 경골 염전을 정의하는 지점(landmark)과 같아서 경골 염전에 더 가까운 값으로 측정이 된다. 즉, 타당도가 대퇴-족부각에 비해 높다. 성인에서 평균 20도로 측정이 된다. 이에 반해 대퇴 족부각은 평균 10~15도 범위로 측정이 된다. 이는 족근 관절의 회전축에 비해 외과(lateral malleolus)가 좀 더 뒤에 위치하기 때문이다.

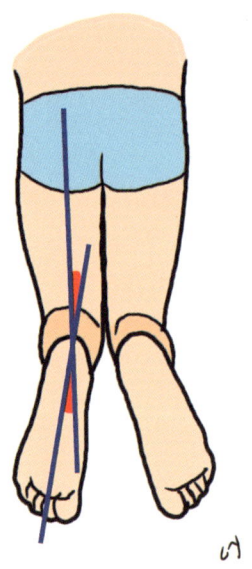 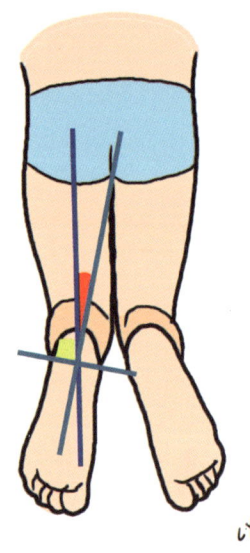

그림 15 대퇴-족부각은 좀 더 직관적으로 측정하기가 쉽지만 실제로 신뢰도(reliability)는 횡과각이 더 높다. 경골 염전의 판단을 위해서 임상의는 이 두 가지 신체검사법을 같이 사용하여 오류를 줄여야 할 것이다.

16. 근력 측정의 허실

근력의 평가는 각 관절의 운동 범위 측정 시 함께 시행하고 많은 사람이 이용하고 있는 기준이 있다[5]. 그런데, 이와 같은 근력 측정에는 두 가지 가정이 필요하다. 첫째, 자발 운동이 가능해야 한다. 둘째, 관절 운동 범위가 어느 정도 확보가 되어 있어야 한다. 즉, 뇌성마비와 같은 질환에서 자발적 관절운동이 잘 안되는 경우 근력 측정에 한계가 있다. 상식적으로 영유아에서는 근력 측정을 할 수 없을 것이다. 대상자의 의사소통 능력과도 연관이 될 수밖에 없다. 또한, 심한 첨내반족과 같이 관절 구축으로 인해 관절 운동 범위가 매우 좁은 경우에도 근력 측정은 어려울 것이다. 그래서, 표와 같은 단계로 구별하는 것이 의미가 없을 수도 있다. 가능한 정도로 측정을 하고 그 내용을 있는 그대로 기술하는 것도 좋은 방법이다.

표. 근력의 단계	
5	충분히 강한 저항을 극복하면서 자발적 관절 운동 가능
4	중력 및 어느 정도의 저항을 극복하면서 자발적 관절 운동 가능
3	중력을 극복하면서 자발적 관절 운동 가능
2	중력이 작용하지 않는 방향으로 자발적 관절 운동 가능
1	관절의 운동은 없으나 약간의 근육의 수축이 촉지 또는 관찰됨.
0	근육의 수축이 없음.

신체검사 이외에 장비를 이용하여 근력 측정을 정량화하려는 시도 또한 많이 있다. 일반인이나 운동선수의 이러한 근력 측정은 타당성이 있을 수 있다. 그런데, 모든 대상에 대해서 근력 측정이 가능하지 않을 수 있고, 또한 측정을 하더라도 타당성과 신뢰성이 떨어진다는 것을 우리는 인지해야 한다.

질환의 특성을 이용한 독특한 신체검사가 근력 측정에 도움이 되기도 한다. 뇌성마비 환자의 경우, 각각의 관절을 독립적으로 움직이지 못하고, 몇 가지 관절 운동이 동시에 일어난다. 이를 패턴 동작(patterned movement)이라고 하기도 한다. 특히 족근 관절의 족배 굴곡을 자발적으로 하지 못하는 경우가 많다. 이 경우, 대상자가 자발적 고관절 굴곡을 하면 슬관절 굴곡, 족근 관절 족배 굴곡이 동시에 일어나는 경우가 있다. 이런 패턴 동작을 이용하여, 족배 굴곡력을 측정할 수 있다(그림 15).

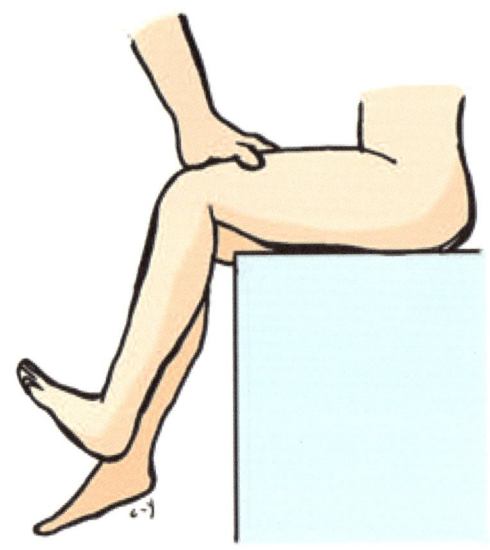

그림 16 자발적으로 족배 굴곡을 못 하는 대상자에게 고관절 굴곡을 지시한다. 그리고 검사자는 고관절 굴곡에 저항하는 힘을 가한다. 그러면 패턴 동작으로 족배 굴곡이 나타날 수 있다. 이런 경우 족배 굴곡 근력이 3단계는 되는 것으로 판단할 수 있다. 이를 혼란 검사(confusion test)라고 부르지만 적절한 용어는 아닌 것 같다.

참고문헌

1. Lee KM, Chung CY, Kwon DG, Han HS, Choi IH, Park MS. Reliability of physical examination in the measurement of hip flexion contracture and correlation with gait parameters in cerebral palsy. *The Journal of bone and joint surgery American volume*. 2011;93(2):150-158.

2. Lee SY, Sung KH, Chung CY, et al. Reliability and validity of the Duncan-Ely test for assessing rectus femoris spasticity in patients with cerebral palsy. *Dev Med Child Neurol*. 2015;57(10):963-968.

3. Chung CY, Lee KM, Park MS, Lee SH, Choi IH, Cho TJ. Validity and reliability of measuring femoral anteversion and neck-shaft angle in patients with cerebral palsy. *The Journal of bone and joint surgery American volume*. 2010;92(5):1195-1205.

4. Lee SH, Chung CY, Park MS, Choi IH, Cho TJ. Tibial torsion in cerebral palsy: validity and reliability of measurement. *Clinical orthopaedics and related research*. 2009;467(8):2098-2104.

5. Perry J, Weiss WB, Burnfield JM, Gronley JK. The supine hip extensor manual muscle test: A reliability and validity study. *Archives of Physical Medicine and Rehabilitation*. 2004;85(8):1345-1350.

Chapter.15
정상성에 대한 비판과 한국인의 전형적 보행

Chapter 15. 정상성에 대한 비판과 한국인의 전형적 보행

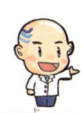

1. 무엇이 정상(normal)인가?

'정상(normal)'과 '정상성(normality)'은 의학에서 많이 쓰이는 용어이다. 보행분석에서도 '정상 보행'이라는 용어를 사용했었고, 각종 지표의 참고값을 '정상 범위(normal range)'라고 칭했었다. 본서에서는 의도적으로 '정상'이라는 용어를 쓰고 있지 않다. 이유는 다음과 같다.

첫째, 동작이나 보행의 여러 변수는 대부분 연속 변수이고 그 성질도 각기 달라서, 단순히 이분화(dichotomization)하여 나눌 수가 없다. 만약, 억지로 이분화한다면, 즉 둘로 나눈다면, 어떤 기준으로 나눌 것인가? 기준을 정하려면 '정상'을 정의하여야 한다. 그런데, 우리는 '정상'의 엄밀한 정의가 매우 빈약함을 알 수 있다. 보행에 한정하더라도, '정상' 보행에 관한 연구는 적을뿐더러, 소위 '정상' 연구도 '정상'을 엄밀히 정의한 연구가 아닌 단순한 참고값(reference value)에 대한 연구이다. 대부분의 연구는 '질환' 혹은 '비정상'의 연구이고 이것이 없는 상태를 은근슬쩍 '정상'으로 정의하고 있다. 본서, 다른 저서, 논문들을 보면, 우리가 알고 있는 보행의 기전(mechanism)에 관해 설명하고, 보행을 좀 더 효율적으로 하는 조건을 제시한다. 그러나 그것은 보행을 정의하는 것이지, '정상' 보행의 정의는 아니다.

둘째, '정상'과 '비정상'이라는 용어가 초기에는 어떻게 쓰였는지 알 수 없으나, 이제는 다분히 차별을 조장하는 용어가 되었다. 과거 '병신'이라는 단어는 아픈 사람을 뜻하였다고 알려져 있다. 그런데, 이제는 아픈 사람을 비하하는 단어로 쓰이고 있다. '비정상'과 '비정상'이 없는 '정상'이라는 용어도 이런 변화 과정을 거치는 것 같다. 현재는 '정상'과 '비정상' 대신 좀 더 가치 중립적인 용어를 사용할 필요가 있다. 이에 관한 생각은 영어권에서 먼저 시작을 하였다. 이미 'normal'이라는 용어보다는 'typical'이라는 용어를 쓰기 시작하였다.

셋째, 잘못된 용어가 잘못된 경험을 규정하고 있다. 가벼운 예를 들어 보자. '노안'이라는 용어가 있다. 이는 40대에 생기는 자연적인 시력 저하 현상이다. 그런데, 우리는 '노안'이라는 이야기를 들으면서, 자신이 '늙었다'라고 인식하고, 서글픔을 느낀다. 의료 현장에서 '비정상'이라는 용어는 임상의, 환자, 그리고 보호자에게 그것이 치료의 대상이라는 인식을 은연중에 심어 주고 있다. 큰 문제가 없는 변수에 대해서도 '비정상'의 용어로 규정을 하면, 환자 혹은 보호자는 비합리적인 낙담을 하기도 하고, 일부 몰지각한 임상의 또는 언론에서는 심지어 그것을 이용하기도 한다. 이는 잘못된 용어가 야기하는 바람직하지 못한 사회 현상이 된다.

본서에서는 '정상' 대신 '전형적'이라는 용어를 사용하고 있다. 또한 '정상 범위' 대신 '참고값'의 용어를 쓴다. '정상'과 '전형적'이라는 용어는 1:1 대응이 되는 단어가 아니다. '정상'은 값에 관한 판단이 들어가 있으나, '전형적'은 참고값 범위 안에 들어가는가를 뜻한다. 당장 '정상'이라는 용어를 제외하고, 내용을 기술하려니 아직은 어휘의 빈곤을 느끼고, 새로운 용어는 마음에 와닿지 않는다. 그러나 이런 과정을 거쳐서 시간이 지나면, 우리는 합리적인 경험을 규정하는 용어를 가지게 되고 익숙해질 것이다.

2. 한국인의 전형적 보행

한국인의 전형적 보행(typical gait)은 과거의 용어로 하면 한국인의 '정상' 보행이다. 어떻게 하면 한국인의 전형적 보행을 알 수 있을까? 우리가 모든 한국인을 검사를 해 보고 확인할 수는 없다. 적절한 절차를 통하여, 무작위로 대상자를 모아야 한다. 합리적인 선별 요건과 배제 요건을 적용하여 대상자를 확정하여야 한다. 그리고 표준적인 방법을 이용하여 계측해야 할 것이다.

본서에서 제시하는 모든 전형적 보행의 참고값은, 성남 지역에 전화 설문을 통해 무작위 추출하여 모집한 대상자에게 3차원 보행분석을 시행하여 계측한 값이다. 먼저, 이 자료의 한계를 말하면, 성남 지역 거주민이 대한민국을 대표한다는 가정이 있어야 한국인의 전형적 보행 자료가 될 것이다. 좀 더 대표성이 있으려면 우리나라 전체로 범위를 확대해야 할 것이다. 반대로 성남 지역 거주민이 인간을 대표한다고 가정하면, 이 자료는 인간의 전형적 보행의 참조값이 될 것이다.

한국인의 전형적 보행의 참고값을 얻는 것은 힘든 작업이다. 수많은 대상자가 필요하고, 그에 따른 인원, 비용, 노력이 필요하다. 전형적 보행의 참고값을 구축하면서, 거꾸로 '정상' 이라는 개념은 정의하거나 사용하기 힘들다는 것을 알 수 있다.

3. 한국인의 신체검사 참고값

신체검사에 대해서 한국인의 참고값(reference value)은 보행 병리를 파악하는데 매우 중요하다(표 1). 동작분석을 공부하려는 사람은 정확한 숫자는 모르더라도 대략적인 범위는 알고 있어야 한다.

Examination	Mean (SD) [95% CI] (degrees)				
	13~20 years	21~35 years	36~50 years	over 51 years	Total
Thomas test	0.0 (0.2) [0.0 to 0.1]	0.3 (0.9) [−0.1 to 0.6]	0.3 (1.2) [−0.1 to 0.8]	0.3 (1.0) [−0.1 to 0.7]	0.2 (0.9) [−0.1 to 0.7]
Staheli test	−20.9 (4.6) [−18.7 to 22.8]	−18.0 (3.2) [−16.7 to −19.3]	−17.0 (2.9) [−15.8 to −18.2]	−18.0 (3.6) [−16.5 to −19.4]	−18.4 (3.9) [−17.7 to −19.2]
Hip flexion	126.8 (7.6) [123.7 to 129.8]	126.6 (6.4) [124.0 to 129.2]	125.8 (4.6) [123.9 to 127.6]	125.5 (6.1) [123.1 to 128.0]	126.2 (6.2) [125.0 to 127.4]
Hip abduction with extension	47.6 (62) [45.1 to 50.1]	46.3 (6.1) [43.8 to 48.7]	49.3 (4.9) [47.3 to 51.2]	47.3 (5.6) [45.0 to 49.6]	47.6 (5.7) [46.5 to 48.7]
Hip abduction with 90° flexion	55.6 (7.5) [52.6 to 58.7]	53.3 (6.7) [50.6 to 56.0]	56.1 (5.3) [53.9 to 58.2]	54.0 (8.9) [50.4 to 57.6]	54.8 (7.2) [53.3 to 56.2]
Adduction of hip	28.6 (8.9) [25.0 to 32.2]	30.9 (7.6) [27.8 to 33.9]	33.3 (6.5) [30.7 to 36.0]	32.4 (7.7) [29.3 to 35.5]	31.3 (7.8) [29.8 to 32.8]
Hip external rotation	40.1 (8.5) [36.7 to 43.6]	41.0 (8.8) [37.4 to 44.6]	43.5 (7.3) [40.6 to 46.5]	40.5 (8.3) [37.2 to 43.9]	41.3 (8.3) [39.7 to 42.9]
Hip internal rotation	40.1 (11.1) [35.6 to 44.5]	39.2 (8.3) [35.8 to 42.5]	39.4 (8.7) [35.9 to 42.9]	37.6 (7.8) [34.4 to 40.7]	39.1 (9.0) [37.3 to 40.8]
Trochanteric prominence angle test	17.6 (4.5) [15.7 to 19.4]	18.9 (4.3) [17.2 to 20.6]	19.1 (4.6) [17.2 to 20.9]	17.9 (6.1) [15.4 to 20.3]	18.4 (4.9) [17.4 to 19.3]

Measurement					
Knee flexion contracture	1.0 (1.8) [0.3 to 1.8]	0.4 (1.2) [−0.1 to 0.9]	1.7 (2.0) [0.9 to 2.5]	0.8 (1.9) [0.0 to 1.6]	1.0 (1.8) [0.6 to 1.3]
Knee flexion	136.5 (5.5) [134.3 to 138.8]	137.6 (5.8) [135.3 to 140.0]	137.0 (5.4) [134.8 to 139.2]	137.1 (5.2) [135.0 to 139.2]	137.1 (5.4) [136.0 to 138.1]
Unilateral popliteal angle	33.8 (10.3) [29.7 to 37.9]	33.1 (8.9) [29.5 to 36.7]	35.9 (8.8) [32.3 to 39.5]	38.0 (7.9) [34.8 to 41.2]	35.2 (9.1) [33.4 to 37.0]
Bilateral poplite angle	24.3 (9.1) [20.6 to 28.0]	22.5 (9.6) [18.7 to 26.4]	27.0 (8.2) [23.7 to 30.3]	28.1 (6.3) [25.6 to 30.6]	25.5 (8.5) [23.8 to 27.1]
Hamstring shift	9.5 (4.1) [7.9 to 11.2]	10.6 (5.2) [8.5 to 12.7]	8.9 (4.6) [7.1 to 10.8]	9.9 (4.6) [8.0 to 11.7]	9.7 (4.6) [8.8 to 10.6]
Thigh–foot angle	12.4 (5.5) [10.2 to 14.6]	12.8 (6.6) [10.1 to 15.4]	15.5 (4.4) [13.7 to 17.3]	14.0 (5.0) [12.0 to 16.0]	13.7 (5.5) [12.6 to 14.7]
Ankle dorsiflexion with knee extension	11.3 (4.7) [9.5 to 13.2]	12.2 (4.5) [10.4 to 14.1]	11.0 (5.8) [8.7 to 13.3]	10.8 (4.2) [9.1 to 12.5]	11.3 (4.8) [10.4 to 12.3]
Ankle dorsiflexion with knee 90° flexion	19.6 (4.5) [17.8 to 21.4]	21.1 (5.0) [19.1 to 23.1]	18.3 (5.7) [16.0 to 20.5]	20.3 (5.6) [18.1 to 22.6]	19.8 (5.2) [18.8 to 20.8]
Ankle plantar flexion	49.4 (9.2) [45.7 to 53.1]	47.2 (6.5) [44.6 to 49.9]	46.7 (8.7) [43.2 to 50.2]	45.2 (8.3) [41.8 to 48.5]	47.1 (8.3) [45.5 to 48.7]

표 1 14장에서 설명한 체계적 신체검사에 대한 한국인의 참고값이다. 성남시에서 무작위 추출한 100명의 대상자의 정보이다[1].

15. 정상성에 대한 비판과 한국인의 전형적 보행

토마스 검사와 스타헬리 검사를 보면, 토마스 검사는 0도, 스타헬리 검사는 −20도 정도이다. 토마스 검사는 굴곡 구축 20도 이하는 0도로 측정이 된다. 이런 토마스 검사의 한계를 인식해야 하며, 고관절 굴곡 구축을 보기 위해서는 스타헬리 검사가 꼭 필요한 것을 알 수 있다. 고관절 굴곡 구축은 나이가 들면서 약간씩 증가를 하지만 임상적으로 크게 의미 있는 수준은 아니다.

시상면의 고관절 굴곡은 대부분 130도를 넘지 않는 것을 알 수 있다. 이 정도 고관절 굴곡은 보행 시에는 필요가 없고, 쪼그려 앉기 등의 동작에 쓰인다. 관상면의 고관절 외전은 고관절을 신전하였을 때 그 값이 좀 더 작은 것을 알 수 있다. 고관절 신전 시 외전은 대략 45도 이상이고, 고관절 90도 굴곡 시 외전은 대략 50도 이상이다. 그에 반하여, 내전은 평균 30도 정도인 것을 알 수 있다. 고관절 내회전과 외회전의 범위는 평균 40도로 대략 대칭인 것을 알 수 있다. 대전자 촉지법으로 측정한 대퇴 전염은 15~20도 정도이다.

슬관절의 굴곡 구축은 평균 1도로 임상적으로 크게 의미 없다. 굴곡은 최대 135~140 정도까지 가능하다. 성인의 경우, 일측 슬와각이 평균 35도 정도이며, 대략 40도를 넘지는 않는다. 양측 슬와각은 평균 25도 정도이며 대략 30도를 넘지 않는다. 슬괵근 시프트(hamstring shift), 즉 양측 슬와각과 일측 슬와각의 차이는 평균 10도이다. 다만, 슬와각의 경우 발달 과정의 소아 청소년의 경우는 기준이 다르다. 나이가 어릴수록 슬와각이 줄어든다. 가령 5세의 경우 양측 슬와각이 거의 0도에 수렴한다[2]. 슬와각을 치료 방침에 이용하기 위해서는 이러한 슬와각의 특징을 잘 이해하여야 한다.

대퇴-족부각은 10~15도 정도의 범위를 가진다. 대퇴-족부각의 경우 해부학적 경골 염전 혹은 횡과각에 비해 약간 적게 측정이 되는 것을 알아 두자.

족근 관절의 경우, 슬관절 신전 시 족배 굴곡은 10도 정도이며, 슬관절 굴곡 시 족배 굴곡은 20도 정도이다. 즉, 전형적으로 10도 정도의 차이가 난다. 이는 실버스키올드 검사로 비복근과 가자미근의 구축을 판별할 때, 필요한 참고값이다. 족저 굴곡의 경우 대략 45도 이상 가능하다.

4. 한국인의 3차원 보행분석 참고값

3차원 보행분석을 이용하여 측정한 보행 지표, 운동 형상학, 운동 역학의 참고값은 보행의 원리, 기전 그리고 보행 병리를 이해하는데 필수이다(표 2)[3]. 임상적 해석은 16장 전형적 보행의 운동 형상학과 운동 역학에서 다루기로 한다.

3차원 보행분석을 이용하여 측정한 보행 지표, 운동 형상학, 운동 역학 참고값

Temporal spatial	Average (SD)
Opposite foot off (%)	7.5 (1.7)
Opposite foot strike (%)	49.5 (1.0)
Foot off (%)	58.3 (1.5)
First double support (%)	7.5 (1.7)
Second double support (%)	8.8 (1.6)
Single support (%)	42.0 (1.8)
Step length (cm)	65.2 (5.6)
Stride length (cm)	130.6 (11.0)
Cadence (steps/min)	119.2 (8.1)
Walking speed (cm/s)	129.4 (14.3)

표 2 3차원 보행분석을 이용하여 추출한 보행 지표, 운동 형상학, 운동 역학에 대한 한국인의 참고값이다. 성남시에서 무작위 추출한 300명의 대상자의 정보이다.

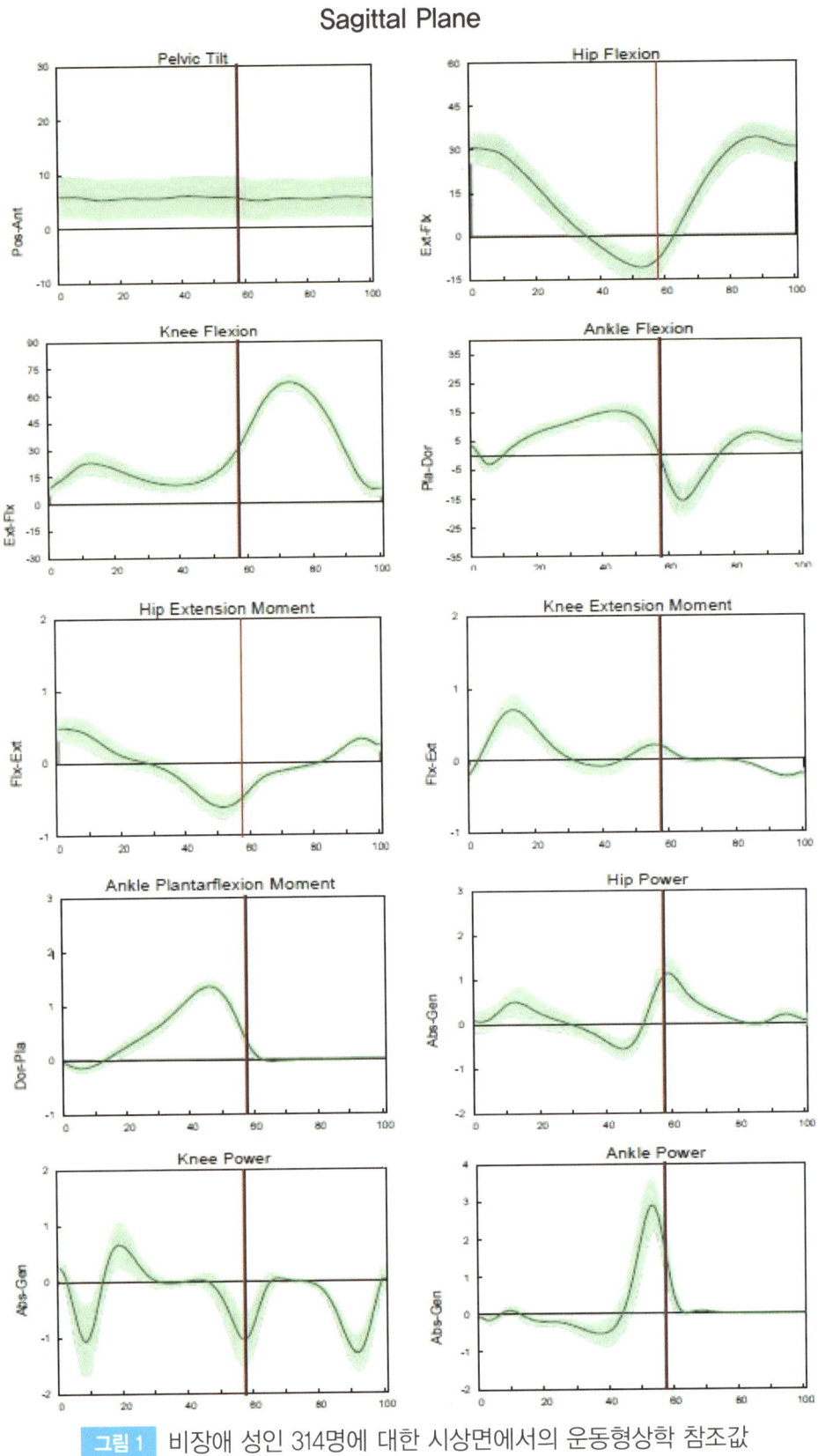

그림 1 비장애 성인 314명에 대한 시상면에서의 운동형상학 참조값

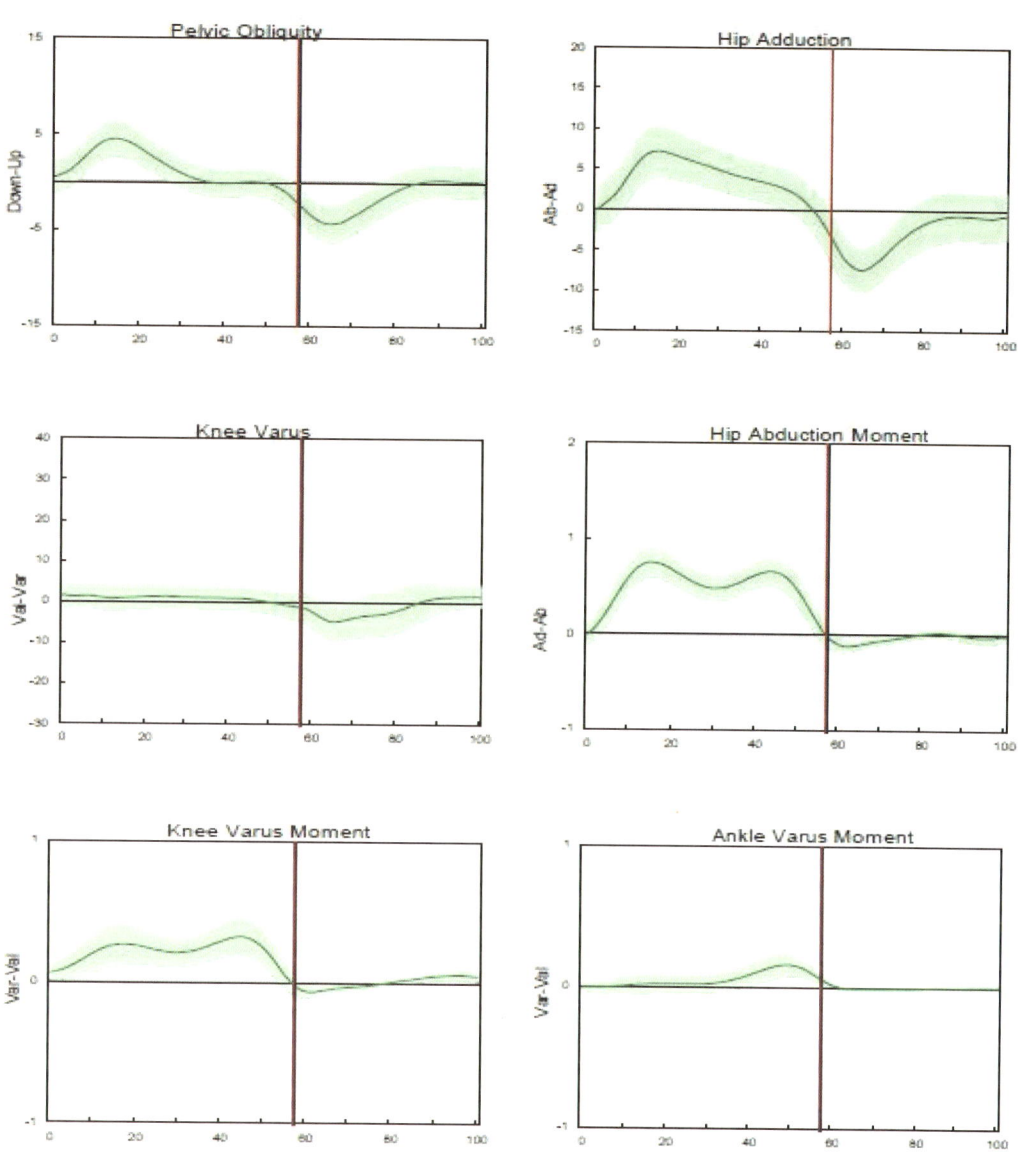

그림 2 비장애 성인 314명에 대한 관상면에서의 운동형상학 참조값

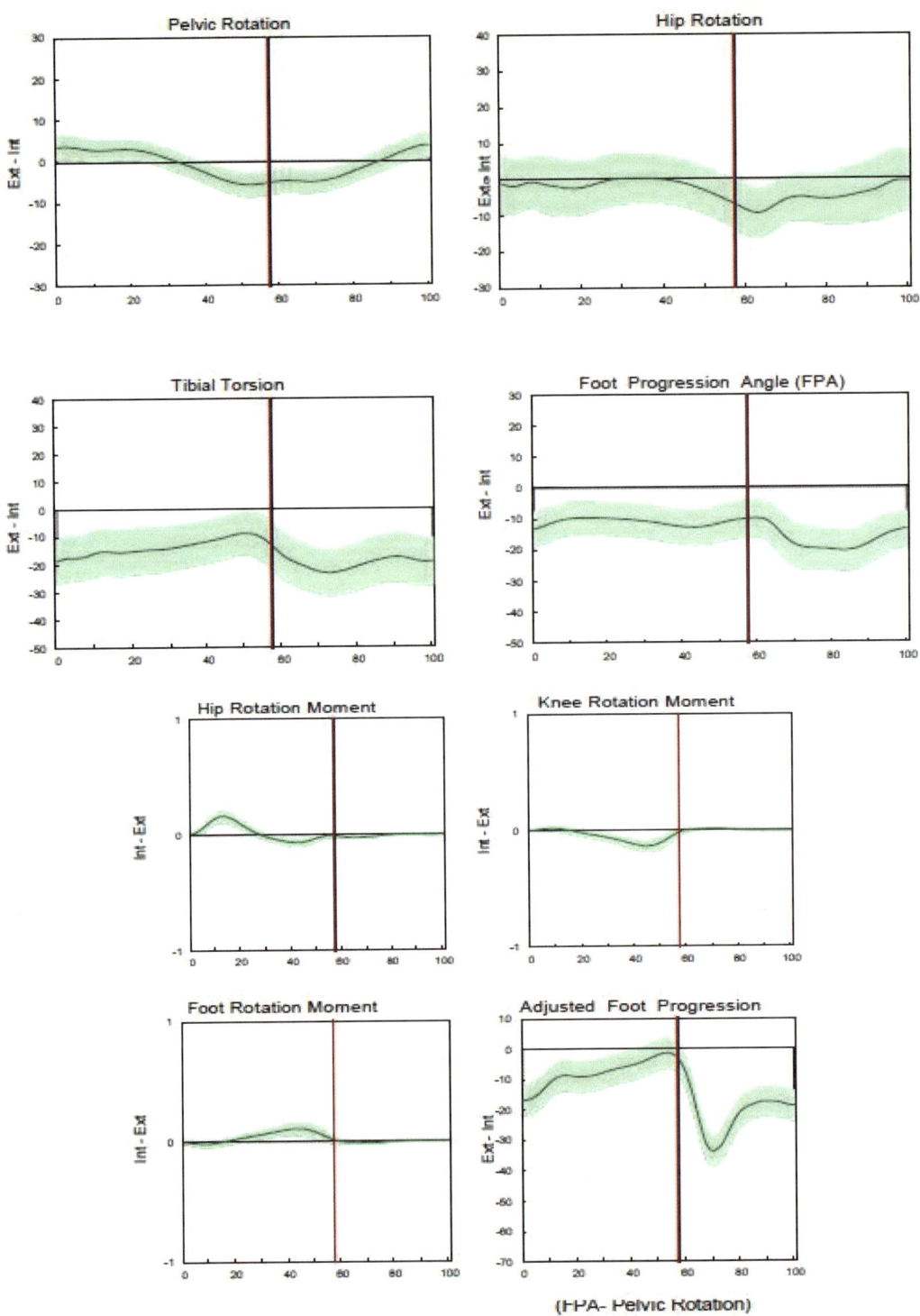

그림 3 비장애 성인 314명에 대한 횡상면에서의 운동형상학 참조값

참고문헌

1. Moon SJ, Choi Y, Chung CY, et al. Normative Values of Physical Examinations Commonly Used for Cerebral Palsy. *Yonsei medical journal*. 2017;58(6):1170-1176.

2. Lee SY, Lee SH, Chung CY, et al. Age-related changes in physical examination and gait parameters in normally developing children and adolescents. *Journal of pediatric orthopedics Part B*. 2013;22(2):153-157.

3. Cho GH, Chung CY, Lee KM, Sung KH, Park MS. Reference gait parameter from the general population (submitted). *Gait & Posture*.

Chapter.16
동작분석 인체 표지자 부착법

Chapter 16 동작분석 인체 표지자 부착법

1. 인체 표지자(marker)

흔히 마커(marker)라고 이야기하는 인체 표지자, 줄여서 표지자는 광학 추적 동작분석에는 필수 요소이다. 흔히 임상 동작분석실에서 이용하는 표지자는 반사 표지자(reflective marker)로 표면에서 빛을 반사할 수 있으며, 내부는 플라스틱 볼 모양으로 크기는 분절에 따라 다양하다.

왜 아직도 인체 표지자(마커)를 쓰고 있을까? 인체 표지자를 쓰지 않고 인체 표지자의 위치를 유추하거나, 분절을 정의하는 방법들이 개발되고 있다. 그러나, 임상에서 쓰이기에는 아직 타당성이나 신뢰성이 확보되지 않았기 때문일 것이다. 현실적으로 무표지자(markerless) 분석의 경우 비디오 등 시각 정보를 이용할 수밖에 없다. 무표지자 방법이 시각 정보뿐만 아니라 촉지를 통해 골격의 위치를 해부학적으로 파악할 수 있는 표지자 방법보다 한계가 있는 것은 어쩔 수가 없다.

헬렌 헤이즈 마커 세트는 대부분의 임상 동작분석실에서 쓰고 있다. 우리가 임상 동작분석을 통해 결과를 내면, 다른 병원 혹은 다른 연구실과 정보를 공유하거나 비교하는 것이 가능해야 한다. 즉 의사소통할 수 있어야 한다. 그러기 위해서는 표지자(마커) 붙이는 방법이나 기본적으로 사용하는 인체 모델이 같아야 할 것이다. 헬렌 헤이즈 마커 세트는 표준이라고 누가 정하지 않았지만, 임상 동작분석에서 표준처럼 쓰이고 있다.

이번 장에서는 임상 동작분석에는 가장 많이 사용하는 헬렌 헤이즈 마커 세트(Helen Hayes marker set)의 표지자[1] 부착법과 전통적 인체 모델(classic model)의 분절과의 관계에 대해서 알아보도록 하자.

2. 헬렌 헤이즈 골반(Helen Hayes Pelvis)

전상 장골극 양측과 후상 장골극의 중앙에 부착한 3개의 표지자가 골반 분절을 정의할 수 있는 것을 기억하자. 이런 식으로 골반 분절을 정의하는 것을 헬렌 헤이즈 골반이라고 한다. 헬렌 헤이즈 골반에서는 골반의 원점을 양측 전상 장골극의 중앙으로 정의한다. 골반의 방향(orientation)은 3개의 표지자가 이루는 면을 이용한다. 고관절 중심(hip center)을 3개의 표지자를 이용하여 상대적인 좌표로 구한다.

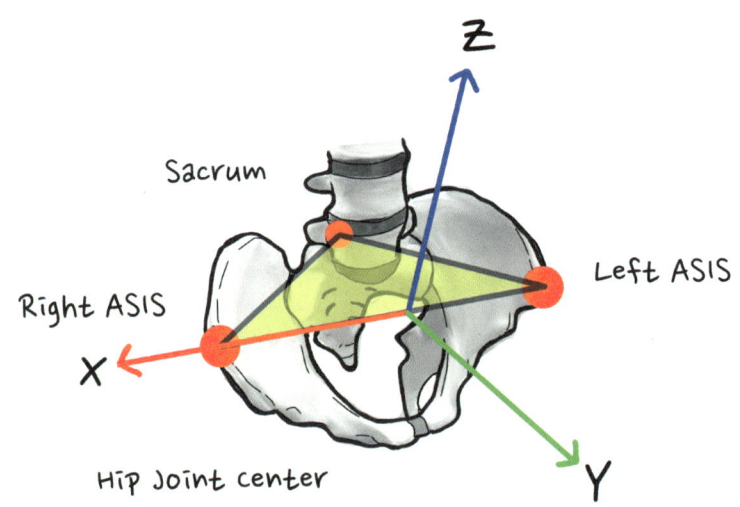

그림 1 헬렌 헤이즈 골반의 이해. 3개의 표지자로 분절의 방향(orientation)을 표현한다. 고관절 중심을 표지자와의 상대 위치로 계산한다[2].

3. 전상 장골극(anterior superior iliac spine, ASIS)

전상 장골극(ASIS)은 골반 분절을 정의하는 중요한 표지자이다. 좌측 전상 장골극, 우측 전상 장골극에 각각 표지자를 부착한다. 인체 모델은 골반 분절이 기준이므로, 골반 표지자를 정확히 부착하는 것은 무엇보다 중요하다(그림 1).

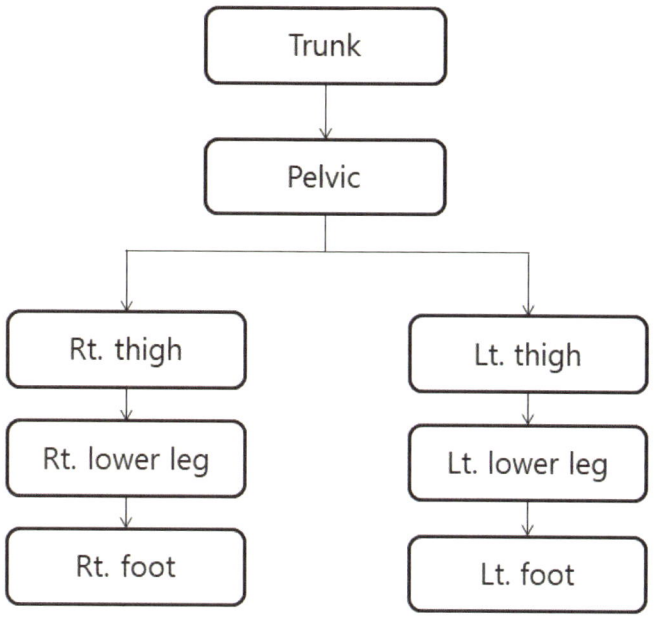

그림 1 각 분절의 관계, 골반 분절이 기준이 된다.

이는 표지자를 이용한 광학 추적 분석의 강점이 되기도 한다. 골반 분절의 표지자 위치는 촉지로는, 즉 만지면 쉽게 구별할 수 있다. 그런데, 눈으로 보아서는 정확한 위치를 결정하기 힘들다. 또한 옷에 의해 가장 많이 가려지는 부분이다. 그래서, 비디오 보행분석의 경우 골반 분절의 움직임을 판단하기가 힘들다. 또한 비디오 등을 이용한 무표지자(markerless) 분석 방법도 마찬가지로 골반 분절의 정확한 정의가 힘들다.

전상 장골극은 정면에서 촉지하였을 때, 골반에서 가장 돌출된 부분이다. 고관절보다 근위부에 있다(그림 1). 측면에서 촉지할 경우, 장골능(iliac crest)과 구별이 안 될 수 있으므로, 꼭 정면에서 촉지하여 표지자의 위치를 찾아야 한다.

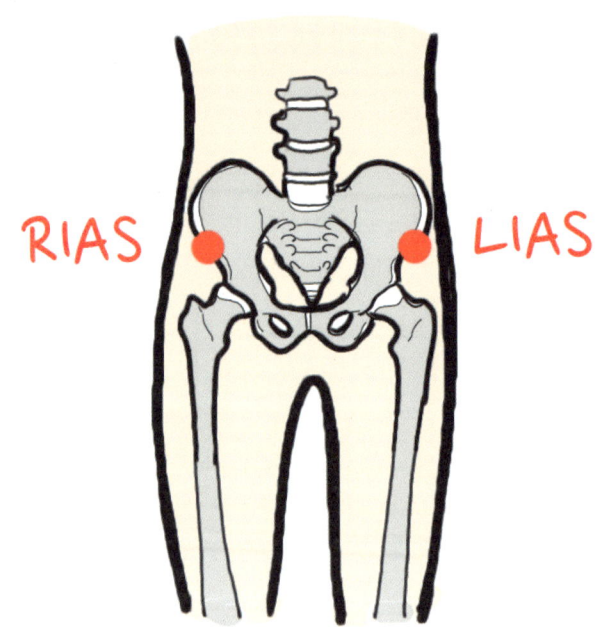

그림 2 전상 장골극의 표지자 부착 위치. 좌측을 약어로 RIAS, 우측을 약어로 LIAS라고 하기도 한다.

4. 후상 장골극(posterior superior iliac spine, PSIS)

양측 후상 장골극의 중앙에 하나의 표지자를 부착한다. 양측 전상 장골극 표지자와 함께 골반 분절을 이룬다. 부착 부위가 천골이기 때문에 천골 표지자(sacral marker)로 주로 불린다.

후상 장골극 표지자(마커)의 부착은 전상 장골극에 비해 경험이 더 필요하다. 골반의 후면에서 촉지하였을 때, 가장 돌출된 부분이다. 양측 후상 장골극을 촉지하고, 정중앙에 표지자를 부착한다. 해부학적 자세에서 전상 장골극 보다 약간 상부(근위부)로 위치하기 때문에 골반 분절은 중립위에서 대략 10도 정도 전방 경사(anterior tilt)가 되어 있다.

전상 장골극과 후상 장골극 표지자는 체지방량이 높은 대상자에게서 더욱 유의하여 부착하여야 한다. 현실적으로 정확한 위치에 부착하기 힘든 경우도 있으므로, 판독 시 비디오 등을 참고하여 이런 상황을 인지해야 한다.

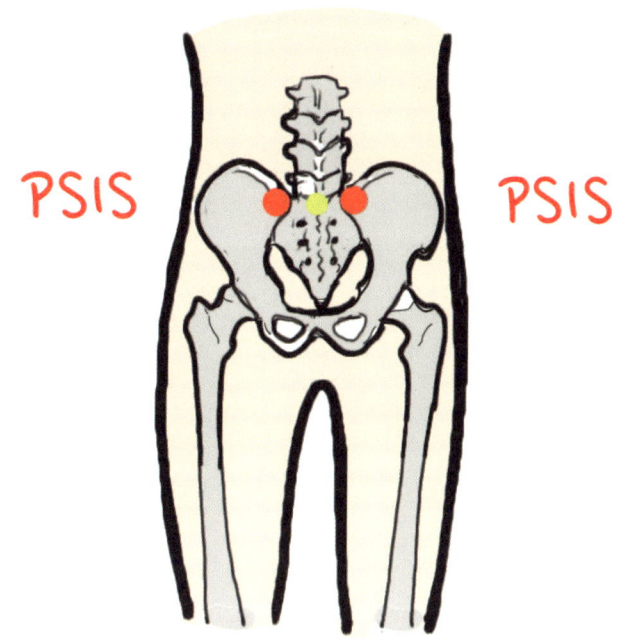

그림 3 양측 후상 장골극의 중앙에 천골 표지자를 부착한다.

5. 대퇴 분절(thigh segment) 표지자

대퇴분절은 고관절 중심(hip joint center)과 슬관절 회전축(knee rotation axis)이 이루는 면으로 정의한다. 즉 하나의 점과 하나의 선으로 정의되는 면이다. 고관절 중심은 골반 분절에서 이미 정의가 되므로, 슬관절 회전축을 표지자를 이용하여 결정하면 된다. 이를 위해 몇 가지 방법이 제시되어 있다.

초기에는 고관절 중심, 슬관절 외상과(슬관절 시상면 굴곡/신전의 중심축), 외측 대퇴 표지자(lateral thigh marker/wand)를 이용하여, 대퇴 분절의 관상면을 정의하는 방법이 쓰였다. 슬관절 외상과의 표지자는 슬관절을 굴곡/신전하면서 회전 중심을 가늠하여 부착한다. 외측 대퇴 표지자는 고관절 중심과 슬관절 회전축으로 이루어진 면, 즉 대퇴 분절의 관상면에 위치하도록 대퇴 외측에 부착한다. 이 방법은 더 이상 쓰이지 않는다. 왜 그럴까? 외측 대퇴 표지자의 정의가 논리적으로 이상한 것을 알아챌 수 있을 것이다. 대퇴 분절의 관상면을 정의하는 표지자의 부착 위치에 다시 대퇴 분절의 정의가 쓰이고 있다. "1+1은 2

이기 때문에 1+1은 2이다"라는 이야기와 같다. 당연히 이를 이용해 계측하는 정보는 타당도가 떨어질 것이다.

이후 대퇴 분절을 정의하기 위해, 정적 시도(static trial)와 동적 시도(dynamic trial)를 나누어 측정하는 방법이 제시되었다. 슬관절 회전축을 정확히 정의하면 대퇴 분절의 면을 정확히 정의할 수 있다. 그런데, 정확한 슬관절 회전축을 알기 위한 표지자는 너무 커서 거추장스럽거나, 위치가 보행 시 반대쪽 다리에 걸릴 가능성이 크다. 그래서, 동작을 하기 전에 추가 표지자를 이용하여 정확한 슬관절 회전축을 정의하고, 동작 중에는 일부 표지자만 남겨서 상대적인 위치와 방향을 계산하는 것이다. 이를 각각 정적 시도, 동적 시도라고 한다. 정적 시도에서 슬관절 회전축을 정의하는 방법은 두 가지가 있다.

6. 슬관절 정렬 기구(knee alignmnent device)

먼저 슬관절 정렬 기구(knee alignment device)를 이용하는 방법이다. 슬관절 정렬 기구는 슬관절 내상과와 외상과(슬관절 회전 중심)에 임시로 부착하는 기구이다.

슬관절을 굴곡/신장하며 슬관절 회전 중심의 내측/외측에 설치한다. 외측에 3개의 표지자가 있어, 3차원상의 회전축 방향을 측정할 수 있다. 정적 시도에서는 대퇴 분절은 슬관절

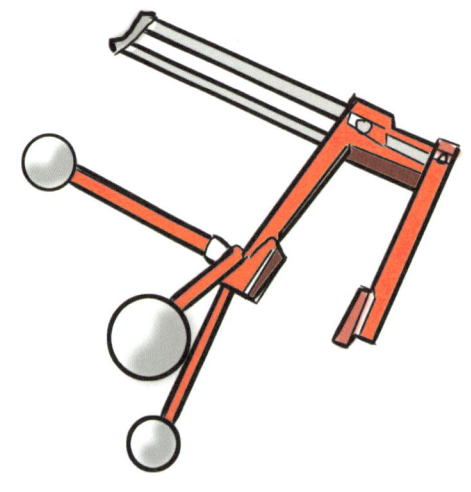

그림 4 슬관절 정렬 기구

정렬 기구와 대퇴 표지자(thigh marker/wand)를 설치한다. 고관절 중심과 슬관절 정렬 기구로 측정된 회전축을 이용하여 관상면을 정의할 수 있다. 이때 대퇴 관상면과 대퇴 표지자 점의 상대적 위치를 알 수 있다.

동적 시도에는 대퇴 표지자는 남기고, 슬관절 정렬 기구를 제거한다. 그리고 슬관절 정렬기구의 외측 부착부 즉, 외상과에 표지자를 부착한다. 고관절 중심, 대퇴 외상과 표지자를 이용하고, 대퇴 표지자 점의 상대적 위치를 알면 대퇴 관상면을 동적 시도에서도 지속적으로 측정할 수 있다. 즉, 세 개의 점으로 관상면을 정의하지만, 두 개의 점만 관상면에 포함이 되고, 한 개의 점은 관상면과의 상대적 위치를 알고 있는 것이다.

이 방법에서는 대퇴 표지자의 위치가 별로 중요하지가 않다. 대퇴 분절 어느 곳에 부착하여도 상관없고 정적 시도와 동적 시도에서 같은 곳에 붙어 있으면 된다. 다만, 동작 혹은 보행 시 피부가 움직이지 않는 곳이 좋고, 다른 표지자와 멀리 있는 곳이 좋으므로, 대략 원위 1/3 정도에 부착한다. 그리고 좌우를 구별하기 위하여 높이만 조금 다르게 부착한다.

그런데, 실제 슬관절 정렬 기구를 사용해 보면 매우 번거롭다는 것을 느낄 수 있다. 거추장스러운 추가 기구가 필요하다. 슬관절 정렬 기구를 제거하고 다시 외상과 표지자를 부착하는 과정에서 신뢰도가 감소할 가능성이 있다.

7. 내상과 표지자(medial epicondylar marker)

그래서, 좀 더 직관적으로 이해가 가능한 방법을 쓸 수 있다. 내상과에 직접 표지자를 부착하는 것이다. 슬관절의 축을 외상과와 내상과의 표지자를 지나는 선으로 정의하는 것이다. 정적 시도에서 슬관절을 굴곡/신전하면서 회전축을 가늠해 외상과와 내상과에 표지자를 부착한다(그림 5). 보행 시 피부의 움직임이 있을 수 있으므로, 기립 자세에서 부착한다.

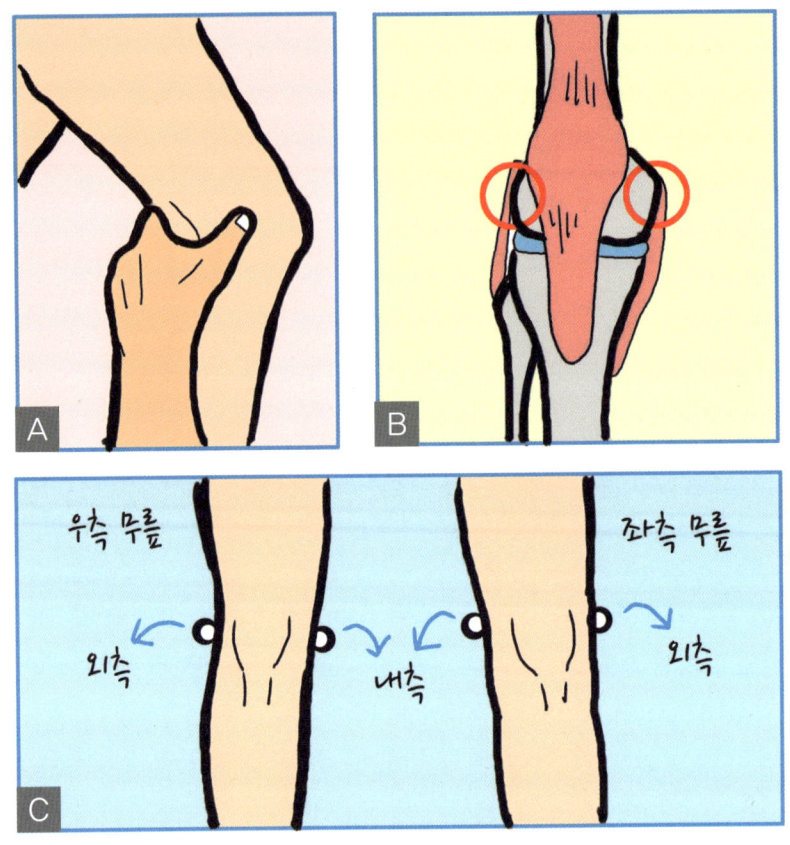

그림 5 A) 슬관절의 회전축의 외측, 내측에 표시를 하여 표지자를 부착한다.
B) 대략적인 부착 위치. C) 외측/내측 표지자 부착 상태.

결국, 정적 시도에서 대퇴 분절은 외상과, 내상과, 대퇴 표지자를 부착한다. 대퇴 관상면은 대퇴 중심, 외상과, 내상과으로 정의하고, 대퇴 표지자 점의 상대적 위치를 확인하게 된다. 동적 시도에서는 내상과 표지자를 제거한다. 그래서, 외상과, 대퇴 표지자만 가지고 동작을 하게 된다. 고관절 중심, 대퇴 외상과 표지자를 이용하고, 대퇴 표지자 점의 상대적 위치를 알면 대퇴 관상면을 동적 시도에서도 측정할 수 있는 것이다. 또한 슬관절 내측, 외측의 중점을 슬관절 중심(knee joint center)으로 정의할 수 있다.

여기서도 마찬가지로 대퇴 표지자의 위치는 중요하지가 않다. 보행 시 피부가 움직이지 않고, 다른 표지자와 멀리 있는 원위 1/3 정도에 부착한다. 그리고 좌우를 구별하기 위하여 높이만 다르게 부착한다.

8. 하퇴 분절(shank segment)

하퇴 분절은 대퇴 분절의 구성 원리와 같다. 슬관절 중심(knee joint center), 내과(medial malleolus), 외과(lateral malleolus)로 관상면을 정의한다. 정적 시도에서 내과, 외과, 그리고 하퇴 표지자를 부착한다. 하퇴 관상면은 슬관절 중심, 내과, 외과로 정의하고, 하퇴 표지자 점의 상대적 위치를 확인한다. 동적 시도에서는 내과 표지자를 제거한다. 즉, 외과, 하퇴 표지자만을 이용한다. 슬관절 중심, 외과를 이용하고, 하퇴 표지자 점의 상대적 위치를 알기 때문에 하퇴 관상면을 측정할 수 있다.

내과, 외과의 표지자는 발목 관절의 회전축이 되도록 족배굴곡/족저굴곡을 하여 정확히 부착한다. 슬관절 축보다 좀 더 신뢰성 있게 부착할 수 있다. 단, 족부 분절의 표지자에 비해서 높아야 하므로, 평발과 같이 족부 표지자와 높이 차이가 별로 없는 경우에는 좀 더 작은 표지자를 사용하여야 한다(그림 6).

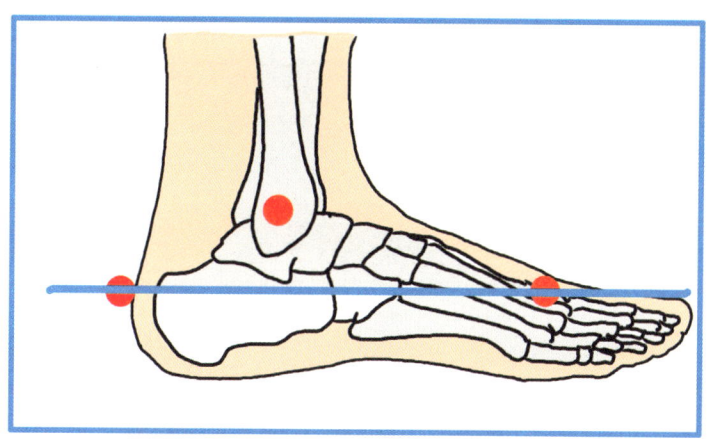

그림 6 외과, 내과의 표지자는 발목 관절 회전의 중심축에 부착한다.

대퇴 표지자와 마찬가지로 하퇴 표지자의 위치는 크게 중요하지는 않다. 이론적으로 하퇴에 위치하면 되지만, 최대한 피부의 움직임이 적은 곳이 좋다. 일반적으로 경골 전내측 원위 1/3 지점에 붙인다. 좌우 구별을 위해 하퇴 표지자도 조금 높이를 다르게 해서 부착한다.

9. 족부 분절(foot segment)

전통적인 모델에서는 족부는 선으로 표현한다. 그러므로 두 개의 표지자(마커)가 필요하고, 이것을 발뒤꿈치(heel) 표지자와 발가락(toe) 표지자라고 부른다. 발뒤꿈치(heel) 표지자는 해부학적 자세에서 발뒤꿈치 정중앙에 부착한다. 발가락 표지자는 제2, 3중족골두(metatarsal head) 사이에 부착한다. 이때, 발뒤꿈치 표지자와 발가락 표지와 연결한 선이 지면에 수평이 되도록 부착하여야 한다. 눈으로 가늠하기 힘드므로 레이저 수평계를 많이 이용한다(그림 7).

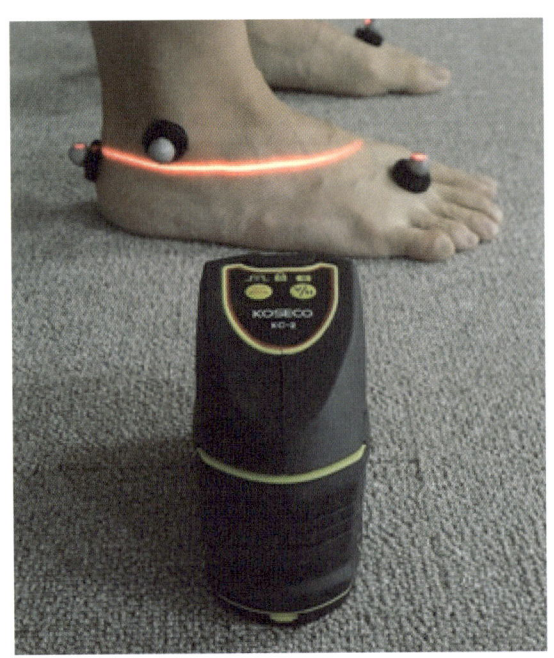

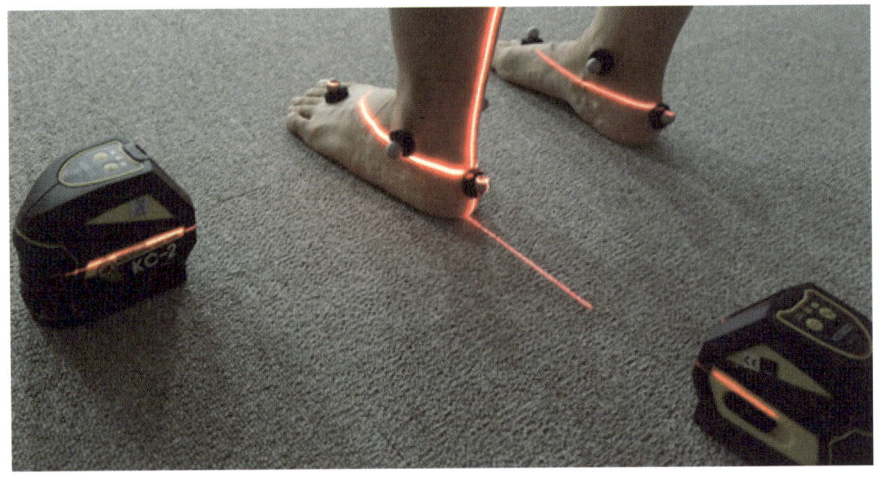

그림 7 수평계를 이용하여, 정확하게 족부 표지자를 부착할 수 있다.

10. 기타 표지자와 모델의 이용

여러 연구를 통해, 다양한 표지자와 모델이 제시되고 있다. 그러나, 그 원리는 비슷하여, 상술한 인체 표지자와 전통적 모델만 이해하면, 새로운 표지자와 모델을 이해하고 개발하는 데 큰 어려움은 없을 것이다.

다만, 새로운 표지자와 모델을 이용할 때는 표지자 방법의 한계도 같이 이해할 필요가 있다. 표지자는 피부에 부착하는 것이고, 모델로 분절을 정의하고, 관절 중심을 계산하여 결과를 내는 것이다. 그래서, 분절의 크기가 너무 작거나, 분절의 수가 너무 많거나, 분절 사이 관절의 움직임이 너무 작으면, 모델이 복잡해지는 데 반하여, 의미 있는 임상 정보를 얻기는 힘들어진다.

헬렌 헤이즈 마커 세트를 이용한 전통적 모델이 비교적 단순한 데 비하여, 아직도 임상 동작분석에서 많이 사용하고 있다. 이는 오랫동안 많은 사람이 사용하면서 타당성과 신뢰성을 구축해 왔으며, 많은 사람이 사용하여 의사소통이 편하기 때문이기도 하다. 그러나, 이렇게 된 근본적인 이유는 정의하는 분절의 크기가 크고, 보행 시 관절의 움직임이 비교적 크기 때문이다. 또한, 제시하는 결과가 보행 병리를 쉽게 구별할 수 있게 하였고, 치료했을 때 향상 정도를 쉽게 파악할 수 있게 했다. 즉, 임상적으로도 의미 있는 정보를 줄 수 있었다. 결국, 이 때문에 우리는 헬렌 헤이즈 마커 세트를 이용한 전통적 모델을 계속 사용하고 있으며, 임상 동작분석을 이해하려면, 그 내용과 기본 원리를 잘 숙지할 필요가 있다.

참고문헌

1. Kadaba MP, Ramakrishnan HK, Wootten ME. Measurement of lower extremity kinematics during level walking. *Journal of orthopaedic research : official publication of the Orthopaedic Research Society*. 1990;8(3):383-392.

2. Kisho Fukuchi R, Arakaki C, Veras Orselli MI, Duarte M. Evaluation of alternative technical markers for the pelvic coordinate system. *Journal of Biomechanics*. 2010;43(3):592-594.

Chapter.17
운동 형상학, 역 동역학 그리고 운동 역학

Chapter 17. 운동 형상학, 역 동역학 그리고 운동 역학

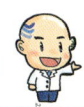

I. 서론

운동 형상학은 말 그대로, 운동의 모양에 관한 정보이다. 운동 역학은 관절의 모멘트와 일에 관한 정보이다. 운동 형상학과 운동 역학은 모든 운동에 관해서 쓸 수 있는 광범위한 용어이다.

보행분석의 결과를 제시할 때, 이미 어느 정도 약속된 양식(format)이 존재한다. 보행분석을 실제로 하고자 하는 전문가는 이 양식(format)에 익숙해져야, 다른 전문가와 의사소통을 할 수 있다. 이 양식은 X축을 어떻게 그릴지, Y축을 어떻게 그릴지, Y축 양의 방향이 의미하는 것은 무엇인지 등 세세한 약속을 포함한다. 그래서, 3차원 동작분석실에서는 보행분석 결과지의 양식(format)도 표준화 운영 지침(SOP)에 포함한다. 일정한 결과 분석 양식을 공유하는 것은 의사소통뿐만 아니라, 결과를 정리하고 결과에 대해서 통찰(insight)을 얻는 것을 쉽게 한다. 결과 분석 양식도 용어, 언어로 이해할 수 있다.

1. 보행분석 결과지

보행분석 결과지는 보행 지표, 운동 형상학, 운동 역학, 근전도의 순서로 정보를 제공한다. 보행 지표에 대해서 전형적 보행 참고값의 평균, 표준 편차를 같이 제시한다.

동작분석실 '디딤'
분당서울대학교병원
Motion Analysis Lab 'DiDim'
Seoul University Bundang Hospital

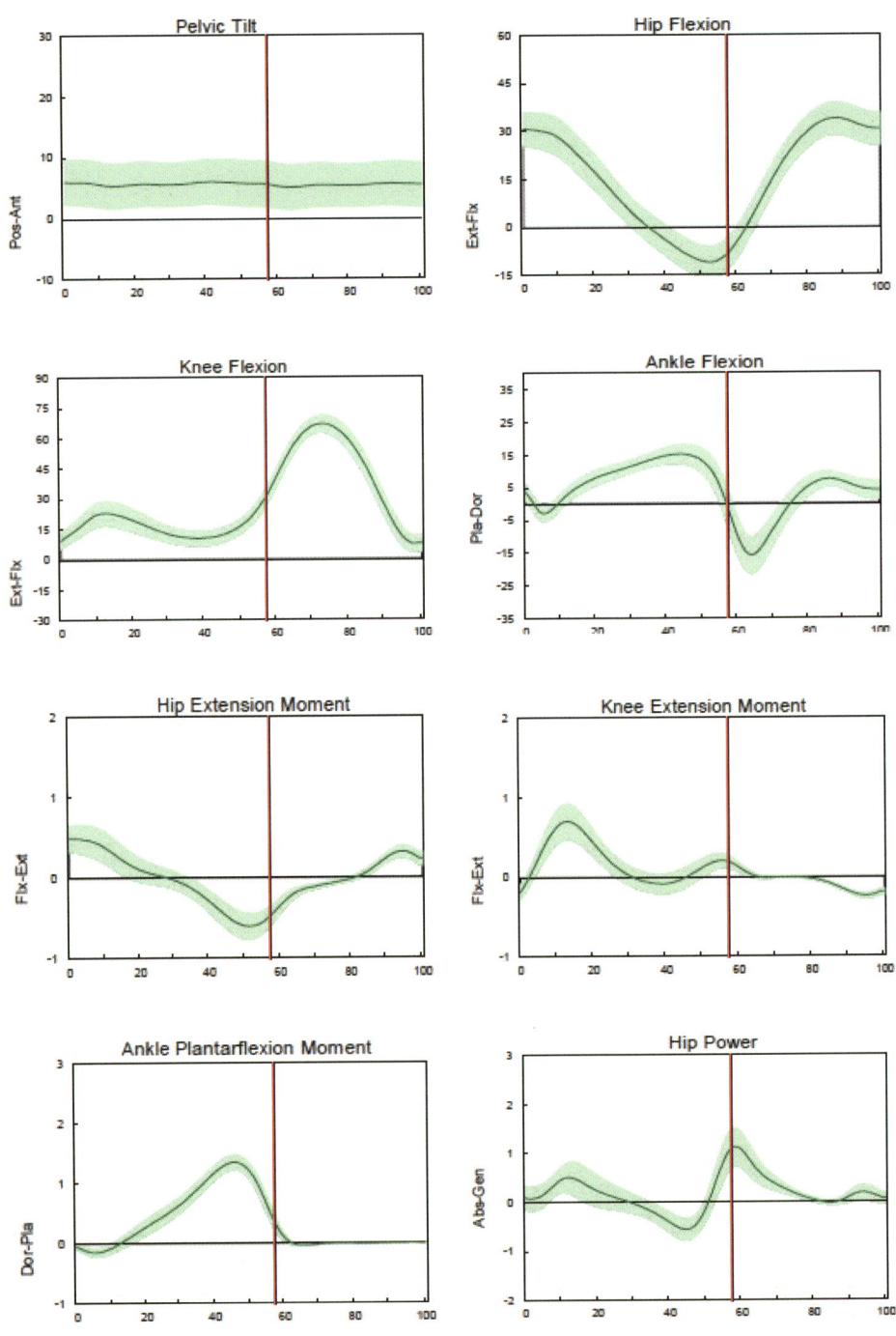

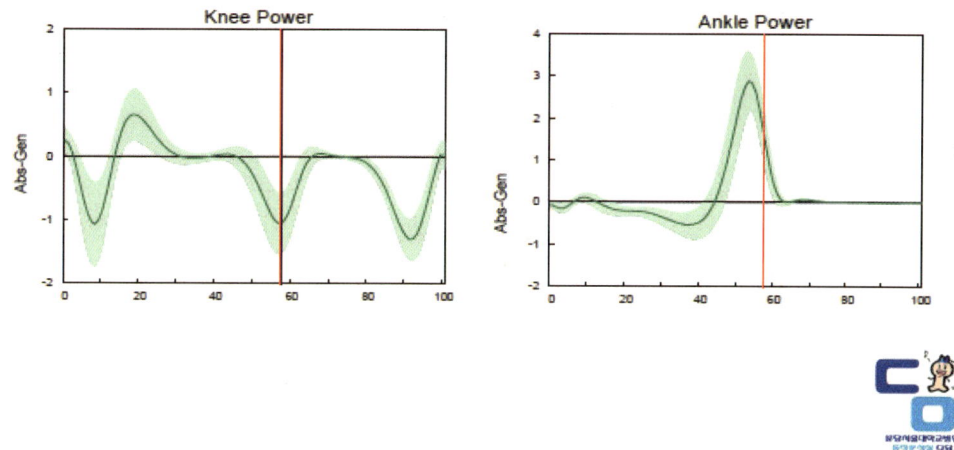

그림 1 보행분석 결과지 중 시상면 운동 형상학과 운동 역학. 녹색선은 평균을 의미하며, 녹색 범위는 1 표준편차(one standard deviation) 범위를 의미한다. 보행 주기를 X축을 따라서 %로 표시하였다. 양 끝, 즉 0%와 100%는 초기 접지(initial contact)이고, 중간의 수직선은 입각기와 유각기를 나눈다.

2. 운동 형상학(kinematics)

3차원 보행분석에서의 운동 형상학에서는 크게 두 종류의 정보를 제공한다. 하나는 보행 시 분절의 방향(orientation)이고, 다른 하나는 관절의 각도이다. 골반 분절, 족부 분절에 대해서 방향 정보를 제공하며, 고관절, 슬관절, 족근 관절에 대해서는 관절 각도를 제공한다. 보행의 운동 형상학은 기본적으로 보행 주기와 변수를 그래프를 이용하여 제시한다. X축이 보행의 한 주기(one cycle)이며, Y축이 관절의 각도이다. 추가로, 중요 지표의 값을 제시하기도 한다.

3. 운동 역학(kinetics)과 역 동역학(inverse dynamics)

운동 형상, 관성 모멘트(moment of inertia), 지면 반발력을 이용하여 운동 역학을 계산한다. 이런 방법을 역 동역학(inverse dynamics)이라고 칭한다. 관절에 대한 모멘트(moment, 토크)와 일률(power)에 대한 정보를 제공한다.

역 동역학은 뉴턴-오일러 방정식을 이용한다(그림 2). 모멘트(토크)는 관성 모멘트와 각가속도의 곱으로 계산할 수 있다. 보행분석에서 운동 역학의 계산을 위하여 각 분절의 관성 모멘트를 줘야 한다.

$$F = m \cdot a$$
$$\tau(tau) = I \cdot a$$

그림 2 힘과 모멘트(토크)에 대한 뉴턴-오일러 방정식. 힘은 질량과 가속도의 곱이며, 모멘트(토크)는 관성 모멘트와 각가속도의 곱으로 표현한다. 관성 모멘트는 질량에 대응하고, 각가속도는 가속도에 대응한다.

발이 지면에서 떨어져 있는 유각기의 경우, 역 동역학 계산은 외력이 없으므로(open-chain), 관성 모멘트와 운동 형상을 이용한 각속도만 있으면 계산할 수 있다. 그런데, 발이 지면에 닿아 있는(closed-chain) 입각기의 경우, 계산을 위해 지면 반발력이 추가로 필요하다. 지면 반발력은 힘판으로 측정을 한다.

4. 관절의 내부 모멘트(internal moment)

여기서 모멘트(moment)라는 용어를 확실히 정의하고 지나갈 필요가 있다. 보행의 운동 역학에서 쓰는 모멘트(moment)라는 용어는 관성 모멘트(moment of inertia), 각운동량(angular momentum)이 아니고 토크(torque, 돌림힘)이다. 혼동하지 않도록 유의하자.

모멘트(토크)는 힘이 관절 중심에서 일정 거리 떨어져 작용할 때, 그 물체가 회전하도록 하는 정도를 뜻하며, 힘과 거리에 비례한다. 다만, 토크는 단위를 Nm를 쓰지만, 보행분석에서의 모멘트는 체중을 표준화하기 위하여, Nm/kg을 사용한다. 즉 계산한 모멘트(토크)

에서 체중을 나누어서 표시한다. 이는 각기 다른 체중의 대상자를 비교하기 위함이다. 체중과 나누면 표준화의 장점도 있지만, 단점도 있다. 직관적으로 관절에 어느 정도 모멘트가 걸리는지 판단하기는 어렵다. 그래서, 판독할 때 모멘트의 패턴만 보고, 값은 참고하지 않게 된다.

모멘트는 고관절, 슬관절, 족근 관절에서 운동 형상학과 같이 제시한다. 즉 벡터가 아닌 스칼라값으로 그래프를 그리게 된다. X축이 보행의 한 주기(one cycle)이며, Y축이 모멘트 값이다. 이때, 값의 부호를 미리 약속해야, 여러 사람이 같은 정보를 이해할 때 오해가 없을 것이다. 그런데, 보행분석에서는 모멘트를 이야기할 때 두 가지로 하고 있고 부호가 반대이기 때문에 특히 혼란을 주고 있다.

혼란을 주는 용어가 바로 외부 모멘트(external moment)와 내부 모멘트(internal moment)이다. 이전에 설명한 지면 반발력이 외력(external force)이다. 우리가 직관적으로 이해하는 모멘트(토크)는 지면 반발력에 의한 것을 뜻할 수도 있다. 그런데, 보행은 입각기와 유각기로 구성이 되어 있다. 입각기에는 지면 반발력의 외력이 작용하지만, 유각기에는 외력 없이 관성 모멘트와 각가속도만으로 모멘트(토크)를 계산한다. 일관된 설명을 위해서는 방향을 통일할 필요가 있고, 외력에 의한 방향보다는 인체를 기준으로 하는 방향을 쓰게 된 것이다.

엄밀히 말하면, 지면 반발력은 상상의 산물이다. 단순하게 설명하면, '지면 반발력'으로 계측된 값은 지면 반발력 방향의 모든 모멘트의 합에서 지면 반발력 반대 방향의 모든 모멘트의 합을 뺀 합력을 뜻할 뿐이다. 지면 반발력이 외력으로 표현을 하므로, 지면 반발력 방향을 외부 모멘트(external moment)라고 표현한다. 그리고, 방향만 반대로 바꾼 것을 내부 모멘트(internal moment)로 규정한다. 외부 모멘트에 저항하여 근육 등 우리 몸의 구조물이 발휘해야 하는 모멘트를 내부 모멘트라고 설명한다.

다시 요약하여 정리하면 다음과 같다. 운동 역학에서 표현하는 모멘트(토크)는 관절에 영향을 주는 모든 모멘트의 합력이다. 인간의 보행은 입각기와 유각기가 있다. 유각기에는 관절의 모멘트(토크)를 운동 형상(각가속도)과 관성 모멘트로 계산을 할 수 있다. 입각기에는 접지해서 외력이 작용하므로, 계산을 위해 운동 형상(각가속도), 관성 모멘트, 지면 반발력이 필요하다. 보행의 운동 역학은 시상면, 관상면, 횡단면의 2차원으로 나누어 설명하므로, 방향에 대한 정의가 필요하다. 보행의 운동 역학에서는 내부 모멘트 방향으로 의사소통을 한다. 입각기에서 내부 모멘트의 방향은 지면 반발력(외부 모멘트)의 반대 방향이며, 크기는 같다.

본서에서는 혼란을 피하고자, 가능하면 내부 모멘트, 외부 모멘트를 구별하여 사용한다. 운동 역학에서 수식어 없이 쓰면, 내부 모멘트를 의미하는 것임을 유의하자.

5. 관절의 일률(power)

물리 용어로 정의하면, 힘(force)은 물체를 움직인다. 이를 일(work)이라고 정의한다. 즉 일은 힘과 움직인 거리의 곱, 혹은 가한 힘에 대한 이동한 거리의 적분이다. 일률(power)은 단위 시간당 일(work) 이다. 그런데, 우리가 보행분석에서 표현하고자 하는 관절 각의 변화는 회전 운동이다.

병진 운동(translational movement)과 대응하여, 회전 운동(rotational motion)에서의 일(work)은 토크(돌림힘)와 각변위(각의 변화)의 곱, 혹은 토크에 대한 각변위의 적분으로 정의한다. 그리고 일률(power)은 단위 시간당 일(work)이다. 즉 한 일(work)을 시간으로 미분을 하면 일률(power)이 된다. 결국 관절 운동의 일률은 모멘트(토크)와 각 속도(angular velocity)의 곱이다 (그림 2).

$$W = \int \tau d\theta$$

$$P = \frac{dW}{dt} = \tau \frac{d\theta}{dt} = \tau\omega$$

그림 3 보행분석에서 관절 일률은 내부 모멘트와 각속도의 곱이다.

병진 운동에서 일은 힘과 움직인 거리의 곱으로, 일(work)의 단위는 Nm(=J)이다. 그리고, 일률의 단위는 와트(W, watt=Nm/sec)이다.

회전 운동에서 각은 레디언(radian)으로 단위가 없다. 일은 토크(Nm)와 각변위의 곱으로, 회전 운동에서도 일(work)의 단위는 Nm(=J)이다. 또한 회전 운동의 일률은 토크(Nm)와 각 속도(/sec)의 곱이다. 즉 단위도 똑같이 와트(W, watt=Nm/sec)이다.

보행분석에서 관절의 일률은 체중으로 표준화한다. 즉 일률을 체중으로 나누어 단위를 W/kg을 사용한다. 체중과 나누면 표준화의 장점도 있지만, 단점도 있다. 직관적으로 관절에 어느 정도 일률이 걸리는지 판단하기는 어렵다. 그래서, 판독할 때 모멘트와 마찬가지로 일률의 패턴만 보고, 값은 별로 참고하지 않게 된다.

보행분석의 관절 일률은 내부 모멘트와 각 속도의 곱으로 계산을 한다. 내부 모멘트의 부호와 각 속도의 부호가 일치하면, 즉 방향이 같으면 일률 형성(power generation), 방향이 다르면 일률 흡수(power absorption)로 정의한다. 쉽게 말해, 토크(돌림힘)의 방향으로 실제 회전하면 일률(power)이 생성되는 것이고, 토크의 방향에 저항하여 반대로 회전하면 일률(power)이 흡수되는 것이라고 정의한다.

6. 운동 역학 자료의 한계

보행분석의 운동 역학은 역 동역학을 이용하기에 자료를 해석하고 이용할 때 몇 가지 주의를 해야 한다. 먼저, 다음의 제시문을 읽어 보자.

"3차원 보행분석을 통해 족근 관절 시상면 운동을 측정하였다. 셋째 라커(3rd rocker)에서 족저 굴곡이 일어나고, 내부 모멘트는 족저 굴곡이다. 이때 일률 생성이 일어나며, 이는 하퇴 삼두근의 수축 때문이다."

이 문장을 보면 3차원 보행분석으로 모든 정보를 얻은 것처럼 보일 수도 있다. 그러나, 보행분석에서 얻을 수 있는 정보는 족저 굴곡이 일어났고, 내부 모멘트가 족저 굴곡이며 일률 생성이 있다는 것뿐이다. 일률 생성이 하퇴 삼두근의 수축 때문이라는 표현은 우리가 경험상 혹은 과거 연구 결과에 비추어 보았을 때, 그렇다고 판단한다는 것이지 보행분석에서 직접 얻은 정보는 아니다.

보행분석에서 관절 모멘트는 합력을 의미한다. 족저 굴곡 모멘트가 있다는 것은 족배 굴곡 모멘트 보다 족저 굴곡 모멘트가 우세하다는 것이다. 족저 굴곡 모멘트만 있다는 것이 아니다. 일률 생성도 주요 족저 굴곡근인 주로 하퇴 삼두근의 수축 때문이겠지만, 다른 굴곡근도 수축했을 수 있다. 어느 정도씩 작용했는지는 알 수 없다. 또 족저 굴곡근도 작용하였지만, 족배 굴곡근도 이를 저항하며 편심성 수축을 했을 수도 있다. 운동 역학에서 우리는 합력만 알 뿐이다.

우리는 다양한 동작에서 길항근의 동시 수축(co-contraction)을 통하여 동작의 안정성을 향상시킨다. 보행의 예를 보아도, 하중 반응기 등에 이런 길항근의 동시 수축을 볼 수 있다. 보행분석에서 제시하는 운동 역학은 길항근의 작용에 대해서는 정보를 줄 수 없다는 것을 인지하여야 한다.

Chapter.18
전형적 보행과 3차원 보행분석

Chapter 18. 전형적 보행과 3차원 보행분석

I. 전형적 보행분석 대상

본 장에서는 운동 형상학과 운동 역학의 표현법을 이해하고, 전형적 보행에 적용해 보자. 본 장에서의 전형적 보행은 무작위 전화 설문으로 모집한 근골격계 질환이 없는 성남시 거주민 300명을 대상으로 하였다. 3차원 보행분석은 헬렌 헤이즈 마커 세트와 전통적 모델 (classic model)을 이용하여 시행하였다.

1. 시상면의 운동 형상학과 운동 역학

임상 보행분석의 판독 시에는 운동 형상학과 운동 역학 정보를 시상면, 관상면, 횡단면으로 모아서 분석하게 된다. 시상면, 즉 측면에서 보행을 관찰은 골반의 방향과 고관절, 슬관절, 족근 관절의 각도를 포함한 운동 형상학과 고관절, 슬관절 족근 관절의 운동 역학을 포함한다.

검사의 관점에서 보면, 각각의 그래프가 주는 정보의 신뢰성과 타당성은 다르다는 것을 유념하여야 한다. 예를 들어, 슬관절의 시상면 운동 형상학 그래프는 슬관절의 관상면 운동 역학 그래프와 비교하면 신뢰도, 타당도가 높고 더 많은 임상 정보를 준다.

Temporal spatial	Average(SD)
Opposite foot off (%)	7.5 (1.7)
Opposite foot strike (%)	49.5 (1.0)
Foot off (%)	58.3 (1.5)
First double support (%)	7.5 (1.7)
Second double support (%)	8.8 (1.6)
Single support (%)	42.0 (1.8)
Step length (cm)	65.2 (5.6)
Stride length (cm)	130.6 (11.0)
Cadence (steps/min)	119.2 (8.1)
Walking speed (cm/s)	129.4 (14.3)

표 1 보행 선형 지표의 평균(표준편차)값

가. 발목 관절의 시상면 운동

발목 관절각은 하퇴 분절과 족부 분절이 이루는 각도이며, 기준은 하퇴 분절이다. 발목 관절이 경첩 관절에 가까우므로 시상면 운동이 가장 중요하다. 발목 분절의 특징으로 인하여, 발목 관절의 관상면 운동은 신뢰성과 타당성이 떨어지는 것을 다시 주지하자.

발목 관절의 시상면 운동은 관행적으로 라커(rocker)로 나누어 설명한다. 이전 장에서 라커에 대해서는 설명을 하였다. 이해를 돕기 위해 각 라커 단계에서의 관절 각도, 모멘트, 일률의 관계에 대해서 자세히 알아보도록 한다.

첫째 라커(1st rocker)에서는 족저 굴곡이 일어난다. 접지부가 발뒤꿈치이고, 발목 관절의 축에 비해 뒤쪽이기 때문에 지면 반발력(외부 모멘트)은 족저 굴곡 방향이다. 그러므로, 내부 모멘트는 족배 굴곡 모멘트가 생긴다. 관절의 회전 방향은 족저굴곡이고, 내부 모멘트는 족배굴곡 방향이다. 그러므로 일률 흡수가 생긴다(그림 1).

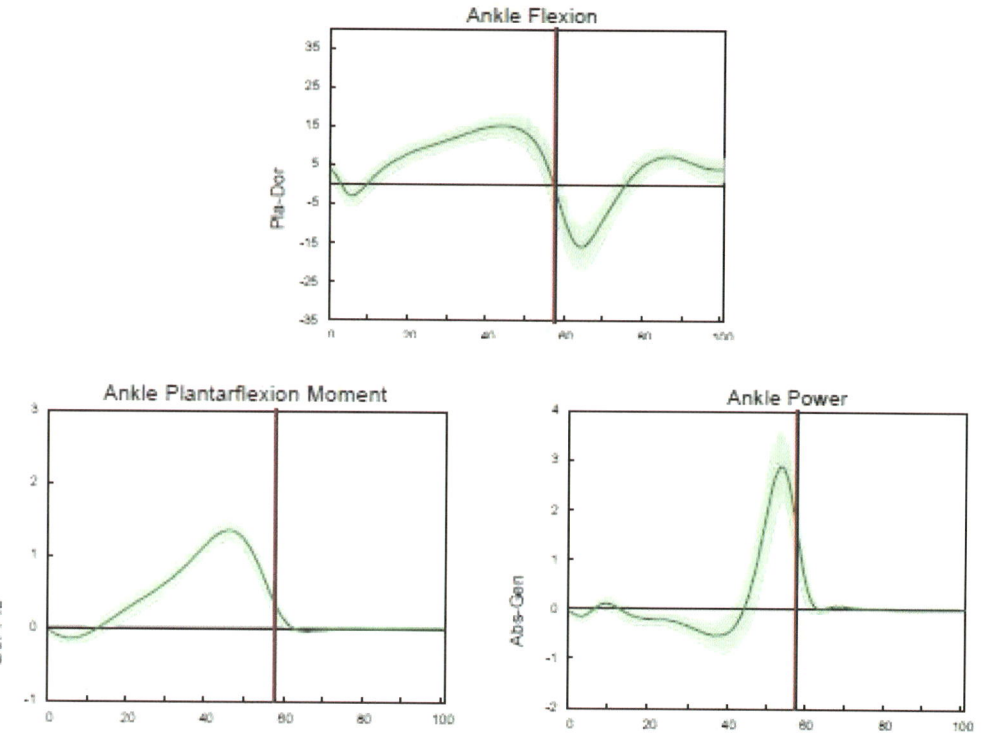

그림 1 발목 관절. Y축의 정의를 확인하자. 양의 방향이 족배굴곡, 족저굴곡 모멘트, 일률 생성이며, 이는 일종의 약속이다. 각 그래프의 Y축의 스케일이 조금씩 다르다. 가령 셋째 라커(third rocker)는 일률 생성의 경우 그 값이 슬관절, 고관절 일률보다 상대적으로 크다는 것을 인지해야 한다.

둘째 라커(2nd rocker)에서 족배 굴곡이 서서히 일어나고, 내부 모멘트는 족저굴곡으로 바뀐다. 이는 지면 반발력이 발목 관절 축보다 앞으로 이동하여 족배굴곡 모멘트로 작용하기 때문이다. 관절의 회전 방향은 족배굴곡이고, 내부 모멘트는 족저굴곡 방향이다. 그러므로 일률 흡수가 지속된다.

셋째 라커(3rd rocker)에서 족저굴곡이 일어나고, 내부 모멘트는 계속 족저굴곡 방향이다. 지면 반발력이 계속 발목 관절 축보다 앞에 있기 때문이다. 관절의 회전 방향은 족저굴곡이고, 내부 모멘트는 족저굴곡 방향이다. 그러므로 일률 생성을 확인할 수 있다.

발목 관절은 전형적 보행에서 족배굴곡 16도 정도에서 족저굴곡 17도 정도 범위로 움직인다(표 2). 특히 최대 족배굴곡은 입각기에 나타난다. 족배굴곡의 제한은 다양한 보행 병리로 나타날 수 있으며, 만약 이에 대한 치료를 계획하고 있다면 이를 고려해서 목표를 정해야 할 것이다. 다만, 보행분석의 발목 관절 시상면의 경우, 모델의 한계로 족부 변형을 잘 반영하고 있다. 따라서, 평발 등 족부 변형이 없는 상태에서 족배굴곡 15도 이상을 목표로 삼는 것이 합리적일 것이다.

운동 역학에서 족근 관절의 모멘트(토크)는 거의 발생을 안 하는 것을 알 수 있다. 이는 회전하는 족부 분절의 크기가 작아서 관성 모멘트가 작기 때문이다. 이에 반해 슬관절의 경우, 회전은 하퇴와 족부 분절을 합한 강체가 하는 것으로 이해할 수 있다. 즉, 두 개 분절을 합한 강체의 관성 모멘트가 비교적 커서, 슬관절은 유각기의 운동 역학을 무시하지 못한다. 이는 고관절도 마찬가지다. 고관절의 경우, 회전은 대퇴, 하퇴, 족부 분절을 합한 강체가 하게 된다. 따라서 관성 모멘트는 더 커지게 되고, 작은 관절 각도의 변화에도 모멘트(토크)와 일률이 크게 변할 수 있다.

Kinematics		Average (SD)
Ankle dorsiflexion (foot off)	at IC	3.6 (2.7)
	Mean in stance	8.2 (2.0)
	Peak dorsiflexion in stance	15.7 (2.8)
	Peak dorsiflexion timing	0.4 (0.0)
	Peak dorsiflexion in late stance	8.0 (2.4)
	Peak DF timing late stance	0.9 (0.0)
	Crossover to plantarfelxion	0.4 (0.2)
	Peak PF during push-off	11.6 (5.3)
	Timing peak PF during push-off	0.6 (0.0)
	Dynamic range	27.3 (4.5)
	Peak PF in swing	17.2 (5.8)
	Peak PF in swing timing	0.6 (0.0)
	Peak DF in swing	8.0 (2.4)
	Peak DR in swing timing	0.9 (0.0)
Foot progression	Mean in stance	−11.0 (5.4)
Kinetics		
Ankle DFPF moment	Peak plantarflexor−EST	0.0 (0.1)
	Time to peak plantarflexor−EST	0.0 (0.0)
	Slope of plantarflexor curve−EST	0.0 (0.0)
	Time to crossover	0.1 (0.0)
	Minimum in single limb stance	−0.1 (0.1)
	Minimum timing	0.1 (0.0)
	Peak plantarflexor	1.4 (0.1)
	Time to peak plantarflexor	0.5 (0.0)
	Plantar flexor area	32.6 (3.4)
	Slope of plantarflexor curve−LST	0.0 (0.0)
	Early stance/late stance PF slope	−1.4 (1.2)
Ankle DFPF power	Peak absorption−ST	−0.7 (0.2)
	Time to peak absorption−ST	0.3 (0.1)
	Peak generation−ST	3.1 (0.6)
	Time to peak generation−ST	0.5 (0.0)
	Crossover percent − A1 to A2	0.1 (0.1)
	Absorption energy (A1 area)	−1.5 (3.1)
	Generation energy (A2 area)	16.1 (7.6)

표 2 발목 관절 시상면의 주요 보행 지표 참조값

나. 슬관절의 시상면 운동

슬관절은 대퇴 분절과 하퇴 분절로 정의하고, 대퇴 분절을 기준으로 한다. 경첩 관절에 가까우므로 시상면 운동의 이해가 가장 중요하다. 슬관절은 입각기에 완전히 신전이 되는 시기는 없다. 입각기에 최소 굴곡이 대략 8도이다. 즉 보행에서는 5도 정도의 굴곡 구축은 문제가 안 될 것이다. 하중 반응기에 약간 더 굴곡이 되어 자연스럽게 충격을 흡수한다. 이후에는 좀 더 신전 상태를 유지하다가, 굴곡이 되면서 유각기로 넘어간다(그림 2).

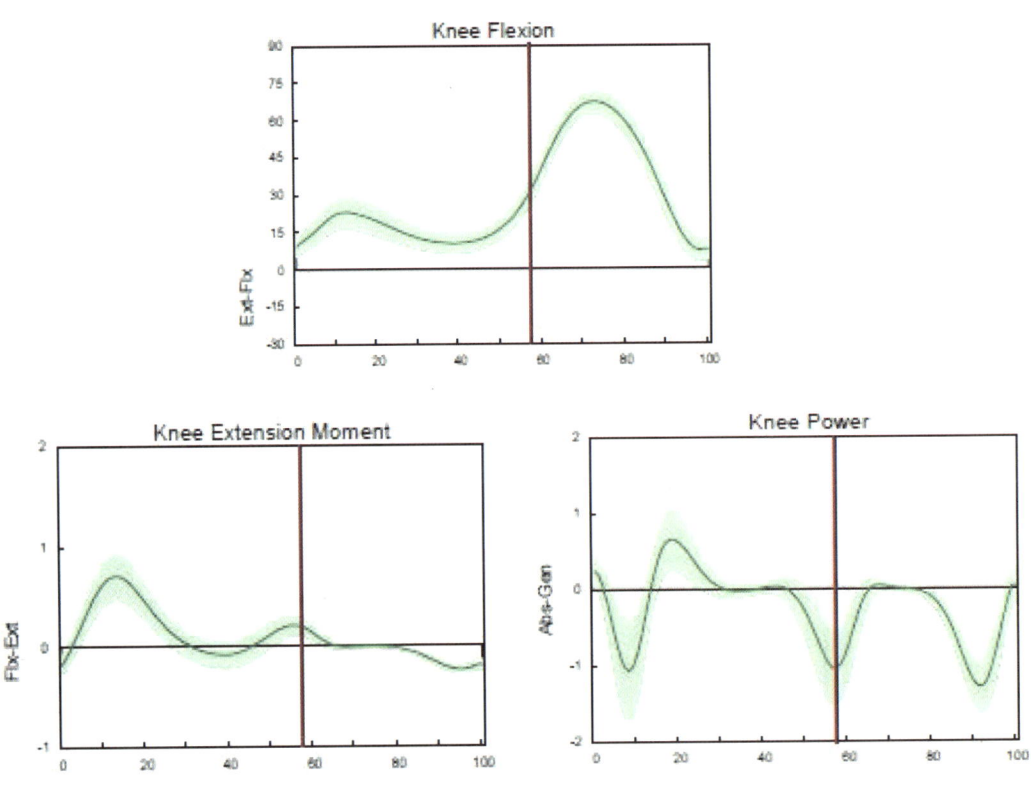

그림 2 슬관절의 시상면. Y축의 정의를 확인하자. 양의 방향이 굴곡, 신전 모멘트, 일률 생성이며, 이는 일종의 약속이다. 각 그래프의 Y축의 스케일이 조금씩 다르다.

Kinematics		Average (SD)
Knee flexion	at IC	9.4 (4.1)
	Loading response	23.2 (6.1)
	Minimum in stance	7.9 (3.7)
	Minimum in single limb stance	9.6 (3.9)
	Peak in swing	67.4 (4.4)
	Stance to swing range	59.6 (4.0)
	Range due to rotation	59.1 (4.1)
	Time to Pk flexion	0.7 (0.0)
	Pk flexion − % swing	35.1 (3.0) %
	Terminal swing	8.4 (4.2)
	Swing range	64.4 (3.9)
	% Normal	1.1 (0.1)
Kinetics		
Knee flx/ext moment	Peak extensor − EST	0.3 (0.2)
	Time to peak extensor − EST	0.1 (0.0)
	Peak flexor − MST	−0.1 (0.1)
	Time to peak flexor − MST	0.4 (0.0)
	Peak extensor −TST	0.2 (0.1)
	Time to peak extensor − TST	0.6 (0.0)
	Peak flexor − SW	0.2 (0.1)
	Time to peak flexor − SW	0.6 (0.0)
Knee flx/ext power	Peak absorption − EST	−0.8 (0.5)
	Time to peak absorption − EST	0.1 (0.0)
	Peak generation during ST	0.8 (0.4)
	Time to peak generation during ST	0.2 (0.0)
	Peak absorption − TST	−1.1 (0.5)
	Time to peak absorption − TST	0.6 (0.0)
	Peak absorption − TSW	−1.4 (0.3)
	Time to peak absorption − TSW	0.9 (0.0)
	Time to peak generation−ST	0.5 (0.0)
	Crossover percent − A1 to A2	0.1 (0.1)
	Absorption energy (A1 area)	−1.5 (3.1)
	Generation energy (A2 area)	16.1 (7.6)

표 3 슬관절 시상면의 주요 보행 지표 참조값

슬관절의 내부 모멘트를 눈여겨볼 필요가 있다. 초기 접지기에 슬관절 굴곡 상태이고, 내부 모멘트는 굴곡 방향이다. 즉 지면 반발력은 슬관절 축의 전방을 지나고 있다. 이후 하중 반응기에 슬관절이 더 굴곡하면서, 내부 모멘트는 신전 방향으로 바뀌게 된다. 그리고 중간 입각기에 슬관절이 신전을 하며, 내부 모멘트는 약간의 굴곡 모멘트로 유지하게 된다. 중간 입각기의 내부 굴곡 모멘트는 인체의 입장에서 거의 에너지가 필요하지 않다.

중간 입각기에 슬관절이 제대로 신전을 못 하면, 슬관절의 내부 모멘트가 신전 방향으로 바뀔 수 있다. 즉, 대퇴사두근이 신전근으로 작용을 하여야 하고, 슬관절의 굴곡이 심하면 더 심할수록 슬관절 내부 신전 모멘트는 커지고, 입각기에 많은 에너지를 사용하게 된다. 이렇게 중간 입각기에 슬관절 신전 모멘트가 커지는 것을 웅크림 보행(crouch gait)이라고 정의할 수 있다.

유각기의 슬관절 운동은 수동적으로 일어난다. 즉 고관절 굴곡에 의하여 슬관절 회전축의 위치가 고정되고, 하퇴부는 진자운동(pendulum movement)을 한다. 진자운동은 약간의 굴곡근의 작용으로 대략 70도 정도까지 굴곡을 해서 발끌림을 방지한다. 말기 유각기에는 신전을 하여 가능한 발이 전방으로 접지함으로써, 보폭을 조절하게 된다. 즉 유각기의 굴곡이 충분하지 않으면 발끌림이 생길 수 있고, 신전이 충분하지 않으면 보폭이 줄어들게 된다. 이런 특징의 보행을 우리는 슬관절 강직 보행(stiff knee gait)이라는 용어를 쓴다.

다. 고관절의 시상면 운동

고관절 각도는 골반 분절과 대퇴 분절로 정의하고, 골반 분절이 기준이다. 초기 접지 시, 고관절은 30도 정도의 굴곡으로 시작한다. 하중 반응기에 지면 반발력은 고관절 회전축의 앞을 지나므로 고관절의 외부 굴곡 모멘트를 계측할 수 있다. 즉 하중 반응기에는 고관절이 신전을 하며, 신전 내부 모멘트를 가지고, 일률 생성을 한다. 중간 입각기에 지면 반발력은 고관절 회전 축의 뒤로 가며 외부 신전 모멘트를 계측할 수 있다. 즉, 중간 입각기 후반에는 고관절 신전, 굴곡 내부 모멘트, 일률 흡수를 보인다. 말기 입각기까지 고관절은 지속적으

초기 유각기

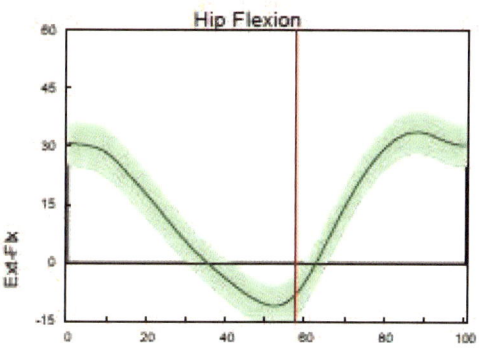

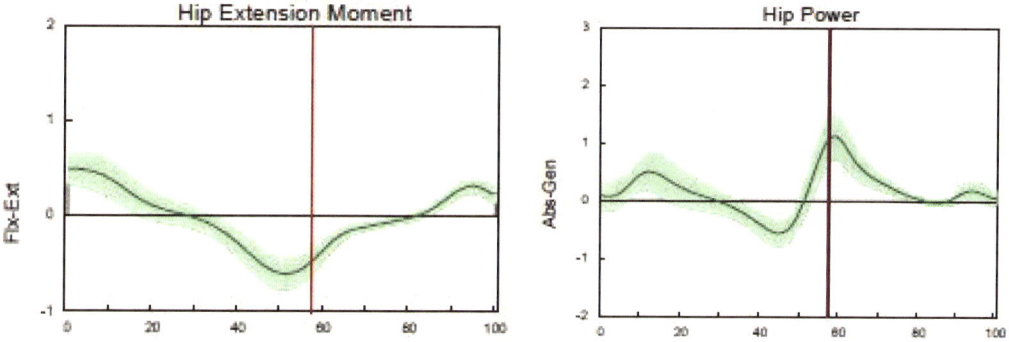

> **그림 3** 고관절의 시상면. Y축의 정의를 확인하자. 양의 방향이 굴곡, 신전 모멘트, 일률 생성이다. 각 그래프의 Y축의 스케일이 조금씩 다르다.

로 신전을 하여 평균 11도까지 과신전을 한다. 여기서 고관절은 15도 정도까지는 과신전이 가능하여야, 전형적 보행을 할 수 있음을 다시 확인하자. 말기 입각기에는 발들림(heel off)가 생기면서, 발목 관절의 족저 굴곡, 슬관절 굴곡, 고관절 굴곡이 같이 시작한다.

Kinematics		Average (SD)
Hip flexion	Min	−11.2 (5.0)
	Early stance max	31.2 (5.4)
	Late swing max	34.2 (5.1)
	Range	45.6 (5.0)
	% Normal range	98.5 (10.9)%
Kinetics		
Hip flx/ext moment	Peak extensor − EST	0.5 (0.2)
	Time to peak extensor 1	0.0 (0.0)
	Time to crossover	0.3 (0.1)
	Peak flexor − ST	−0.6 (0.2)
	Time to peak flexor	0.5 (0.0)
	Peak extensor − SW	0.3 (0.1)
	Time to peak extensor 2	0.9 (0.0)
Hip flx/ext power	Peak generation − EST	0.6 (0.3)
	Time to peak gen − EST	0.1 (0.0)
	Peak absorption − MST	−0.6 (0.2)
	Time to peak abs − MST	0.5 (0.0)
	Peak generation − TST	1.1 (0.4)
	Time to peak gen − TST	0.6 (0.0)

표 4 고관절 시상면의 주요 보행 지표 참조값

2. 골반의 운동 형상학

보행분석에서 골반 분절은 분절의 방향(orientation)만 표시한다. 즉 시상면, 관상면, 횡단면에서 골반 분절 방향의 변화에 대한 정보를 준다. 골반 분절 방향의 기준은 인체의 진행 방향이다. 골반과 족부 진행각(foot progression anle)은 인체의 진행 방향을 기준으로 방향(orientiation)을 운동 형상학에서 흔히 제시한다. 관절, 슬관절, 발목 관절이 두 관절의 각도를 제시하는 것과 의미가 다르다는 것을 이해하자.

골반은 시상면의 회전 운동을 골반 전방경사(anterior pelvic tilt)와 후방경사(posterior pelvic tilt)의 용어를 쓴다. 전방 경사는 고관절이 굴곡하는 방향이다. 골반은 시상면에서 대칭이 아니다. 골반의 중립을 어떻게 정의하는가에 따라 값이 달라질 수 있다. 보행분석에서 골반 분절의 정의는 양쪽 전상 장골극과 후상 장골극의 중앙을 연결하는 면이라는 것을 기억하자. 중립위는 대략 전방경사 10도 정도이다(그림 4).

관상면의 회전 운동을 골반 측방경사(pelvic obliquity)라고 한다. 측방경사는 양의 방향으로 회전하면 골반의 높이가 증가하는 것을 의미한다. 즉 오른쪽 측방경사가 증가하면, 골반의 오른쪽이 골반의 왼쪽보다 높은 것이다. 오른쪽 측방경사의 증가는 왼쪽 측방경사의 감소와 같은 의미이다. 골반은 관상면 좌우 대칭이므로 중립위는 0도가 될 것이다.

횡단면의 회전 운동을 골반 회전(pelvic rotation)이라고 한다. 공학에서 쓰이는 회전의 뜻과 의학에서 쓰이는 회전의 뜻이 차이가 난다는 것을 기억하자. 앞의 '회전' 운동은 공학의 용어이고, 골반 '회전'은 의학 용어이다. 방향에 따라 골반 외회전(external pelvic rotation)과 골반 내회전(internal pelvic rotation)으로 표현을 한다. 골반 외회전은 한 쪽의 골반이 반대쪽보다 후방으로 회전하는 것이다. 즉 오른쪽 골반 외회전은 골반의 오른쪽이 골반의 왼쪽에 비해 뒤로 회전하는 것이다. 오른쪽 골반 외회전과 왼쪽 골반 내회전은 같은 의미이다. 골반은 횡단면에서 좌우 대칭이므로 중립위는 0도가 될 것이다.

골반을 3방향에서의 회전으로 나누어 보기는 하지만, 실제는 변화하는 회전축에 대한 한 가지 회전 운동이다. 그러나, 우리가 이해하기에는 3방향으로 회전을 나누어 보는 것이 훨씬 직관적이다.

운동 형상학에서 표현하는 골반의 운동은 회전 운동(rotational movement)이라는 것을 유념하자. 우리가 보행하면서 전방으로 이동할 때는 골반의 전방 병진 운동과 상하 병진 운동이 수반된다. 병진 운동은 그래프로 표시한 운동형상학에는 누락되어 있다는 것을 기억하자(그림 4).

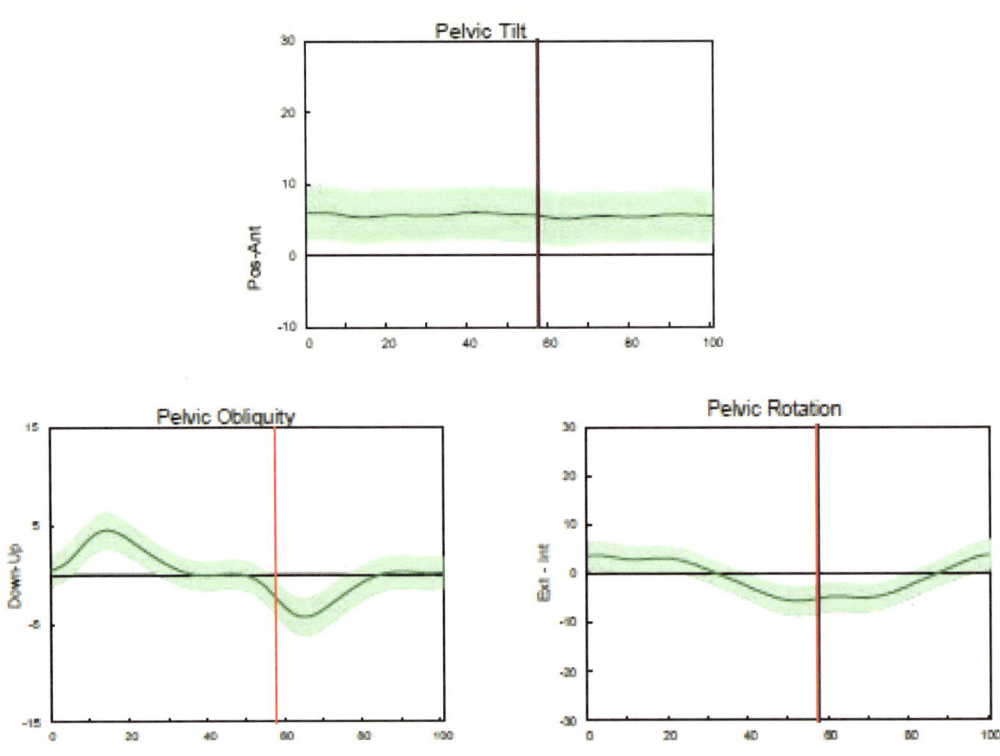

그림 4 골반의 시상면, 관상면, 횡단면 운동. 골반 경사(pelvic tilt)의 경우 양의 방향이 전방경사이다. 골반 측방경사(pelvic obliquity)의 경우 양의 방향이 높이가 커지는 방향이다. 골반 회전(pelvic rotation)의 경우, 동측 골반이 전방으로 이동하는 내회전이 양의 방향이다.

Kinematics		Average (SD)
Pelvic tilt	Min	4.0 (3.6)
	Max	7.0 (3.7)
	Mean	5.6 (3.6)
	Range	2.9 (0.8)
Pelvic obliquity	Min	−4.7 (1.8)
	Max	4.5 (1.9)
	Mean	−0.1 (1.2)
Pelvic rotation	Min	−6.4 (2.7)
	Max	5.0 (2.7)
	Mean	−0.8 (2.0)
	Range	11.4 (3.6)
	% Normal range	95.5 (10.9)%

표 5 시상면, 관상면, 횡단면에 대한 골반의 주요 보행 지표 참조값

3. 관상면의 운동 형상학과 운동 역학

고관절, 슬관절, 발목관절에서 운동 형상학과 운동역학을 표현할 수 있다. 또한 골반의 관상면 운동 형상학을 같이 제시한다.

발목관절의 경우, 발목 분절의 모양 때문에 관상면의 운동 형상학과 운동 역학의 타당도와 신뢰도가 매우 떨어진다. 해석 시 이를 유의하여야 한다.

가. 슬관절의 관상면 운동

슬관절은 경첩 관절에 가깝다. 즉 시상면에서의 신전과 굴곡, 그리고 약간의 횡단면 운동만 허용하기 때문에, 관상면 운동은 거의 참조할 것이 없다. 혹시 전형적 보행으로 판단을 하는 데 슬관절 관상면 운동 및 모멘트가 측정된다면, 일단 인체 표지자가 제대로 부착되어 있는지 확인하여야 한다.

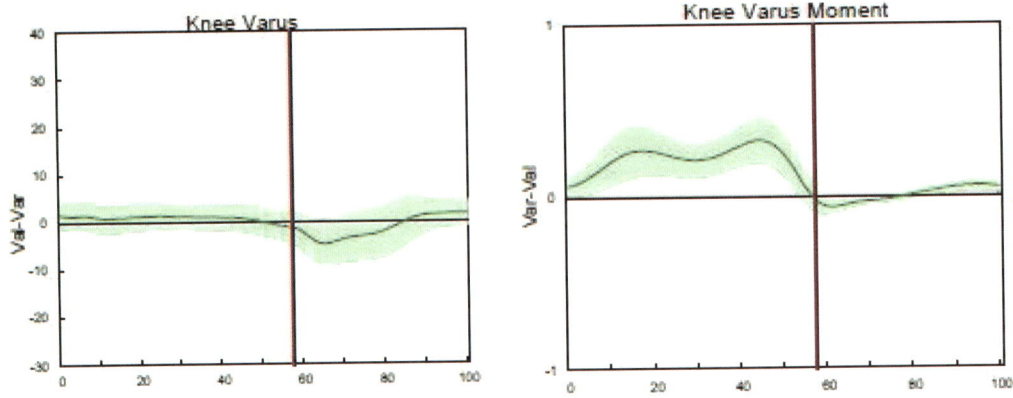

그림 5 슬관절의 관상면 운동형상학 및 모멘트. 슬관절은 경첩 관절에 가까워 거의 관상면의 운동이 없다. 입각기에는 지면 반발력이 슬관절 보다는 내측에 있으므로, 외부 모멘트는 내반(varus)이고, 내부 모멘트는 외반(valgus)이다. 전형적 보행에서의 패턴을 기억할 필요가 있다. 참고값에 비하여 외반 모멘트가 증가하면 내반슬이 더 심하다는 것을 뜻할 수 있다.

다만 슬관절의 이상이 있으면, 관상면 운동이나 모멘트가 생길 수도 있다. 즉 내반슬 등의 변형이나 퇴행성 관절염의 경우, 확인할 필요가 있다.

나. 고관절의 관상면 운동

고관절의 운동과 골반의 운동은 연관되므로, 어느 정도 대칭을 이룬다. 초기 접지에는 골반 측방경사와 고관절이 중립위를 이룬다. 하중 반응기에 골반 측방경사는 5도 정도까지 상승하고, 고관절은 내반(adduction)한다. 그리고 측방경사는 지속적으로 감소하여 유각기에는 5도 정도까지 하강한다. 하나의 골반을 오른쪽 기준으로 관찰하고, 왼쪽 기준으로 관찰한 것이라는 것을 이해하자. 고관절은 이와 맞추어 내반에서 외반으로 바뀐다. 입각기에 지면 반발력이 고관절의 내측을 지나므로, 골반 측방경사 상승과 고관절 내전은 수동적으로 발생하고, 고관절 외전근이 작용하여서 이를 조절하게 된다. 입각기의 지면 반발력은 내반(adduction) 외부 모멘트로 작용하므로, 내부 모멘트는 외반(abduction)이다.

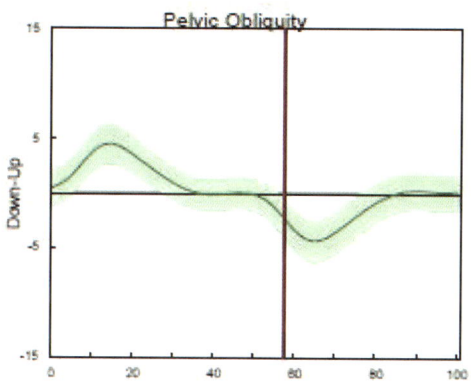
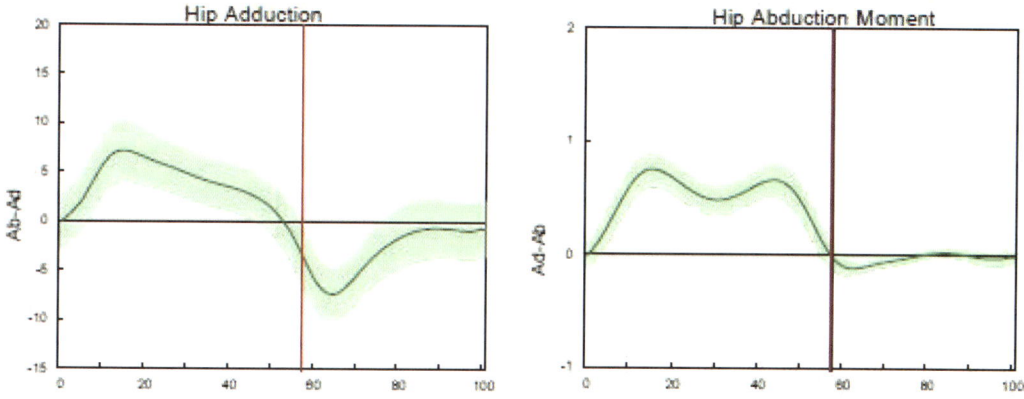

그림 6 골반 측방경사, 고관절의 운동형상학, 운동 역학. 골반 측방경사와 고관절 관상면의 운동 형상이 대칭에 가까운 패턴인 것을 기억하자. 고관절도 슬관절과 같이 지면 반발력에 의해 내부 모멘트는 외반(valgus)이다.

Kinematics		Average (SD)
Hip adduction	Min	−7.7 (2.7)
	Max	7.4 (3.0)
	Range	15.2 (3.4)
	Mean	0.8 (2.2)
Knee varus	Mean in stance	0.8 (2.6)

표 6 관상면에 대한 각 관절별 주요 보행 지표 참조값

4. 횡단면의 운동 형상학과 운동 역학

횡단면 운동 형상학에서는 골반 분절 회전 운동과 족부 진행각을 제시한다. 이와 더불어, 고관절, 슬관절, 발목 관절의 횡단면 운동 형상학을 보여 준다. 관절의 운동 역학을 같이 볼 수는 있으나, 횡단면에서의 모멘트와 일률은 별로 쓰임새가 없다.

골반의 횡단면 운동은 인체가 전방으로 진행하는 것과 관련이 있다. 즉 초기 접지에 가능한 내회전을 하면 동측 하지를 더 멀리 접지시켜 활보장을 넓게 할 수 있다. 그래서 초기 접지에는 5도 정도 내회전이 되고, 발들림에는 5도 정도 외회전한다. 평균 속도에서 골반은 10도 정도의 범위에서 내회전을 반복하는 회전 운동을 보이게 된다.

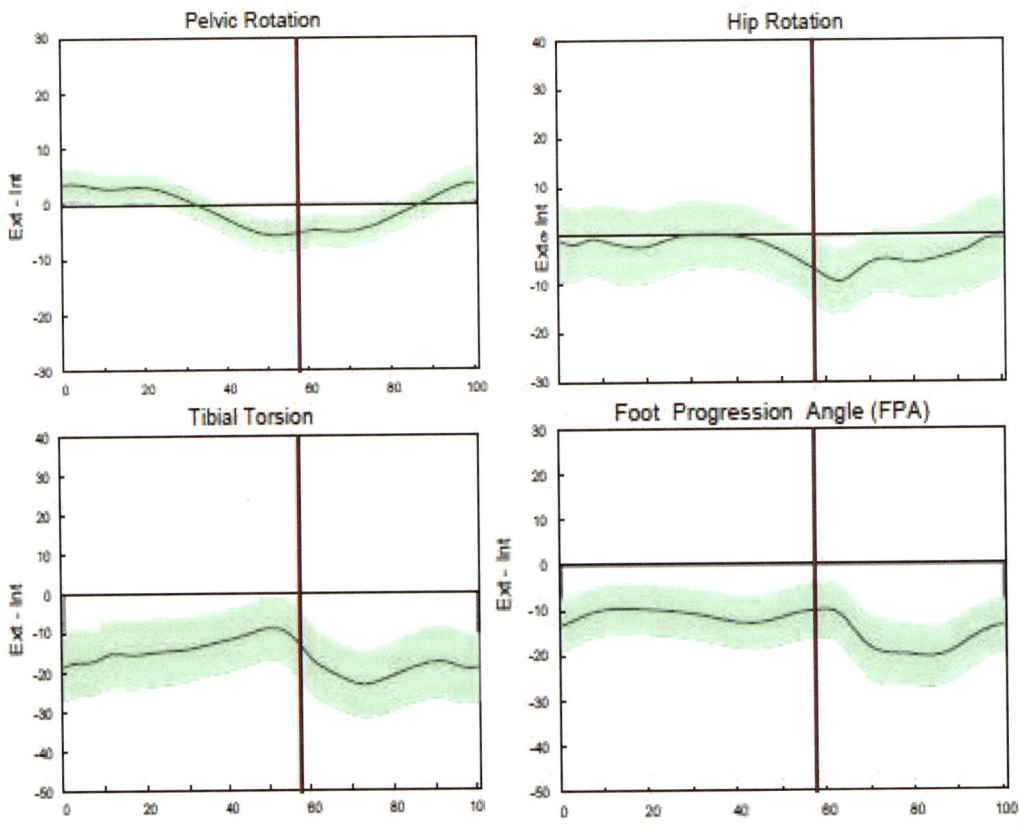

그림 7 횡단면의 운동 형상학. 모든 양의 방향은 내회전으로 통일이 되어 있다. 녹색 영역으로 표시한 표준편차를 유의하여 보자. 고관절 회전의 변이(variance)가 상당히 큰 것을 알 수 있다.

고관절은 골반과 상보적인 운동을 하게 된다. 이론적으로는 초기 접지에 골반이 내회전할 때, 최대한 고관절이 외회전하면 활보장을 넓게 할 수 있을 것이다. 그리고, 발들림에서 고관절이 내회전할 때 최대한 외회전을 하면 전방 진출에 도움이 될 것이다. 그런데, 전형적 보행(typical gait)에서 평균은 이를 일률적으로 설명할 수 없다(그림 7). 이는 골반 움직임에 비해, 고관절 회전은 사람마다 차이가 크기 때문이다(individual variance). 고관절은 전체 평균으로 보면 3도 정도 외회전 된다.

슬관절 회전은 대퇴 관상면에 대한 하퇴 관상면의 회전 정도이다. 실제로 슬관절의 회전 운동이 미미하므로, 경골 염전의 지표로 사용하게 된다. 경골 염전은 평균 16도 정도 외전이 되어 있다.

하퇴 분절과 족부 분절의 관계인 발목 관절의 횡단면 운동은 잘 쓰이지는 않는다. 발목 관절이 경첩관절에 가까워 횡단면 회전 운동이 별로 없고, 발의 모양에 더 큰 영향을 받기 때문이다. 즉 안면 타당도가 낮다. 평발이 심하면 외회전이 증가하고, 내반족이 있으면 내회전이 증가하게 된다.

Kinematics		Average (SD)
Hip rotation	Min	−11.8 (6.3)
	Max	4.5 (7.7)
	Range	16.3 (4.8)
	Mean	−3.0 (6.5)
Tibial rotation	Min	−25.4 (8.6)
	Max	−8.2 (7.7)
	Range	17.2 (4.5)
	Mean	−16.3 (7.9)
Foot progression	Mean in stance	−11.0 (5.4)

표 7 횡단면에 대한 주요 보행 지표 참조값

5. 족부 진행각(foot progression angle)

족부 진행각이란 몸이 나아가는 방향에 대하여 족부 분절의 장축이 이루는 각을 뜻한다. 골반 분절의 운동과 같이 족부 진행각은 진행 방향에 대한 상대값이다. 장축의 방향이 외회전되어 있으면 양의 방향이고, 내회전되어 있으면 음의 방향으로 표시한다. 평균 11도 외회전되어 있으나, 사람 사이에 차이가 꽤 많은 편이다.

참고문헌

1. Cho GH, Chung CY, Lee KM, Sung KH, Park MS. Reference gait parameter from the general population. 12th Combined Meeting Asia Pacific Spine Society & Asia Pacific Paediatric Orthopaedic Society. 2019

Chapter.19
보행 병리와 뇌성마비

Chapter 19. 보행 병리와 뇌성마비

1. 보행 병리

병리는 병의 이치이다. 우리는 보행 병리의 이해를 통하여, 거꾸로 보행의 원리를 이해하게 된 경우가 많다.

보행 병리는 골의 변형, 근육의 정적/동적 구축, 근력 저하, 통증 등 감각의 과다 혹은 소실 등의 여러 가지 원인으로 생긴다. 특히, 뇌성마비에서 볼 수 있는 보행 병리가 많다. 본 장에서는 대표적인 보행 병리 현상에 대해서 알아보도록 한다.

2. 첨족 보행(Equinus gait)과 족하수 보행(foot drop gait)

가장 흔하게 볼 수 있는 보행 병리 중 하나이다. 눈에 잘 띄어서 치료에 대상이 되기도 한다. 다양한 원인으로 발목 관절의 족저 굴곡이 증가하여 발생한다. 가장 흔한 원인은 하퇴 삼두근의 구축이다. '까치발' 보행(tip-toeing)이라고 부르기도 하지만, 엄밀하게는 까치발과는 의미하는 범위가 다르다(그림 1).

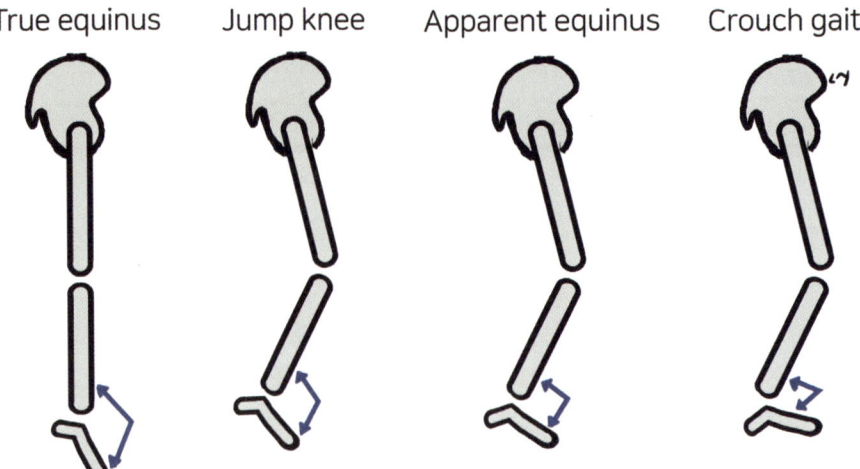

그림 1 진성 첨족 변형은 보행 시 실제로 발목 관절의 족저 굴곡이 증가한 경우를 뜻한다(첫째 그림). 입각기에 슬관절 굴곡이 증가한 경우 첨족 변형이 없더라도 까치발 보행을 할 수 있다. 이를 가성 첨족 변형(apparent equinus)이라고 하기도 한다[1,2].

까치발은 보행 시 발뒤꿈치가 지면에 닿지 않는 경우를 뜻한다. 즉, 첨족 변형이 없더라도 입각기에 슬관절 신전이 충분하지 못하면, 까치발 보행을 할 수 있다. 이를 나누는 이유는 치료의 대상이 되는 관절이 다르기 때문이다. 진성 첨족 변형은 발목 관절 부위에서 치료를 하지만, 가성 첨족 변형은 발목의 문제가 아니기 때문이다.

족저굴곡이 과도할 경우, 슬관절 운동에도 영향을 줄 수 있다. 이는 8장에서 설명한 족저굴곡-슬관절 신전 조합(Ankle plantar flexion-knee extension couple)의 기전으로 인하여 발생한다. 즉 첨족 변형으로 인해 첨족 보행을 할 경우, 슬관절이 과신전되는 현상을 보이기도 한다(back knee).

첨족 보행은 족배굴곡력 저하에 의한 족하수 보행(foot drop gait)과는 다르다. 족하수의 경우 전 경골근 등 족배 굴곡근의 근력 약화로 생기게 된다. 비골 신경 마비 등에서 생길 수 있으며, 뇌성마비 중 편마비에서 생기는 경우도 있다. 족부 클리어런스를 위하여 여러 가지 보상(compensation)이 생길 수 있다.

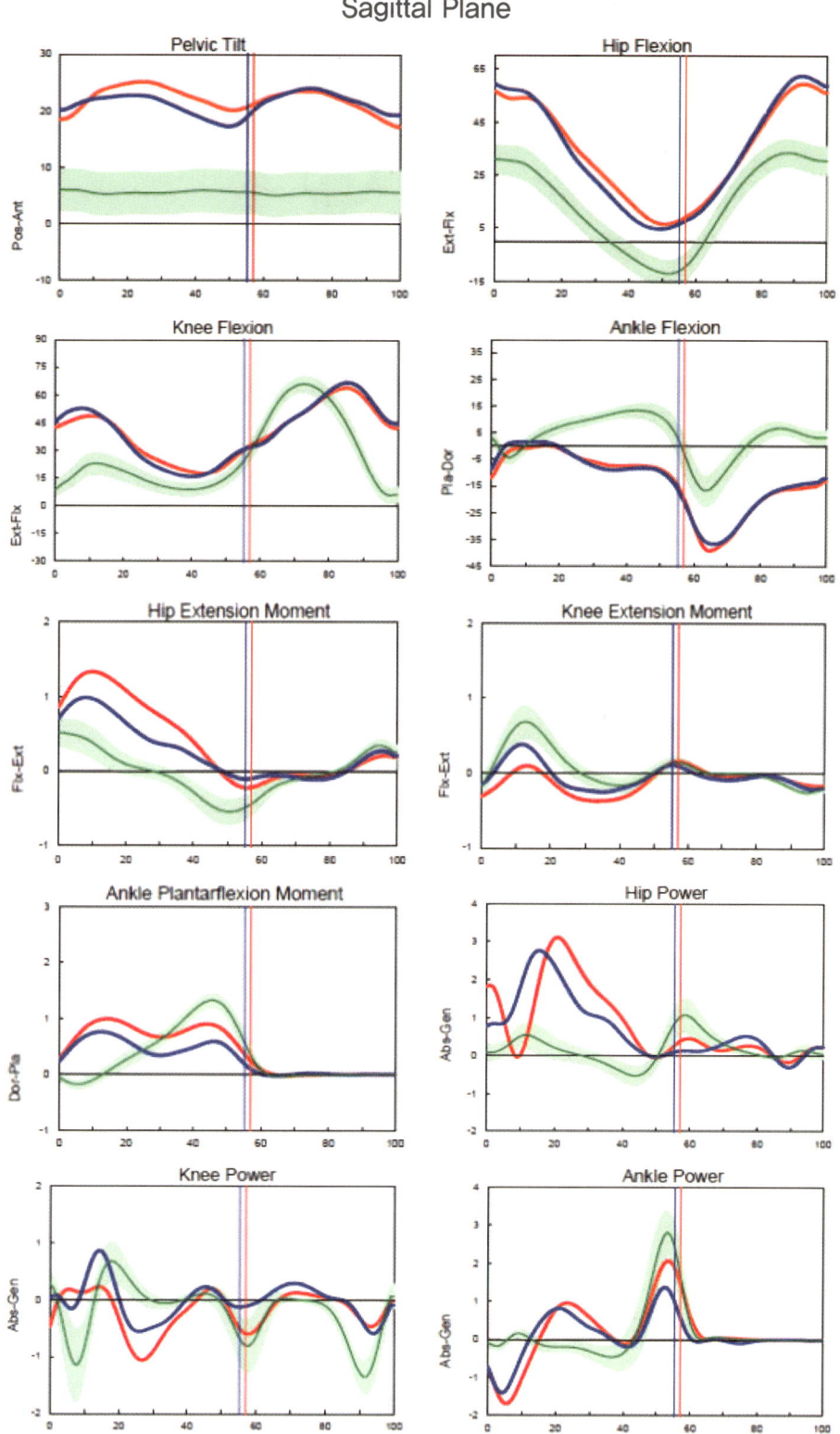

그림 2 첨족 보행의 운동 형상학 및 운동 역학. 발목 시상면 입각기에 지속적인 족저굴곡 소견을 보이며, 모멘트가 쌍봉 패턴을 보이는 것을 확인할 수 있다.

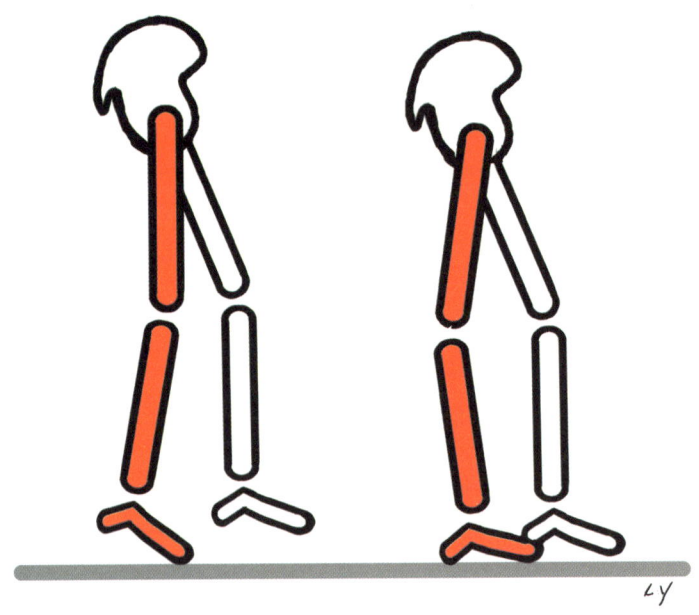

그림 3 A) 첨족 변형이 있는 경우 까치발을 한다. B) 또는 첨족 변형이 슬관절의 과신전으로 나타날 수도 있다.

3. 웅크림 보행(Crouch gait)

슬관절의 시상면에서 보이는 유명한 보행 병리이다. 아직은 '웅크림 보행'보다 '크라우치' 보행이라는 용어가 더 보편적이다. 입각기의 슬관절 신전이 충분하지 않아서, 슬관절의 회전축보다 후방으로 지면 반발력이 이동하면 생기게 된다(그림 5). 지면 반발력에 의하여 굴곡 외부 모멘트가 특징적으로 생긴다. 굴곡 외부 모멘트를 상쇄하기 위해 대퇴 사두근 수축이 필요해서 전형적 보행보다 에너지 소모가 더 크다. 슬관절을 구부리고 '오리걸음'을 해 보면 알 수 있다.

다양한 원인으로 웅크림 보행이 생길 수 있다. 슬관절의 굴곡 구축(flexion contracture)이 가장 큰 원인이고 이는 정적(static) 원인과 동적(dynamic) 원인으로 나눌 수 있다. 정적 원인은 슬관절 자체의 문제로 굴곡 구축이 생긴 경우이다. 즉 항상 슬관절의 굴곡 구축이 있는 상태이다. 골의 변화나 관절의 유착 등이 원인이 된다. 동적 원인은 보행이나 동작할 때 슬관절의 굴곡 구축이 생기는 경우이다.

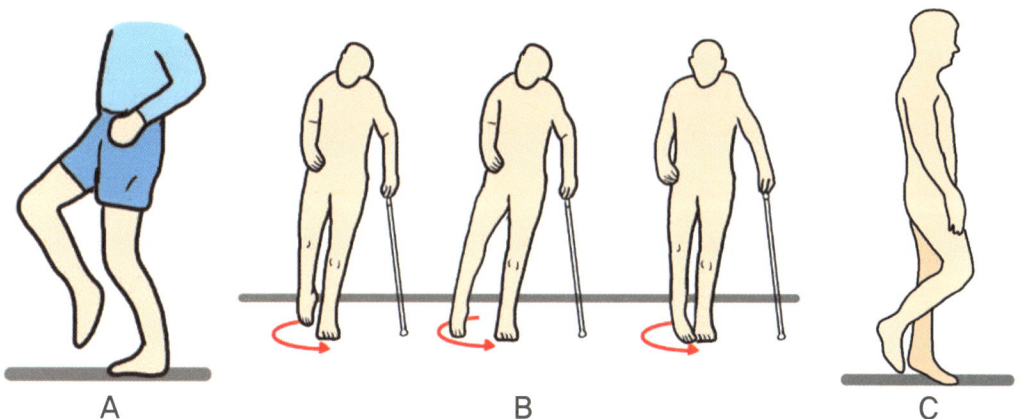

그림 4 A) 족하수가 있는 경우, 족부 클리어런스를 위해서 유각기에 슬관절 굴곡이 증가한다. B) 원회전 보행(circumduction gait)을 할 수도 있다. C) 반대측의 발목 관절의 족저 굴곡으로 보상하기도 한다(vaulting gait).

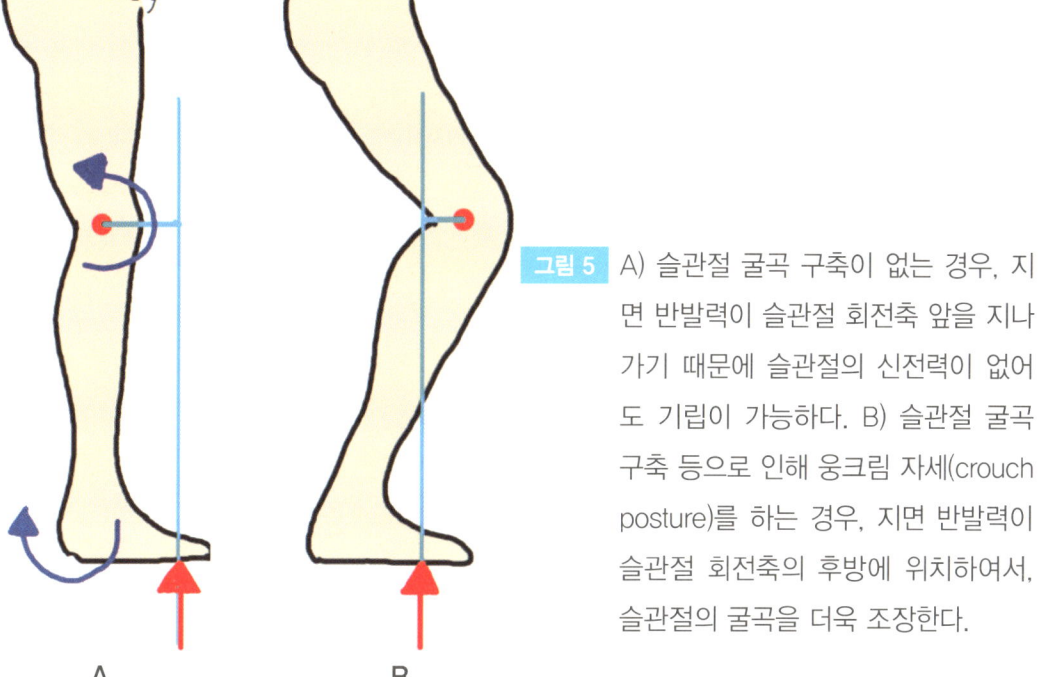

그림 5 A) 슬관절 굴곡 구축이 없는 경우, 지면 반발력이 슬관절 회전축 앞을 지나가기 때문에 슬관절의 신전력이 없어도 기립이 가능하다. B) 슬관절 굴곡 구축 등으로 인해 웅크림 자세(crouch posture)를 하는 경우, 지면 반발력이 슬관절 회전축의 후방에 위치하여서, 슬관절의 굴곡을 더욱 조장한다.

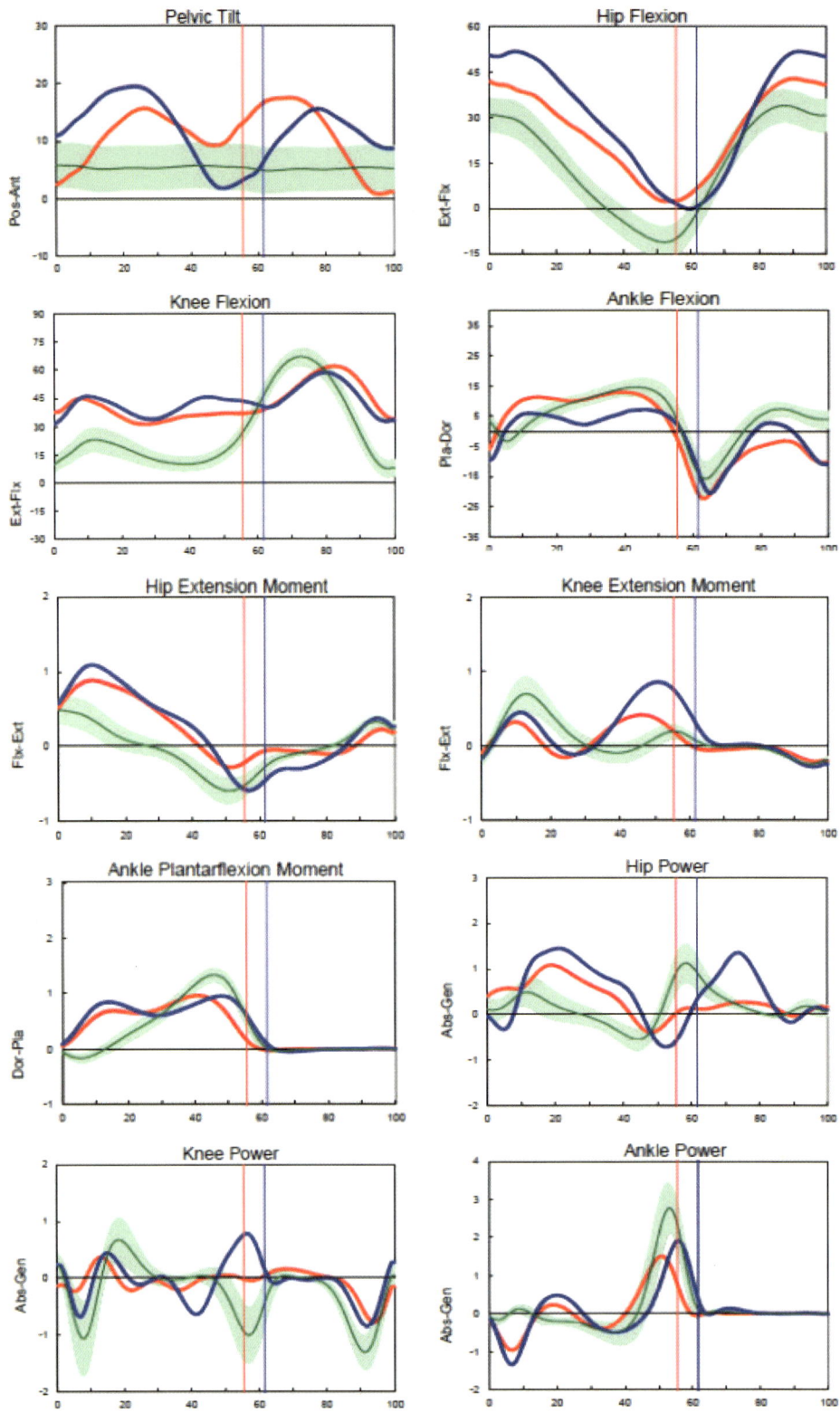

그림 6 웅크림 보행의 운동 형상학 및 운동 역학 슬관절 시상면에서 입각기에 지속적인 굴곡을 보인다.

슬곡근은 이관절 근육(biarticular muscle)이므로 고관절의 위치에 따라 슬관절 굴곡 구축이 없을 수도 있고 생길 수도 있다. 슬와 각도를 이용하여, 슬곡근 길이를 유추하는 데 도움을 받을 수 있다. 뇌성마비에서는 골의 변형에 의한 정적 원인과 슬곡근 경직성에 의한 동적 원인이 모두 있을 수 있다.

뇌성마비에서 가자미근의 약화가 웅크림 보행을 유발한다는 주장도 있다. 입각기에 족저 굴곡근이 편심성 수축을 제대로 못 하면, 족배 굴곡이 과도하게 일어날 수 있다. 즉 발목 관절의 과도한 족배 굴곡이 지면반발력을 슬관절 회전축 후방으로 위치시킬 수 있고 웅크림 보행을 악화시킨다. 입각기의 발목관절 족저굴곡-슬관절 신전 조합(Ankle plantar flexion-knee extension couple)을 위해서는 적절한 족저굴곡이 가능해야 하는데 족저굴곡근이 약화되면 수동적인 슬관절 신전이 힘들게 된다.

다만, 뇌성마비에서 전형적인 웅크림 보행은 슬관절 굴곡 구축, 슬곡근 경직성, 족저 굴곡근의 약화가 동시에 있는 경우가 많아, 무엇이 먼저인지 확실히 결론지을 수는 없다. 또한 뇌성마비의 경우, 사춘기 지나고 성장 속도가 빨라지면서 보행 능력이 떨어지고 웅크림 보행을 하기 시작한다. 단순히 특정 근육의 약화나 경직성 등 원인을 하나로 설명하기는 힘들다.

보행 시 슬관절 굴곡이 있지만, 족저 굴곡근의 약화가 없고 오히려 첨족변형이 같이 있는 경우도 있다. 이런 경우는 점프 보행(jump gait)이라고 하고 웅크림 보행보다는 보행 시 에너지 효율이 높다고 알려져 있다. 발목 관절의 족저 굴곡으로 인해 발목관절 족저굴곡-슬관절 신전 조합(Ankle plantar flexion-knee extension couple)이 작용을 하여 보행 주기의 일정 구간에서는 슬관절 신전이 어느 정도 되기도 하고 전반적으로 웅크림 보행 보다 슬관절 굴곡 구축의 정도가 덜하다.

웅크림 보행이나 자세가 꼭 해로운 영향만 있는 것은 아니라는 것을 알아야 한다. 전형적 보행과 비교하면 웅크림 보행이 에너지 소모가 높지만, 보다 안정적(stable)이다. 즉 슬관절을 굴곡하고 신전근과 굴곡근을 동시 수축(co-contraction)하는 것이 슬관절을 완전히 신전하는 자세보다 외력에 강하다[3]. 보행이나 동작의 여러 면에서 에너지 효율과 안정성(stability)은 상반(trade off)되는 개념이라는 것을 알아 두자.

4. 내반슬(genu varum)과 외반슬(genu valgum)

'오다리'라고 불리는 내반슬은 관절과 골의 정적(static) 변형일 경우가 많다. 드물게 슬관절 인대 손상으로 인해 입각기에만 동적 내반슬이 발생할 수 있다. 이를 'varus thrust'라고 부르기도 한다. 내반슬의 경우, 운동 형상학 보다는 비디오에서 좀 더 쉽게 확인할 수 있다. '엑스다리'를 외반슬이라고 부른다.

슬관절의 굴곡 구축과 고관절 외회전 증가가 함께 있으면, 내반슬처럼 보일 수 있다. 또한 슬관절의 과신전과 경골의 외염전이 증가가 함께 있으면, 외반슬처럼 보일 수 있다. 보행분석, 방사선 사진 등 다양한 검사를 이용해서 이를 구분하여야 한다.

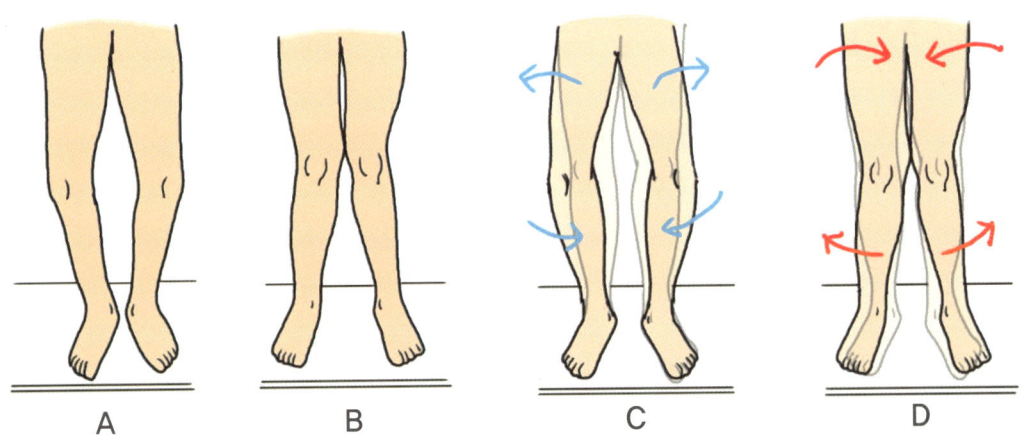

그림 7 A) 내반슬의 경우, C) 슬관절 굴곡과 고관절 외회전이 같이 있는 경우와 비슷하게 보일 수 있다. B) 외반슬의 경우도 D) 슬관절 과신전과 경골의 외염전이 같이 있는 경우와 비슷하게 보일 수 있다.

5. 내족지 보행(In-toeing gait)과 외족지 보행(out-toeing gait)

흔히 '안짱 걸음'이라고 부른다. 족부 진행각이 내회전되어 있는 경우를 뜻하며 대퇴 염전, 경골 염전 그리고 족부 변형으로 인하여 발생할 수 있다. 체계적 신체검사에서 염전 개요를 통해 확인한다. 컴퓨터 단층 촬영 등으로 골의 계측을 할 수 있다. 보행분석에서는 보행 시에 횡단면 운동 형상학을 참조한다. 대퇴골 전염 증가로 인한 경우가 가장 많다. 7장에서 설명하였듯이, 대퇴골의 전염 정도가 고관절 내회전에 완전히 반영되지 않고, 절반 정도만 반영이 된다.

내족지 보행과 반대로 족부 진행각이 외회전되어 있는 경우를 외족지 보행이라고 한다. 흔히 팔자걸음이라고 한다. 뇌성마비에서는 내족지 보행이나 외족지 보행을 할 경우, 족부 분절의 상대적인 지렛대(lever arm) 길이가 짧아져 모멘트에 손해를 본다고 생각한다. 특히 근력이 약한 뇌성마비의 경우 지렛대 길이의 단축은 보행에 상당한 영향을 줄 수 있다.

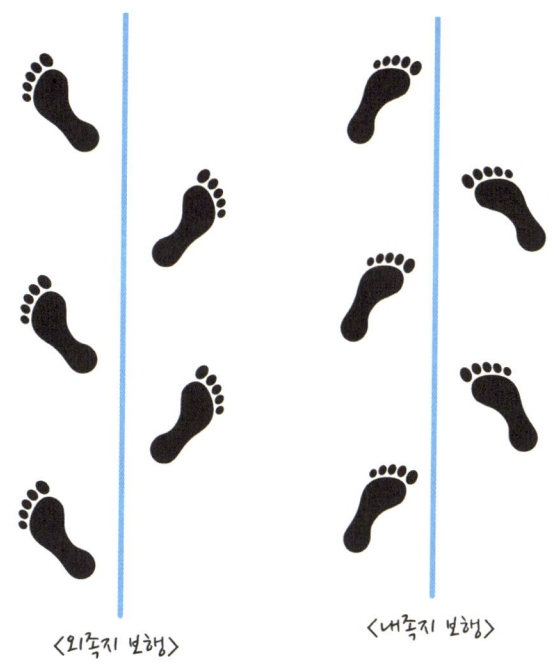

〈외족지 보행〉   〈내족지 보행〉

그림 8 외족지 보행과 내족지 보행

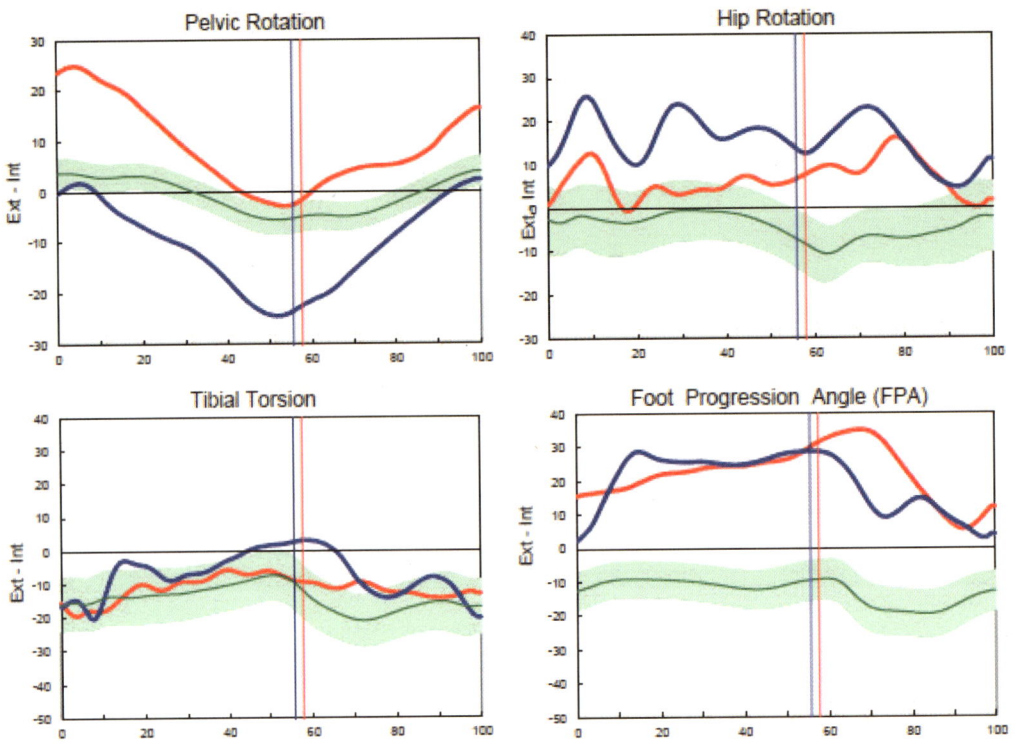

그림 9 전염도 증가에 의한 내족지 보행의 횡단면 운동형상학. 족부진행 각이 내회전이고, 고관절의 내회전이 증가되어 있는 것을 확인할 수 있다.

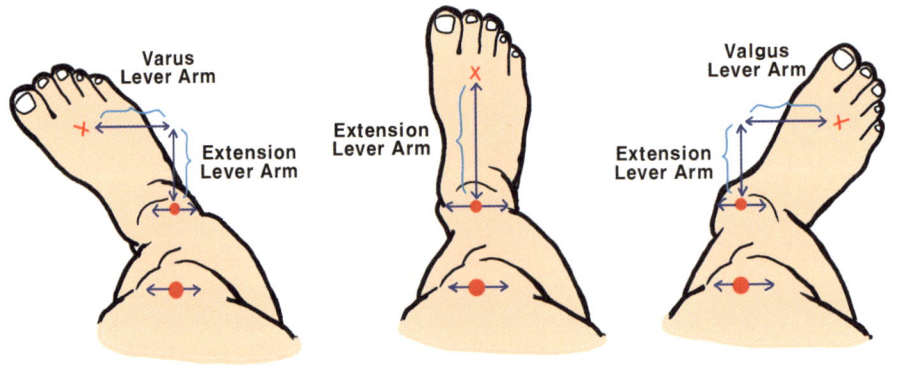

그림 10 내족지나 외족지 보행을 하면, 발목 관절에서 접지면까지의 상대적인 지렛대가 짧아진다.

6. 지렛대 기능 장애(lever arm dysfunction)

뇌성마비 환자에서 지렛대 길이나 지렛대 받침점에 문제가 있어 보행에 문제가 생기는 것을 지렛대 기능장애(lever arm dysfunction)로 부른다. 내족지와 외족지 보행은 족부의 상대적인 지렛대 길이가 짧아진다. 이와 비슷하게 대퇴경이 짧아지는 단고(coxa breva), 외반고(coxa valga)도 중둔근에 대한 지렛대 길이가 짧아지는 지렛대 기능 장애이다. 고관절 탈구 등으로 인하여 받침점(fulcrum)이 제대로 역할을 못 하면 지렛대의 기능이 저하 된다. 지렛대가 견고하지 못하고 유연하면 힘이 제대로 전달되지 않을 것이다. 유연성 편평족(flexible planovalgus)과 같은 족부 변형은 접지면에 제대로 힘을 전달하지 못하게 된다.

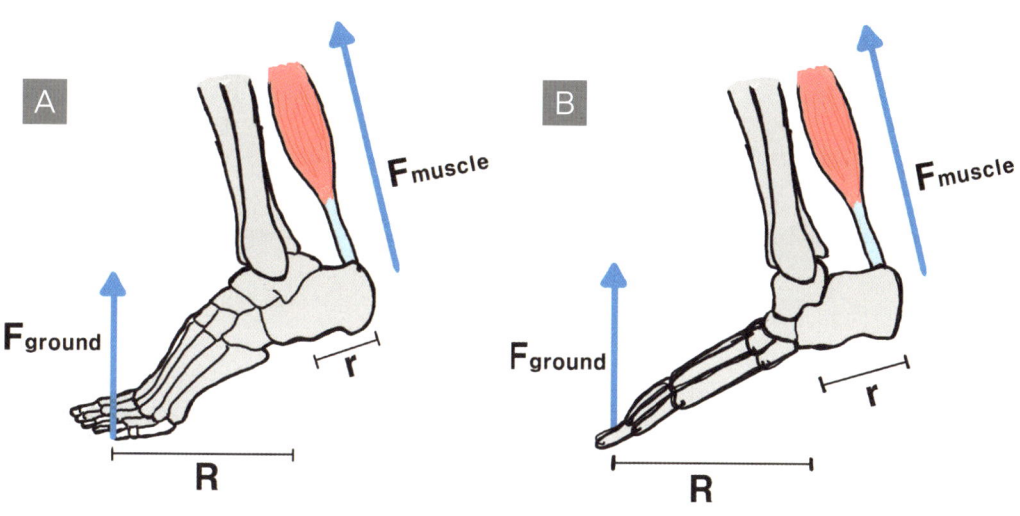

그림 11 A) 일반적인 발의 지렛대 B) 편평 외반족은 지렛대가 너무 유연하여 문제가 생긴다.

7. 강직 슬관절 보행(stiff knee gait)

유각기에 슬관절은 원활히 굴곡이 되어야 족부 클리어런스(foot clearance)가 가능하다. 즉 발을 지면에 끌지 않기 위해서는 슬관절이 적절한 시기에 충분히 굴곡되어야 한다. 유각기에 슬관절이 충분히 굴곡이 안되거나 굴곡되는 시기가 늦어지는 것을 우리는 강직 슬관절 보행이라고 한다. 이는 다양한 신경근육계 질환에서 발생한다. 뇌성마비에서는 이관절 근육인 대퇴 직근의 경직이나 구축으로 인한 경우가 많다. 체계적 신체 검진 중 일리 검사(Duncan Ely test)를 통하여 대퇴 직근의 구축 및 경직성을 판단할 수 있다. 그리고, 운동형상학에서 유각기 슬관절 굴곡이 감소하거나, 굴곡 시기가 늦춰지는 것을 확인할 수 있다.

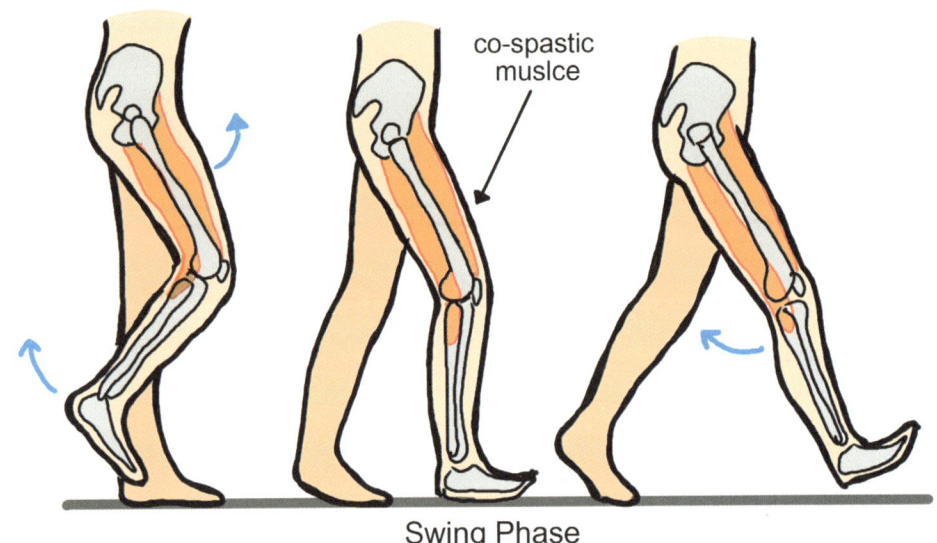

그림 12 강직 슬관절 보행. 유각기에 슬곡근과 대퇴직근이 동시에 경직성을 보인다(co-spasticity). 이로 인해 슬관절이 원활히 굴곡이 되지 않는다. 지면에 발이 끌릴 수 있고, 활보장이 짧아진다.

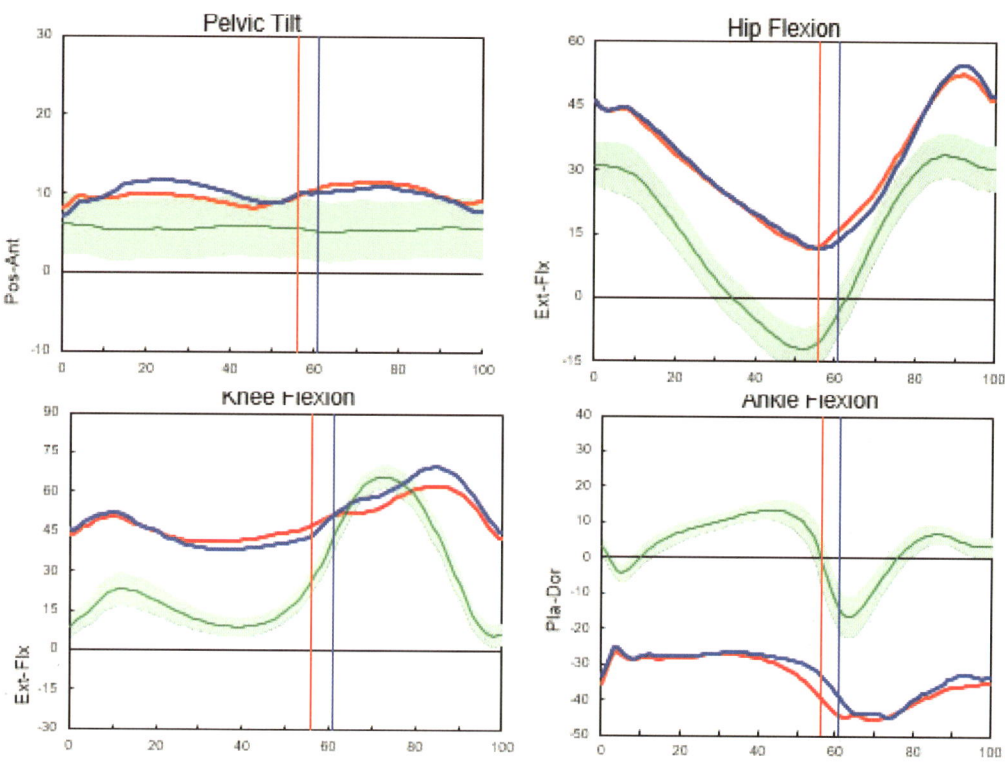

그림 13 강직 슬관절 보행의 운동 형상학. 유각기에 슬관절 굴곡이 감소하고 굴곡 시기는 늦어졌다.

8. 진통 보행(antalgic gait)과 단하지 보행(short limb gait)

진통 보행은 일측 하지에 통증이 있는 경우, 통증을 줄이기 위한 보행 양상이다. 단하지 지지기(single support)를 인위적으로 짧게 하여 통증이 있는 하지에 체중이 실리는 기간을 최대한 적게 한다. 관절염, 염좌 등 각종 원인으로 나타날 수 있다.

하지의 길이가 다른 것을 하지 부동(limb length discrepancy, LLD)이라고 한다. 일측 하지가 짧기 때문에, 단측 입각기에 장측 하지가 지면에 끌릴 수가 있다. 장측의 족부 클리어런스(foot clearance)를 위하여 다른 관절에서 보상 작용(compensation)이 나타날 수가 있다. 이 중 단측 하지의 길이를 길게 하기 위하여 자발적 족저 굴곡을 하는 경우를 'vaulting'이라고 한다.

9. 트렌델렌버그 보행(Trendelenbug gait)

고관절 외전근 즉 중둔근이 약화된 경우, 입각기에 골반을 유지 못 하고 반대측으로 골반 하강이 발생한다. 이것을 트렌델렌버그 보행이라고 한다(그림 11).

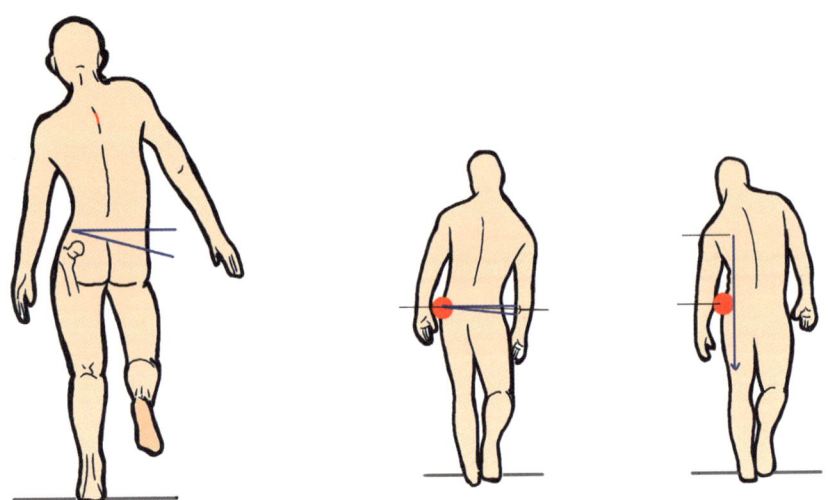

그림 14 트렌델렌버그 보행은 반대측 골반 하강을 지칭한다(uncompensated). 중둔근이 너무 약한 경우는 질량 중심을 고관절 중심으로 맞추어 균형을 유지하려고 한다(compansated). 이런 보상 현상에 대해 휘청거린다는 뜻의 "Lurch"라는 표현을 쓴다.

10. 가위 보행(scissoring gait)

고관절 내전근 구축으로 인해, 고관절의 외전이 제한되는 보행을 가위 보행이라고 한다. 고관절 굴곡, 내회전이 가위 보행으로 보일 수도 있다. 체계적 신체검사와 보행분석으로 이 차이를 감별할 수 있다.

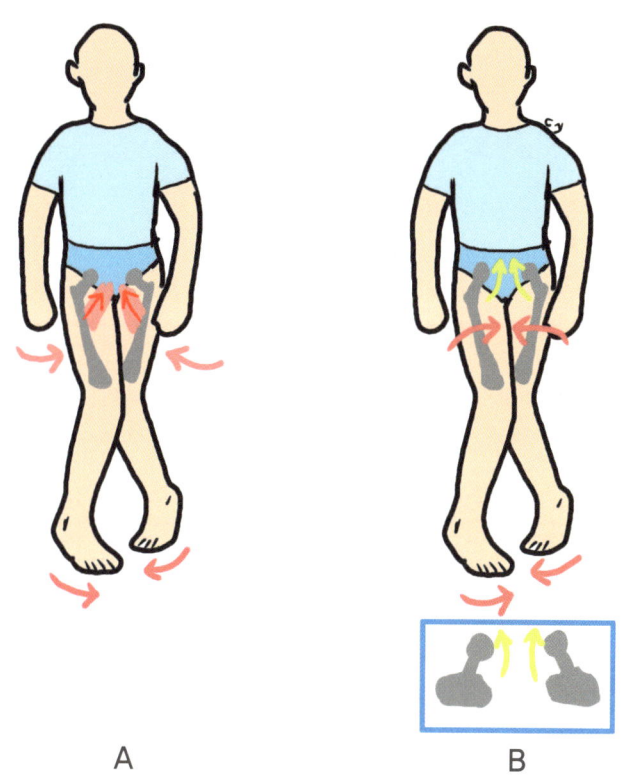

그림 15 A) 내전근 구축으로 인한 가위 보행과 B) 대퇴골 내회전과 굴곡 증가에 의한 가위 보행은 비슷하게 보인다.

참고문헌

1. Sangeux M, Rodda J, Graham HK. Sagittal gait patterns in cerebral palsy: The plantarflexor-knee extension couple index. *Gait & Posture*. 2015;41(2):586-591.

2. Rodda JM, Graham HK, Carson L, Galea MP, Wolfe R. Sagittal gait patterns in spastic diplegia. *The Journal of bone and joint surgery British volume*. 2004;86(2):251-258.

3. Yoonsang L, Kyungho L, Soon-Sun K, et al. Push-recovery stability of biped locomotion. *ACM transactions on graphics*. 2015;34(6):180.

Chapter.20
3차원 보행분석을 이용한 수술

Chapter 20. 3차원 보행분석을 이용한 수술

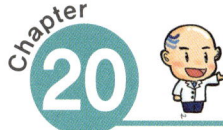

1. 보행분석을 이용한 수술 계획

보행분석을 이용하여 다양한 질환에서 진단 및 치료 계획을 세울 수 있다. 그중에 가장 많이 발전한 것은 뇌성마비의 치료 계획에 이용하는 것이다. 본 장은 뇌성마비를 중심으로 수술의 원리와 보행분석이 어떻게 이용되고 있는지 알아보도록 한다. 수술의 각론보다는 보행의 원리에 집중하여 설명하도록 한다.

2. 일단계 다수준 수술(single event multilevel surgery, SEMLS)

일단계 다수준 수술은 보행이 가능한 뇌성마비 환자에게 보행 능력 향상을 목적으로 하는 수술 방법이다.[1] 뇌성마비의 보행 이상은 여러 근육, 골, 관절의 복합적인 문제로 기인한다. 일단계 다수준 수술은 여러 보행 병리를 정확히 파악하여, 가능한 한 번의 수술로 문제를 해결하고자 하는 것이다.

과거에는 여러 보행 병리를 해결하기 위하여, 여러 번의 단계적인 수술(staged operation)을 시행하였다. 뇌성마비는 일종의 전신 질환이다. 뇌성마비에서 문제를 일으키는 근육이 대부분 이관절 근육(biarticular muscle)이어서, 한 관절의 변형 교정을 목적으로 수술을 진행하면, 다른 관절에도 영향을 미친다. 그런데, 눈에 가장 잘 띄는 보행 병리는 발목과 발의 변형이다. 그래서, 보행 병리에 대해 잘 이해하지 못하면 발목과 발의 변형만 치료를 하게 된다. 그러면 처음에 간과하였던 다른 관절의 문제를 확인할 수 있고, 보행 병리의 원인을 결국 여러 번에 걸쳐서 교정하게 된다. 이렇게 되면 환자로서는 유년기 대부분을 수술과 재활 치료를 위해 입원하게 되는 것이다[2]. 이를 풍자하여 생일 증후군(birthday syndrome)'이라고 명명하기도 하였다(그림 1). 또는 환자의 기립 형태가 수술 후 매번 변하는 것을 풍자하여 다이빙 증후군(diving syndrome)이라고 하기도 했다(그림 2).

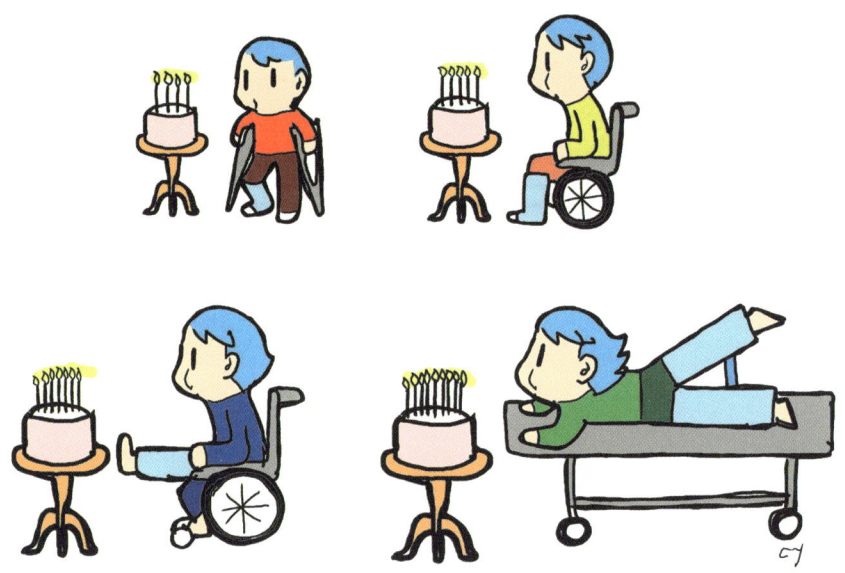

그림 1 생일 증후군의 풍자. 반복되는 수술과 재활로 생일 때마다 병원에 입원하고 있다. 인간은 기계가 아니다. 문제를 해결하는 과정에서 생길 수 있는 부작용을 간과하면 안 된다. 의사에게는 4번의 수술일 뿐일 수도 있지만, 환자에게는 유년기의 경험이 수술과 재활로 채워지게 된다.

현재는 뇌성마비 보행 병리에 대한 이해가 발전하고, 보행분석으로 인해 환자가 가진 문제를 좀 더 정확하게 파악할 수 있게 되었다. 이로써 보행 병리에 대한 수술의 횟수를 줄여서 시행할 수 있게 되었다. 일단계 다수준 수술은 가능하면 한 번에 모든 보행 병리를 해결하려는 원칙을 가지고 있다. 다만, 뇌성마비의 보행 병리는 종류에 따라 어느 정도 재발의 우려가 있다. 이 때문에 일단계 다수준 수술의 원칙으로 하더라도, 수술을 두 번 이상 시행해야 하는 경우도 있다는 것을 이해하자.

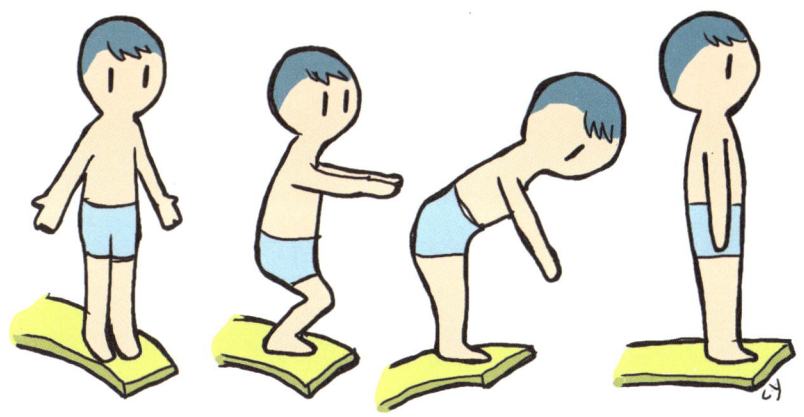

그림 2 환자는 하퇴 삼두근, 슬곡근, 요근의 구축이 있다. 그런데, 가장 잘 눈에 보이는 첨족 변형을 교정하기 위해 아킬레스건 연장술을 시행하였다. 그러니, 슬곡근의 구축이 도드라지게 되고, 추가로 슬곡근 연장술을 시행한다. 이후에 요근 구축이 보여져서 요근을 추가로 연장한다. 각 단계의 자세를 '다이빙'으로 풍자한 것이다. 엄밀한 비유는 아니지만, 보행 병리를 잘 파악하는 것이 치료에 중요하다는 것을 강조하고 있다.

일단계 다수준 수술은 다음을 주의하여 계획하게 된다.

첫째, 수술 전 보행분석(gait analysis)을 통해 일단계 다수준 수술을 계획하는 데 도움을 받을 수 있다는 것을 명심하자. 체계적 신체검사, 비디오 검사, 3차원 보행분석이 모두 도움이 된다. 여건상 3차원 보행분석이 힘들다면, 체계적 신체검사와 비디오 검사를 철저히 하고 계획한다.

둘째, 이를 통해 환자의 보행 병리를 정확하게 평가한다. 변형과 그에 대한 보상(compensation)을 구별하여 파악하여, 원인이 되는 변형을 치료하여야 한다.

셋째, 지렛대 기능 장애(lever arm dysfunction)를 좀 더 고려하여야 한다. 모멘트(토크)는 지렛대 길이와 힘의 곱임을 기억하자. 근력이 상대적으로 약한 뇌성마비 환자는 지렛대 기능 장애가 보행에 더 큰 문제가 된다. 예를 들어 비장애인이 내족지 보행을 하는 것은 보행에는 기능상 문제는 거의 없고 미용상 문제만 있을 뿐이다. 그런데, 뇌성마비 환아의 내족지 보행에서는 약한 근력과 지렛대 길이의 감소가 보행 기능에 영향을 미치는 실질적인 모멘트(토크)의 감소로 귀결될 수 있다.

3. 경직성(spasticity)과 근 구축(muscle contracture)

뇌성마비에서는 경직성이라는 용어가 중요하다. 경직성은 빠른 속도의 관절 운동(rapid movement)에 대한 근육의 저항(resistance)을 뜻한다. 이는 뇌성마비로 인해 피질척수로(coricospinal tract)의 억제 신호가 감소하고, 이로 인해 근 신장 반사가 항진되는 것으로 설명한다(그림 3).

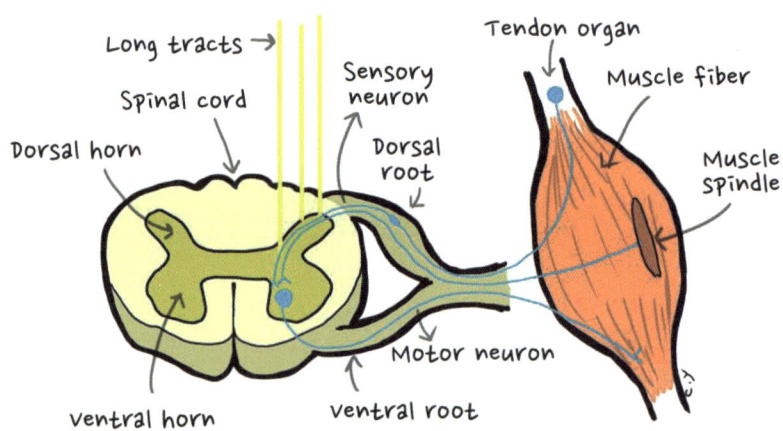

그림 3 근육은 신장(stretch)에 저항하는 반사궁(reflex arc)을 가지고 있다. 신장(stretch)에 대해서 의지와 상관없이 수축하는 것이다. 이를 신장 반사(stretch reflex)라고 한다. 신장 반사는 모든 사람이 가지고 있지만, 그 정도가 다르다. 이는 대뇌가 피질척수로를 통하여 신장 반사를 적절하게 억제하고 있기 때문이다. 뇌성마비의 경우, 이런 억제 신호가 감소한다. 그러면, 신장 반사는 증가하게 된다. 신장 반사가 증가하면 적은 신장(stretch)에도 수축하게 되고, 이런 현상을 경직성(spasticity)이라고 한다.

경직성은 운동 형상학에서는 특징적인 패턴이 보이기도 한다. 근육이 수동 신전하는 시기에 비전형적인 근수축이 나타나는 것이다.

예를 들어, 발목관절의 둘째 라커(2nd rocker)에서 발목 관절이 족배 굴곡을 하면서 하퇴 삼두근이 수동 신전을 한다. 이때 경직성이 있으며, 둘째 라커 중간에 하퇴 삼두근의 수축으로 인한 족저 굴곡각이 잠시 생기게 된다(그림 4).

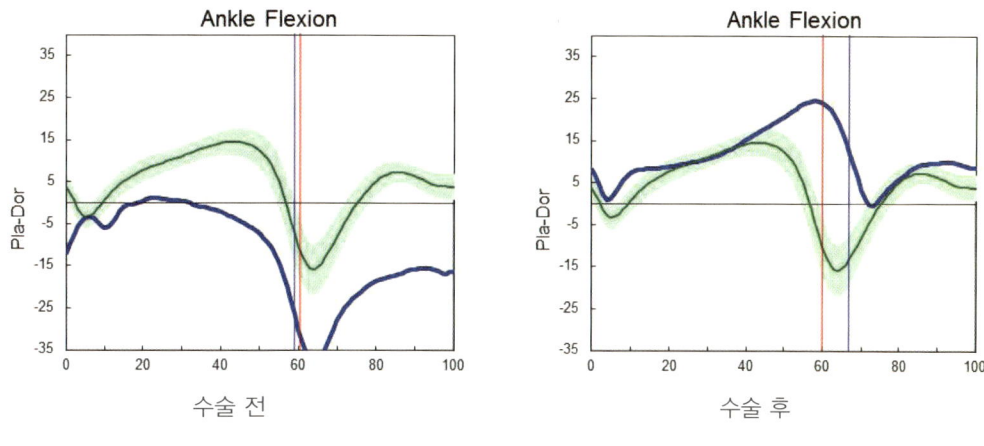

그림 4 발목 관절 시상면의 쌍봉 패턴(double bump pattern)

경직성이 오래 지속되면, 근육의 길이 자체가 줄어든다. 근 길이가 줄어든 것을 근 구축(muscle contracture)이라고 한다. 정확한 원인은 밝혀져 있지 않으나, 성장기에는 경직성으로 인해서 근육이 적절히 성장을 못 하기 때문으로 설명을 한다.

경직성과 근 구축은 서로 독립적인 것이 아니라 영향을 준다. 즉 근육 길이의 감소는 해당 근육의 경직성을 증가시킨다. 근육 길이가 감소하면 관절 범위가 감소한다. 이럴 경우, 원래 경직성이 생기지 않아야 할 관절 운동에서 경직성이 생길 수 있다(그림 5). 예를 들어, 하퇴 삼두근의 근 구축이 심할 경우 발목의 족배 굴곡이 잘 안 될것이다(첨족 변형). 이런 경우에도 약간의 족배 굴곡에도 비슷한 모멘트가 발생하게 되고 경직성이 발생한다.

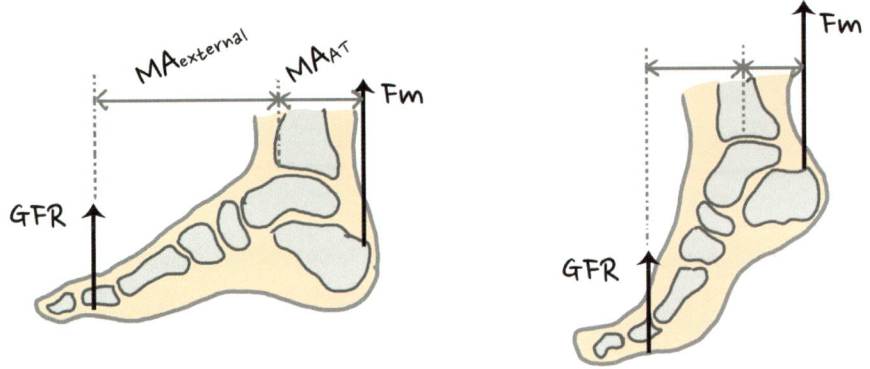

그림 5 근 구축이 있어 둘째 라커에 첨족으로 접지를 할 경우에도 전형적인 보행과 비슷한 모멘트(토크)가 생긴다. 즉 훨씬 작은 운동 범위에서도 경직성이 발생한다.

4. 건 연장술(tendon lengthening)

근 구축(muscle contracture)이 있을 경우 가장 쉽게 고려할 수 있는 수술 방법이다. 짧아진 만큼 늘려 주는 것이다. 뇌성마비에서는 일반적으로 이관절 근육에 대해서 연장술을 하게 된다. 근육은 근섬유 부분(muscle belly)과 힘줄로 이루어져 있고, 조직학적 특성으로 인하여, 연장술은 힘줄에서 시행하게 된다.

건 연장술의 어려운 점은 목표를 정하기가 힘들다는 것이다. 즉 목표는 근 길이를 힘이 잘 작용할 수 있도록 최적의 범위에 맞추어야 할 것이다. 너무 늘이면, 제대로 힘을 발휘하지 못할 것이고, 너무 짧게 맞추면 보행 병리의 교정이 덜 될 것이다. 6장에서 서술하였듯이, 근 길이는 절대값이 아니고, 범위이다. 우리가 근 길이를 신체검사, 보행분석 등으로 유추하지만 직접 측정할 수 있는 방법은 없다. 즉 다양한 집중 타당도(convergence validity)를 가진 검사를 이용하여 예측하는 것이다. 이런 검사를 이용하여, 근육을 어느 정도 연장할지는 임상의의 경험과 판단에 의지하게 된다.

아킬레스건 연장술(achilles tendon lengthning)[3,4](그림 6), 스트레이어 술식(strayer operation), 슬괵근 연장술(hamstring lengthening)[5], 근내 요근 연장술(intramuscular psoas lengthning), 내전근 연장술(adductor lengtheing) 등 다양한 수술이 건 연장술의 범위에 들어간다.

건 연장술을 시행할 경우, 경직성도 감소하는 것으로 알려져 있다. 이는 상술하였듯이 근구축이 경직성에 영향을 주기 때문에 (그림 5), 근육을 연장하였을 경우 회복이 되는 것이다.

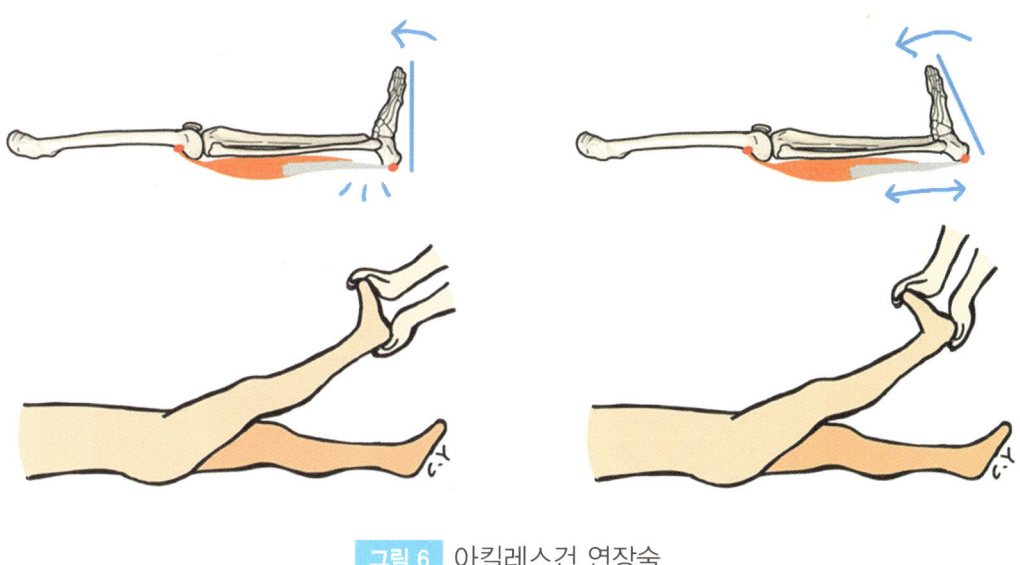

그림 6 아킬레스건 연장술

5. 인체 모델을 이용한 근 길이(muscle length) 측정에 대한 비판

뇌성마비에서는 건 연장술이 많이 시행된다. 그에 반해 근 길이를 정확히 측정하는 방법이 없다. 다양한 신체 검사, 보행분석의 지표들도 타당성을 쌓아가고 있는 과정이라고 생각하면 된다.

인체 모델을 이용한 근 길이 측정이 한때 유행하기도 하였다[6]. 인체 모델을 이용하여, 기시부(origin)와 부착부(insertion)의 상대적인 위치를 계산하고 그 거리(distance)를 근 길이라고 하는 것이다. 그런데 조금만 생각해 보면 한계가 있는 것을 알 수 있다. 기시부와 부착부의 상대적인 위치는 각 관절의 각도 즉 인체의 자세(posture)에 의해 달라진다. 그래서 인체 모델을 이용한 근 길이를 측정하고 비교할 때는 자세가 중요하다. 즉 뇌성마비 환자의 웅크림 보행에서의 슬괵근 길이를 비장애인과 비교를 하려면, 비장애인도 같은 자세 즉 웅크림 자세로 측정을 하여야 한다[7](그림 7). 그리고, 이를 이용한 수술이 다른 방법을 이용한 것보다 더 타당하다는 증거가 없고 직관적이지 않아, 대다수 임상의가 사용하지 않는다.

매일 매일 새롭고 멋있어 보이는 기술(technology)을 이용한 검사법이 나온다. 이에 대

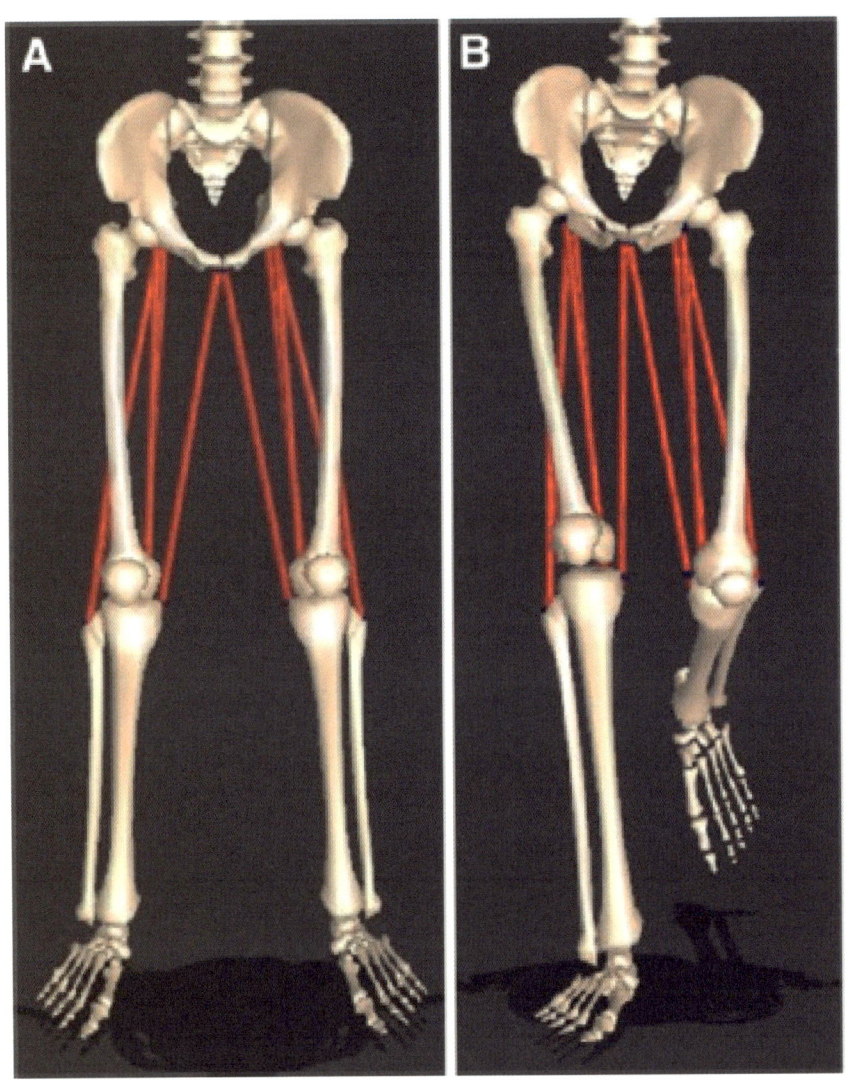

그림 7 인체 모델을 이용한 슬괵근의 길이 측정[5]. 임상에서 쓰기에는 직관적이지 않고, 타당성이 확립되지 않았다.

해 공정하게 대처하려면, 그 기본 원리를 알아야 한다. 또한, 검사의 타당성에 대해서 생각해 보아야 한다.

6. 건 이전술(tendon transfer)

뇌성마비에서 길항근(antagonist)의 근력이나 경직성이 비대칭인 경우가 있다(muscle imbalance). 예를 들어 족부의 회내근인 후경골근(tibialis posterior)의 경직성이 심하면, 내반족(varus feet)이 생긴다. 이 경우, 후경골근 연장술(lengthening)을 할 수도 있지만, 심한 경우, 건의 일부를 나누어 외반력을 강화하는 후경골근 분리 이전술을 시행할 수 있다. 이 경우 힘이 양쪽으로 분산이 되어 균형을 맞출 수 있고, 이론적으로는 재발의 위험성이 낮아질 것이다(그림 7).

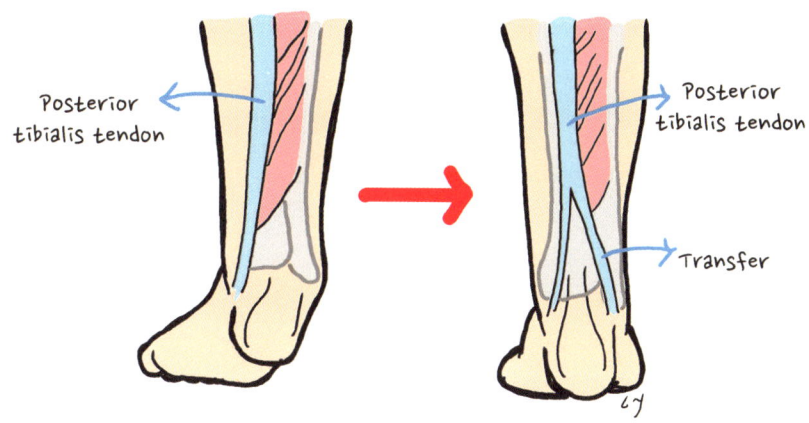

그림 7 후경골근 분리 이전술. 후족부 내반이 있는 경우 시행하여 후족부를 중립위로 유지한다.

다른 대표적인 건 이전술로 대퇴 직근 이전술(rectus femoris transfer)이 있다. 대퇴 직근의 구축이나 경직성은 유각기에 슬관절 굴곡을 감소시키고, 굴곡 시기를 늦춘다. 대퇴 직근을 이전하여 슬관절의 회전축 후방에 위치시키면, 이론상으로 대퇴 직근이 유각기에 슬관절 굴곡근으로 작용할 수 있다. 실제로 굴곡근으로 작용하는지는 잘 알 수 없으나, 유각기의 운동 형상은 향상이 된다(그림 8). 이 경우에도 이전술이 연장술보다는 이론적으로 재발을 방지할 가능성이 높다[8].

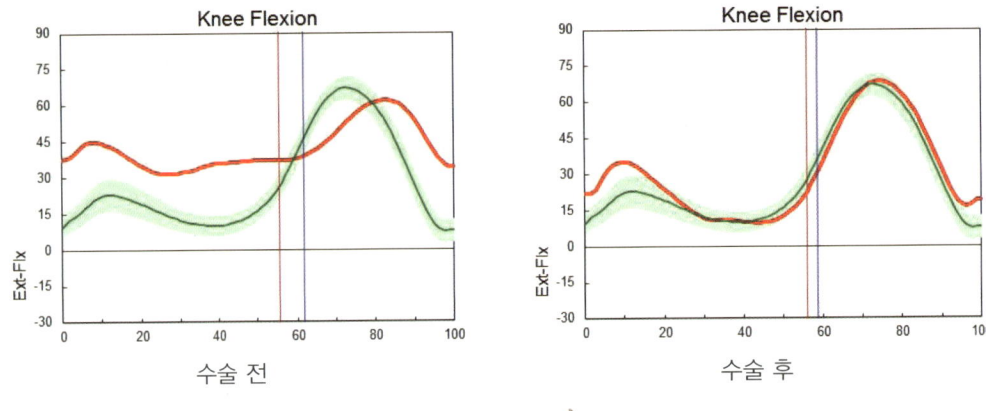

그림 8 대퇴직근 이전술 이전과 이후의 운동형상학의 변화

7. 절골술(osteotomy)과 지렛대(lever arm)의 회복

골격의 변형으로 인한 지렛대 기능 장애를 절골술을 통하여 회복할 수 있다. 예를 들어 대퇴골의 전염도가 증가하여 내족지 보행으로 지렛대 기능에 문제가 있는 경우, 전염도를 감소시키는 대퇴골 감염 절골술(femoral derotation osteotomy)[9,10]을 시행할 수 있다(그림 9). 대퇴골 감염 절골술, 경골 감염 절골술(tibial derotation osteotomy)[11] 등 각종 절골술이 이 범위에 속한다.

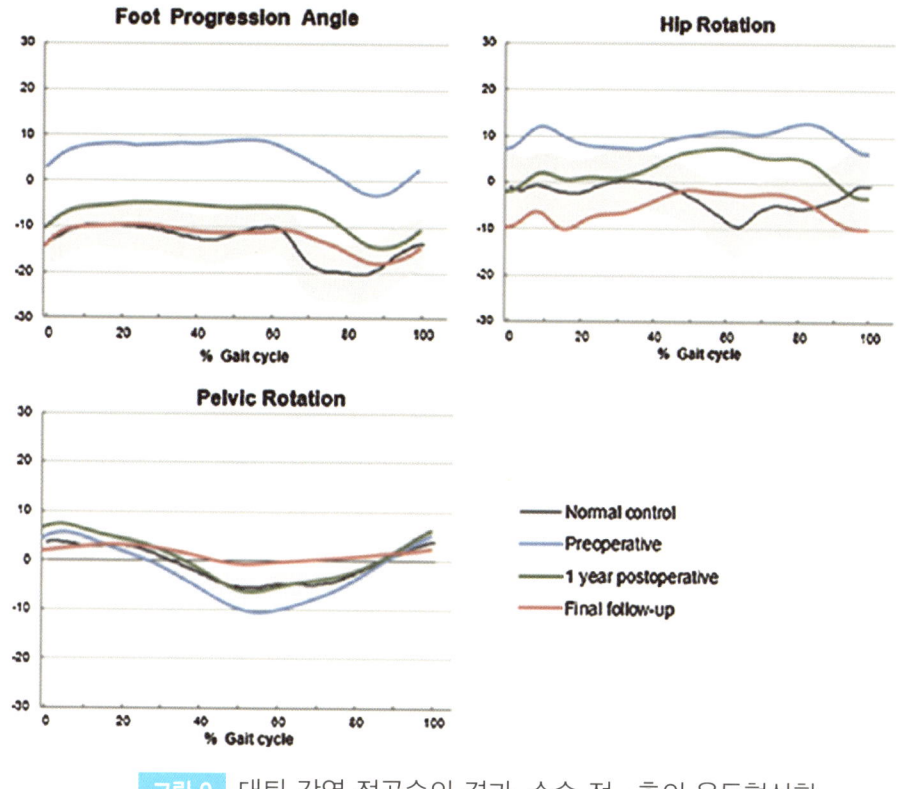

그림 9 대퇴 감염 절골술의 결과. 수술 전·후의 운동형상학.

골의 경우, 해부학적 측정이 근육보다 수월하며 정확하다. 컴퓨터 단층 촬영 등 영상 검사로 상당한 타당도로 해부학적 전염도와 경골 염전을 측정할 수 있다. 따라서, 수술은 비장애인의 기준값(reference value)이 목표(goal)가 된다(anatomy-based decision).

대퇴 감염 절골술의 예를 들어 보자. 비장애인의 대퇴골 전염은 20도 정도이다. 만약 뇌성마비 환자에서 20도 정도 증가하였다면, 즉 전염이 40도라고 가정을 하자. 7장에서 설명하였듯이, 전염도가 20도 증가하면 그 절반 정도로 대퇴골 내회전이 증가할 것이다. 이를 만약 수술로 교정하려면, 전염도의 목표는 20도가 되어야 할 것이다.

만약 운동 형상만으로 감염(derotation)의 정도를 결정한다면 어떻게 될까?(gait lab-based decision) 만약 보행으로 보여진 정도 즉 10도만큼만 전염을 줄인다면 내족지 보행이 충분한 교정되지 않을 것이다. 어떤 검사를 이용하여, 치료 방침을 어떻게 결정할 것인가도 검사의 원리와 타당도를 잘 이해하는 것이다.

참고문헌

1. Sung KH, Chung CY, Lee KM, et al. Long term outcome of single event multilevel surgery in spastic diplegia with flexed knee gait. *Gait Posture*. 2013;37(4):536–541.

2. Lee SH, Chung CY, Park MS, et al. Parental satisfaction after single-event multilevel surgery in ambulatory children with cerebral palsy. *J Pediatr Orthop*. 2009;29(4):398–401.

3. Chung CY, Sung KH, Lee KM, et al. Recurrence of equinus foot deformity after tendo-achilles lengthening in patients with cerebral palsy. *J Pediatr Orthop*. 2015;35(4):419–425.

4. Sung KH, Lee J, Chung CY, et al. Factors influencing outcomes after medial hamstring lengthening with semitendinosus transfer in patients with cerebral palsy. *J Neuroeng Rehabil*. 2017;14(1):83.

5. Park MS, Chung CY, Lee SH, et al. Effects of distal hamstring lengthening on sagittal motion in patients with diplegia: hamstring length and its clinical use. *Gait Posture*. 2009;30(4):487–491.

6. Delp SL, Arnold AS, Speers RA, Moore CA. Hamstrings and psoas lengths during normal and crouch gait: implications for muscle-tendon surgery. *Journal of orthopaedic research : official publication of the Orthopaedic Research Society*. 1996;14(1):144–151.

7. Rhie TY, Sung KH, Park MS, Lee KM, Chung CY. Hamstring and psoas length of crouch gait in cerebral palsy: a comparison with induced crouch gait in age- and sex-matched controls. *J Neuroeng Rehabil*. 2013;10:10.

8. Lee SY, Kwon SS, Chung CY, et al. Rectus femoris transfer in cerebral palsy patients with stiff knee gait. *Gait Posture*. 2014;40(1):76–81.

9. Kwon DG, Lee SY, Kim TW, et al. Short-term effects of proximal femoral derotation osteotomy on kinematics in ambulatory patients with spastic diplegia. *Journal of pediatric orthopedics Part B*. 2013;22(3):189–194.

10. Sung KH, Kwon SS, Chung CY, Lee KM, Cho GH, Park MS. Long-term outcomes over 10 years after femoral derotation osteotomy in ambulatory children with cerebral palsy. *Gait Posture*. 2018;64:119-125.

11. Lee KM, Chang CB, Park MS, Kang SB, Kim TK, Chung CY. Changes of knee joint and ankle joint orientations after high tibial osteotomy. *Osteoarthritis and cartilage*. 2015;23(2):232-238.

Chapter.21
법보행분석

Chapter 21. 법보행분석

1. 개인 식별(personal identification)

우리는 사람의 여러 가지 특징(feature)을 이용하여 개개인을 식별할 수 있다. 예를 들어 얼굴, 목소리, 키 등의 신체 특징, 혈액형, 지문, 유전자 등을 이용하여 식별한다. 특히 범죄자 검거나 법의 집행을 위해서 이런 특징(feature)을 증거로 이용할 수 있다[1].

이런 개인 식별은 크게 두 가지 방법으로 사용할 수 있다. 범죄자와 유사하다는 증거로 이용할 수도 있고 이를 양성 식별(positive identification)이라고 한다. 반대로, 범죄자와 다르다는 증거로 이용할 수 있고 이를 음성 식별(negative identification)이라고 한다.

혈액형의 예를 들어 보자. 범죄 현장의 혈흔이 A형이고 한 용의자가 B형이라고 하자. 그러면 쉽게 용의자를 배제할 수 있을 것이다. 음성 식별(negative identification)이다. 이 사건에서 다른 용의자가 A형인 것을 확인하였다. 이 경우에 우리는 이 용의자를 범인으로 의심을 할 수 있다. 그렇지만 A형이라는 것만으로는 증거가 충분하지 않을 것이다. 당연히 범인이라고 확정할 수가 없을 것이다. 그런데, 만약 혈액형이 더 희귀한 Rh-형이라면 좀 더 범인으로 의심할 수 있을 것이다. 즉 양성 식별(positive identification)의 타당도가 증가하는 것이다.

개인 식별을 법원의 증거로 이용할 때, 우리는 음성 식별보다 양성 식별이 더 어려울 것을 직관적으로 알 수 있다. 양성 식별은 모든 검사가 완벽한 검사는 없다는 것을 전제로 시작하여야 한다. 지문, 유전자 등 우리가 비교적 정확하고 타당도가 높다고 알려진 검사도 완벽하지는 않다. 모든 검사는 좀 더 참값에 가까운 검사와 덜 가까운 검사가 있을 뿐이다.

2. 법보행분석(forensic gait analysis)의 대두

범인 검거에 얼굴, 목소리, 신체 특징, 혈액형, 지문, 유전자 등으로 충분하다면 다른 방법론이 발달하지 않을 것이다. 그런데, 다양한 방법으로 증거를 남기지 않을 수가 있고, 이제는 많은 범죄자가 이 사실을 너무나 잘 알고 있다.

우리 주변을 보자. CCTV, 블랙박스 등 다양한 종류의 영상 기록 매체가 공공장소를 촬영하고 있다. 이런 영상 매체가 기하급수적으로 증가하고 있고, 영상의 정보를 증거로 이용하기 시작하였다. 초기에는 얼굴과 신체 특징을 사용하다가, 보행 패턴까지 이용하게 되었다.

법보행분석(forensic gait analysis)이란 넓은 의미로는 보행 특성을 이용하여 개인 식별을 하는 것을 뜻한다. 좁은 의미는 다양한 영상 정보 처리 기기에 촬영된 범죄자의 보행 패턴을 분석하여 용의자의 보행 패턴과 비교하는 작업이다[2,3]. 기본적으로 법 보행분석은 비디오 보행분석과 유사하다.

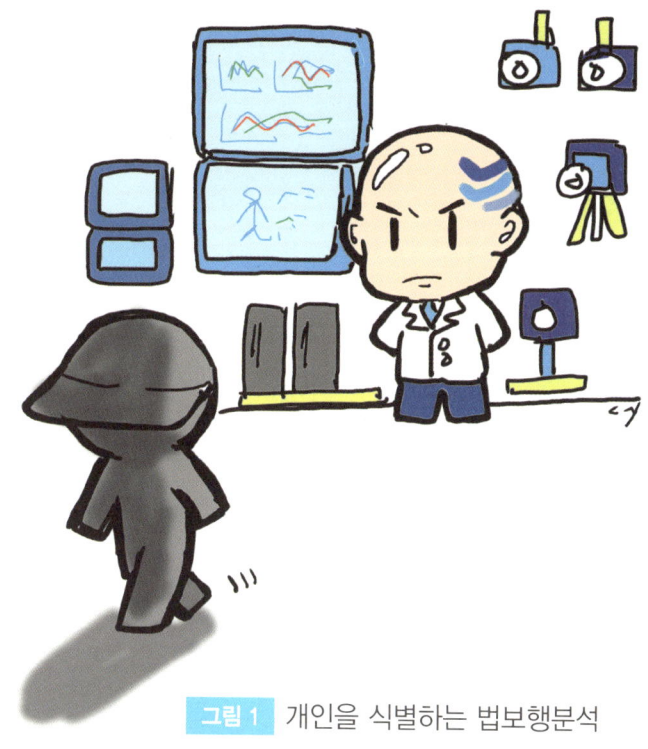

그림 1 개인을 식별하는 법보행분석

3. 법보행분석과 표준 운영 지침

의미 있는 분석을 위해서는 적절한 영상이 있어야 하고, 합당한 전문가가 모두가 약속한 방식으로 판독을 해야 할 것이다. 특히 증거로 쓰일 것을 전제로 해야 하므로 증거물 보관의 연속성(chain of custody)도 주의하여야 한다. 이를 모두 지키기 위해서는 모든 내용은 표준 운영 지침(standard operation procedure)을 통하여 문서로 만들어져야 할 것이다[4].

법보행분석을 위한 적절한 영상이란 무엇일까? 우리나라에 설치된 CCTV는 다양한 스펙을 가지고 있다. 매우 해상도가 높은 것도 있지만, 사람의 움직임을 식별하지 못할 정도의 낮은 해상도를 가지고 있는 경우가 있다. 또한 보행은 연속 동작이므로 영상의 초 당 프레임도 중요하다. 영화는 초 당 24프레임이다. 보행 패턴을 보기 위해서는 최소 8프레임은 확보가 되어야 한다[5].

영상에서 용의자가 보행하고, 하지가 잘 보여야 분석을 할 수 있을 것이다. 하지가 영상에 나오지 않거나 용의자가 보행하지 않는 경우는 당연히 보행분석이 불가능하다. 가능하면 오래 보행을 하여야 좋을 것이고, 동일 방향으로 최소한 4보장 이상 보행을 한 영상이 있어야 합당한 판독이 가능할 것이다. 하지가 완전히 보이면 좋을 것이고, 매우 특징적인 보행을 한다면 일부만 보여도 어느 정도 판독이 가능할 수도 있다. 또한 보행이 인위적이지 않아야 한다. 가령 용의자가 의식하는 상태에서 보행을 촬영한다고 하면 당연히 용의자는 다른 보행 패턴을 모사할 수 있을 것이다. 보고서는 이런 판독 환경을 모두 포함하여 투명하게 작성하여야 한다.

영상은 일반적으로 파일로 보관이 된다. 영상은 변조의 가능성이 있으므로, 증거물 보관의 연속성(chain of custody)에 유의하여야 한다. 특히 영상을 수집하는 수사관이 원본을 확보하여야 하고, 변환 없이 보관되어야 한다. 판독자는 영상을 받은 과정을 정확히 기술하여야 한다. 판독은 빠짐없이 하기 위하여, 표준 운영 지침의 체크리스트에 맞추어 체계적(systematic review)으로 하여야 한다. 판독자는 임상 보행분석에 충분한 경험이 있어야 하며, 법보행분석의 경험도 동시에 필요하다.

판독은 기본적으로 두 영상, 범죄 현장의 영상과 용의자의 영상을 비교하는 것이다. 두 영상의 등장인물의 보행 패턴이 비슷한지 혹은 다른지를 판단하는 것이다. 보행 특성(feature)의 일치점과 불일치점을 묘사하고, 보행 패턴의 유사 여부를 보고한다. 그리고, 보행 패턴의 희귀성을 고려하여 두 영상에서 등장하는 인물의 양성 식별 여부(일치 여부)에 대해 의견을 낼 수 있다.

보고서 작성뿐만 아니라, 앞으로 법정 증언이 가능할 수 있어야 한다. 우리 법원에서는 증거의 채택을 위하여 보고서를 작성한 사람의 법원 출석이 필요하다. 보고서를 제출하는 시기와 법정 증언을 하는 시기의 간격이 상당히 길다. 그래서, 판독자와 기관은 표준 운영 지침에 맞추어 영상, 보고서, 판독을 보조하는 자료를 잘 보관하고 있어야 한다.

4. 한국인의 전형적 보행

위의 혈액형의 예와 마찬가지로 양성 식별을 위해서는 해당하는 보행 패턴의 희귀성이 중요하다. 매우 희귀한 보행 패턴이면 양성 식별에 더욱 타당도가 높아질 것이고, 흔한 보행 패턴이면 양성 식별을 하기는 힘들 것이다. 이를 위해서는 적절하게 만들어진 한국인 보행의 데이터베이스가 필요하고, 각 보행 패턴의 유병률(prevalence)이 정리되어 있어야 한다. 보행 패턴의 통계는 보고서를 보조하는 자료가 될 것이다.

5. 영상 요약

현실적으로 법보행분석을 하려면 CCTV 등 영상물이 필요하다. 영상물 수집은 수사관이 직접 하는 수밖에 없다. 그리고 또 하나의 큰 문제는 그 양이 많다는 것이다. 예를 들어, 사건 현장 근처 10개의 CCTV에서 각각 10시간 가량의 영상을 수거했다고 하자. 용의자가 나오는 부분을 찾으려면 결국 누군가가 다 보는 수밖에 없다. 이런 단순 작업은 수사에 큰 영향을 미칠 것이다.

영상 요약 기술은 일종의 선별(screening) 검사이다. 우리가 찾는 부분을 대략 찾아 주는 기술이다. 예를 들어 범인이 붉은 옷을 입었다면, 붉은 옷을 입은 모든 인물을 영상에서 찾아 주는 것이다. 영상 요약 기술은 민감도(sensitivity)가 높고 특이도(specificity)가 낮다. 즉 조금이라도 용의자와 비슷하면 다 찾아 주어야 한다. 이렇게 찾은 영상에서 수사관이 다시 합당한 용의자를 찾는다면, 많은 시간이 절약될 것이다. 최근에는 딥 러닝(deep learning)의 도입으로 영상 요약이 더욱 발전하고 있다.

6. 사진 계측(photogrammetry)

사진뿐만 아니라 동영상에서도 계측이 어느 정도 가능하다. CCTV는 대부분 높은 곳에 비스듬하게 설치가 되어 있다. 가령 CCTV에서 찍은 영상을 통해 키를 확인하려면 비교할 대상이 필요할 것이다. 여기서도 보정(calibration)이라는 용어를 쓴다. 보정을 위해서는 해당 CCTV를 통해 표준 보형물을 촬영한다. 표준 보형물의 규격을 알고 있으므로, 보정을 통해 영상에서 대상을 계측할 수 있게 된다. 사진 계측을 통해, 족부 진행각 등 여러 가지 보행 지표를 추가로 확인할 수도 있다. 물론 이것도 계측의 일종이기 때문에 계측치의 불확도(uncertainty)가 존재한다는 것을 유의해야 한다.

7. 인체 모델 적용의 한계

법보행분석에 인체 모델을 적용하려는 시도도 있다. 그러나, 법보행분석은 기본적으로 비디오 분석이기에 인체 모델 적용에는 분명한 한계가 존재한다. 영상 속의 용의자는 다양한 옷을 입은 상태이고, 해상도도 검사실과는 비교할 수 없다. 무표지자(markerless) 분석은 표지자를 2D 영상에서 표지하여야 한다. 그리고 법보행분석 영상에서는 표지 위치가 제대로 되었는지 확인할 방법이 없다. 즉 검사의 타당성에 언제든지 문제를 제기할 수 있다. 이는 표지를 수동으로 하거나, 딥 러닝을 통해서 하거나 마찬가지이다. 타당도 확립에 상당한 노력이 필요할 것이고, 법보행분석에 실제로 어떤 도움을 줄지는 아직 알 수가 없다

참고문헌

1. Jokisch D, Daum I, Troje NF. Self recognition versus recognition of others by biological motion: viewpoint-dependent effects. *Perception*. 2006;35(7):911-920.

2. Lynnerup N, Vedel J. Person identification by gait analysis and photogrammetry. *J Forensic Sci*. 2005;50(1):112-118.

3. Larsen PK, Simonsen EB, Lynnerup N. Gait analysis in forensic medicine*. *J Forensic Sci*. 2008;53(5):1149-1153.

4. 법보행분석 전문가협의체. 법보행분석 표준업무처리지침. 2017.

5. Birch I, Vernon W, Burrow G, Walker J. The effect of frame rate on the ability of experienced gait analysts to identify characteristics of gait from closed circuit television footage. *Sci Justice*. 2014;54(2):159-163.

색인

【ㄱ】

가상 마커 69
감염 289
강직 슬관절 보행 110, 271
개인 식별 296
경골 외염전 95
경직성 190
골반 측경사 90
골반 회전 90, 251
공분산 행렬 119
광학 표지자 42
구조주의 35
근 구축 283, 284
근섬유 77
근섬유분절 77
기능 검사 183
까치발 72, 261

【ㄴ】

낙상 152
내족지 보행 92, 288
뇌성마비 79, 82, 198, 199, 267, 285

【ㄷ】

단고 271
단하지 지지기 106, 138, 141
대전자 촉지법 196
대퇴 전염 93
대퇴 표지자 223
델파이 연구 15
동시 수축 106, 153, 237, 268
동적 균형 139
두 번째 라커 106
뒤꿈치 들림 109

【ㅁ】

마찰 계수 139
면(plane) 51
무게 중심 103, 135
미오신 77

【ㅂ】

발가락 들림 109
발끌림 248
발끌림 보행 110
발목관절 족저굴곡–슬관절 신전 조합 108
보상 작용 273
보상(compensation) 95, 96, 185, 262
보정 172
보행 변이 지표 128, 151
불확도 172

【ㅅ】

산포 173
상관관계 17
선별 299
순환 동작 27
슬관절 강직 보행 81, 248
슬관절 신전 메커니즘 81
슬곽근 시프트 192, 209
실재 마커 69
쌍봉 패턴 109

【ㅇ】

안정성(stability) 104
안짱 걸음 94, 269
압력 중심 140, 152
액티브 마커 175
액틴 77

양성 식별 295
양하지 유각기 102
양하지 지지기 102, 109, 138
외반고 271
웅크림 보행 107, 108, 248, 264
유각기 102
유연성 편평족 271
음성 식별 295
이너시아 133
인수 분해 121
인체 모델 43, 285
인체 표지자 115
일단계 다수준 수술 281
입각기 102

【ㅈ】

자유도 71
전만 185
전통적 모델 241
점프 보행 267
접지 101
정도 관리 172
정적 균형 139, 141
정형화 27
제약 최적화 127
족부 진행각 251, 256, 258
족부 클리어런스 109, 110, 271
족저굴곡-슬관절 신전 조합 262, 267
족하수 보행 262
중력가속도 135
중심화 124
지면 반발력 107
진자 운동 110, 248
진통 보행 109
질량 중심 138
질레트 보행 지표 128, 151

집단 지성 16

【ㅊ】

참값 16
천골 표지자 220
첨내반족 83, 97
첨족 변형 283
첨족 보행 72
첫 번째 라커 105
체계적 신체검사 184
축(axis) 51

【ㅋ】

코드만의 파라독스 60

【ㅌ】

토크 233
통계 형상 모형 128
트렌델렌버그 보행 91

【ㅍ】

패시브 마커 175
편심성 수축(eccentric contraction) 105, 108, 237
편평 외반족(평발) 97
표준 오차 173
표준 운영 지침 172, 173, 297

【ㅎ】

헬렌 헤이즈 마커 69, 241, 227
회복 탄력성 152
회전 개요 92